Restez en Bonne Santé, Restez Jeune : La Science de Vivre jusqu'à 150 Ans

Science de la Longévité de Pointe pour Inverser le Vieillissement et Vivre une Vie Plus Saine et Plus Longue

SÉRIE DE MAÎTRISE DE LA SANTÉ ET DE LA LONGÉVITÉ VOLUME UN

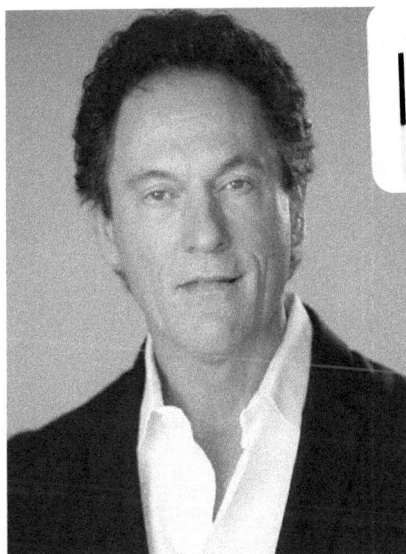

Par Tad Sisler

À mon père, Maynard. Tu étais un médecin et un guérisseur exceptionnel. Tu te souciais des autres ; tu écoutais ; tu as laissé le monde meilleur que tu ne l'as trouvé.

Ta soif incessante de connaissance et d'excellence, empreinte de compassion, a allumé en moi, durant mon enfance, un feu qui brûle encore aujourd'hui. Merci de m'avoir poussé à penser hors des sentiers battus et à devenir une meilleure personne.

Que Dieu te garde, mon père bien-aimé.

TABLE DES MATIÈRES :   PAGE

AVANT-PROPOS

Mon père, **Maynard Lee Sisler, M.D., F.A.C.P.**, m'a transmis un amour pour la science et la médecine dès que j'ai pu marcher et parler. En plus d'être un médecin certifié par le conseil, il était un homme de la Renaissance. Papa avait lu tous les classiques dès son jeune âge et m'a transmis autant de sagesse qu'il le pouvait tandis que je grandissais. À dix ans, j'avais mémorisé le soliloque de **Shakespeare** dans *Hamlet* et lu moi-même de nombreux classiques, y compris certains dans sa vaste bibliothèque de livres sur la physique et la médecine. Papa était interniste, capitaine dans la marine des États-Unis, et est devenu chef de médecine au plus grand hôpital de l'armée et de la marine au monde à Corpus Christi, au Texas. Plus tard, il est devenu Fellow de l'**American College of Physicians** et membre de la **Royal Society of Medicine** de Londres.

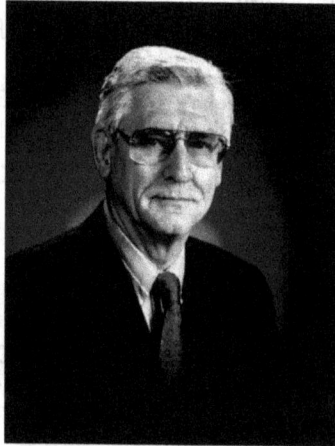

Maynard Lee Sisler, M.D., F.A.C.P
Source – Collection privée Sisler

Le monde de la médecine à l'époque de mon père était celui des miracles médicaux : la découverte des antibiotiques et du vaccin contre la polio, entre autres. En même temps, la médecine moderne a commencé à s'éloigner de l'approche holistique vieille de siècles pour devenir plus dépendante des produits pharmaceutiques et du traitement plutôt que de la prévention des maladies. Prescrire des médicaments plutôt que d'examiner et de prévenir les causes profondes est devenu la norme. De nombreux médecins considéraient les patients comme des clients.

Je me souviens que mon père était harcelé par des représentants pharmaceutiques qui lui offraient des stylos, des blocs-notes et d'autres cadeaux qu'il rapportait ensuite à la maison comme des « prix » pour moi. Je connaissais les noms et les interactions de nombreux médicaments avant d'avoir huit ans.

Pourtant, mon père était un médecin prudent et réfléchi, faisant de son mieux pour traiter et guérir ses patients avec les outils de son époque.

À cette époque, il y avait un marché beaucoup plus important pour les médicaments pharmaceutiques que pour les modes de vie sains, et pourtant mon père mettait en garde contre la surprescription, bien avant que cela ne soit à la mode.

Mon père a été l'un des premiers à mettre en œuvre les miracles médicaux du début au milieu du XXe siècle. Il est temps de revenir aux miracles médicaux. Je crois fermement que nous nous dirigeons dans cette direction maintenant.

Entre les années où mon père dirigeait des hôpitaux navals des États-Unis à Corpus Christi et San Diego, il m'emmenait souvent faire des rondes dans les hôpitaux. Beaucoup de ses patients étaient d'anciens amiraux de la Seconde Guerre mondiale à la retraite, souffrant d'une série de maladies dues à des conditions de vie difficiles et aux normes sociétales de leur époque, comme le tabagisme et la consommation excessive d'alcool. Papa me montrait des cas avancés de diabète, de goutte, ou comment les maladies cardiaques ou le cancer pouvaient affaiblir une personne. Au lieu d'être dégoûté, j'étais fasciné.

Mon père était abonné à tous les principaux journaux médicaux. Enfant, je lisais des articles dans beaucoup d'entre eux, y compris le *New England Journal of Medicine*. À une époque où de nombreuses personnes avaient *Life* ou *Vogue* chez elles, j'avais des revues médicales à feuilleter. Bien sûr, une grande partie de l'information me dépassait, mais mon père m'a montré comment naviguer dans les informations médicales pour discerner quelles études ou essais pouvaient avoir été financés, ou même manipulés par les compagnies pharmaceutiques pour promouvoir un nouveau médicament. Même un enfant peut voir la propagande quand on la lui pointe du doigt.

Mon père méprisait la profession médicale pour voir le corps comme de nombreuses parties séparées plutôt qu'un système unifié. En dehors de son temps dans la marine, il détestait que les « bonnes » assurances ne soient disponibles que pour ceux qui pouvaient se les permettre. En fait, lorsqu'il a pris sa retraite de la marine et est entré en pratique privée comme médecin de campagne dans une petite ville du Missouri (son rêve de toujours), il acceptait parfois des poulets, des pastèques ou d'autres trocs pour ses honoraires de la part de fermiers en difficulté.

Plus tard dans sa carrière, mon père s'est insurgé contre le fait que les grandes compagnies pharmaceutiques utilisent la société comme cobayes et gonflent le coût des médicaments vitaux, et que l'establishment médical traite les symptômes avant les problèmes.

Il me disait que tout ce qu'un médecin doit faire, c'est écouter son patient, et il découvrira tellement de choses avant d'avoir besoin de prescrire quoi que ce soit. Mon père est devenu un enseignant et mentor préféré des internes, recevant de nombreux prix et distinctions. Son dévouement à la médecine me fascinait, et enfant, je croyais qu'il avait des pouvoirs de guérison dans sa noble profession. Mon amour pour la médecine n'a fait que grandir avec le temps, mais ma carrière était destinée à prendre une autre direction.

Ma mère, **Elaine Witt Sisler,** était une pianiste de concert qui m'a appris à jouer du piano dès mon plus jeune âge. Elle avait été une enfant prodige, donnant son premier récital à 5 ans et se produisant en soliste avec le *Chicago Symphony* à 17 ans. Sa passion pour la performance est devenue la mienne. À un certain moment, mon amour pour la musique a surpassé mon amour pour la médecine, et j'ai consacré ma vie à la musique et aux arts.

Le sort en était jeté, cependant, et la quête insatiable de mon père, comme il le disait, « de toujours s'assurer que ta portée dépasse ta prise », m'a poussé à adopter l'approche socratique tout au long de la vie, en posant de plus en plus de questions et en continuant mes études en médecine et en science.

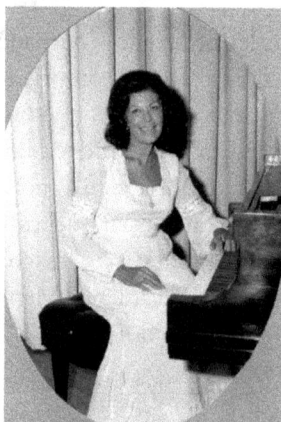

La mère de Tad Sisler, Elaine Witt Sisler
Source – Collection privée Sisler

À l'âge de 22 ans, je travaillais un horaire épuisant de six jours par semaine, conduisant deux heures dans chaque sens sur une route de montagne du Nevada de Reno à South Lake Tahoe pour travailler, installer mon équipement, faire un concert de six heures à **Harvey's**, démonter et rentrer tard le soir auprès de ma famille qui m'attendait. Pour rester éveillé en conduisant, j'ouvrais les fenêtres de la voiture et sortais la tête dehors pendant des moments dans le froid glacial, et j'écoutais la radio parlée. Le grand animateur **Larry King**, qui est devenu mon ami plus tard, avait une émission nationale de radio tard le soir où il interviewait toutes les figures iconiques de l'époque.

Une nuit, **King** a interviewé le grand docteur **Michael DeBakey**, qui avait réalisé la première greffe de cœur. Le **Dr DeBakey** a parlé de la santé cardiaque grâce à l'exercice cardiovasculaire et une bonne alimentation.

Il a aussi mentionné que, si vous êtes coureur, vous devriez envisager la marche rapide au lieu de la course après 40 ans, car c'est mieux pour votre cœur, et vos genoux et hanches ne s'useront pas aussi vite que si vous continuez à courir.

À l'époque, je n'aurais pas rêvé que, à un moment de ma vie, de nouvelles thérapies à base de cellules souches pourraient nous permettre à tous de régénérer nos genoux, hanches ou épaules sans craindre la dégénérescence ou des chirurgies douloureuses.

Une autre nuit, **Larry King** interviewait un scientifique (j'aimerais me souvenir de son nom !). Le scientifique disait que, tout au long de l'histoire, les espèces qui n'ont pas évolué pour élargir leur capacité cérébrale sur une période de 75 000 ans étaient condamnées à l'extinction.

Il mentionnait que le cerveau humain n'avait pas élargi sa capacité pendant cette période. Pourtant, il croyait que, parce que nous avions inventé les ordinateurs, nous pouvions y parvenir extérieurement, et que les ordinateurs (comme un cerveau supérieur) sauveraient l'espèce. Ce concept fait écho aux mots de **David Gerrold** :

> *« Dans toute l'histoire de l'espèce humaine, chaque outil que nous avons inventé a servi à élargir la puissance musculaire. Tous sauf un. Le circuit intégré, l'ordinateur. Cela nous permet d'utiliser notre puissance cérébrale. »*

Parfois, aujourd'hui, quand je regarde ce qui pourrait advenir des robots militaires, des drones et d'autres inventions terribles, je crains un scénario à la *Terminator !* Mais je crois que le scientifique avait un excellent point, et que ces inventions élargiront naturellement notre espérance de vie grâce à de nouvelles découvertes accélérées. Des nano-ordinateurs dans le sang nettoyant la plaque, réduisant les maladies ou permettant plus de fonctions cérébrales pourraient déjà être à l'horizon. Le progrès est toujours effrayant au début.

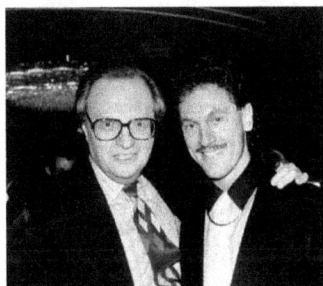

Larry King et Tad Sisler
Source – Collection privée Sisler

Des années plus tard, je rentrais tard le soir d'un autre concert, écoutant une autre émission de radio, et l'animateur a mentionné qu'il croyait que la première personne qui vivrait jusqu'à 150 ans était déjà née. J'ai été choqué d'entendre cela, car la personne qui avait vécu le plus longtemps dans ma propre famille était ma grand-mère **Audrey Athey Sisler**, qui avait atteint 94 ans.

Plus récemment en 2025, **Bryan Johnson**, un entrepreneur et capital-risqueur, a affirmé qu'il travaillait sur le concept de vivre éternellement en étudiant l'anti-âge et en infusant son sang avec le plasma de son fils adolescent. Le **Dr Aubrey de Grey** est un gérontologue biomédical anglais connu pour son opinion que la technologie médicale pourrait permettre aux êtres humains vivants aujourd'hui de ne pas mourir de causes liées à l'âge, suggérant qu'il y a peut-être quelqu'un de vivant aujourd'hui qui vivra 1 000 ans. Bien que cela semble improbable selon les normes actuelles, de nombreux scientifiques croient que, avec l'avènement de l'informatique quantique, si nous pouvons survivre encore cinq ans, nous aurons la technologie pour vivre facilement jusqu'à des âges avancés entre 120 et 140 ans.

Bien qu'aujourd'hui, plus de centenaires soient vivants sur terre que jamais dans l'histoire enregistrée (573 000 estimés en 2024 selon *Worldometers*, ce qui représente seulement 0,007 % de la population mondiale totale), selon le *Gerontology Research Group*, il n'y a peut-être qu'entre 150 et 600 supercentenaires — des individus âgés de 110 ans ou plus — vivants aujourd'hui.

Avec un échantillon si petit actuellement, comment quelqu'un pourrait-il affirmer que des personnes déjà nées atteindront 150 ans ?

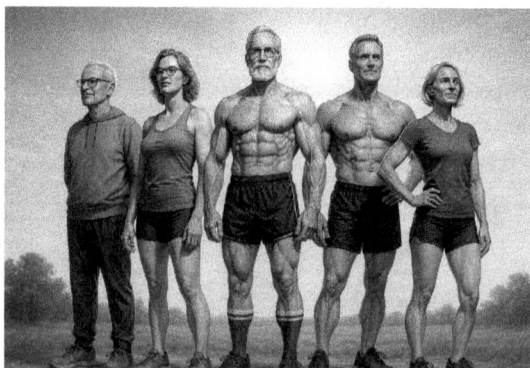

En recherchant ce sujet, en lisant d'excellents nouveaux livres que je recommande vivement, y compris « *Lifespan* » de **David A. Sinclair** et « *Life Force* » de **Tony Robbins**, j'ai été étonné par la quantité de recherches et de développements sur la longévité en cours en ce moment par des scientifiques de premier plan dans le monde entier.

Ayant moi-même remporté un prix convoité de **Readers' Favorite** en tant qu'auteur d'une biographie que j'ai écrite sur un trompettiste célèbre, je suis toujours à la recherche de livres qui me captivent et m'aident à étirer mon imagination le plus loin possible. Bien que chacun de ces livres (et d'autres que j'ai trouvés) soit de précieuses sources d'information sur le vieillissement, je n'ai pas encore vu un livre qui intègre la science de pointe avec une vue d'ensemble, y compris les remèdes naturels à travers les âges, les effets psychologiques et de santé mentale sur le vieillissement, les nutracéutiques et suppléments importants et les possibles contre-indications, les stratégies de mode de vie basées sur l'histoire et la génétique ainsi que la science, les toxines environnementales à éviter, ou un plan sur ce que je pourrais faire aujourd'hui et chaque jour pour avoir la plus grande chance d'atteindre 150 ans. Je fais de mon mieux pour y parvenir dans ces pages. J'ai été frustré que tant d'avancées soient à l'horizon, et pourtant il n'y ait pas grand-chose que nous puissions faire en ce moment à part bien manger, faire de l'exercice, prendre quelques nouveaux suppléments et dormir suffisamment. Mais c'est un bon début. À travers ce livre, je projette des délais pour quand nous pouvons nous attendre à ce que de nouveaux développements se produisent (du mieux que je peux). À la fin du livre, je vous orienterai vers des recherches continues.

Une étude de *Stanford Medicine* révèle l'invention de « toilettes intelligentes », des toilettes détectant les maladies qui peuvent percevoir de multiples signes de maladie grâce à une analyse automatisée de l'urine et des selles. J'ai lu ailleurs que des scientifiques travaillent sur l'idée d'une maison intelligente futuriste où vos toilettes analysent votre urine et vos selles, et au moment où vous arrivez à la cuisine, votre réfrigérateur est prêt à distribuer un mélange parfait de suppléments, nutracéutiques et produits pharmaceutiques pour vous maintenir en santé optimale pour la journée. L'avenir a des possibilités infinies !

En tant que cinéaste, j'ai remporté un prix **Telly** convoité pour mon documentaire « Journey to an Extraordinary Life ». Plonger dans ce qui fait avancer les personnes réussies a été une révélation, car j'ai trouvé un fil commun chez chaque personne légendaire que j'ai interviewée.

Nous sommes tous connectés dans cette existence terrestre de manières que nous n'aurions jamais imaginées. En chacun de nous se trouvent les graines du succès, de la santé et de la longévité. L'intelligence artificielle apporte un nouveau monde de découvertes et de changements, mais notre humanité doit toujours être au premier plan alors que nous incorporons littéralement des nanobots dans notre corps pour étendre notre santé et notre longévité. Je crois le maître inventeur et auteur **Ray Kurzweil** quand il dit :

« D'ici les années 2040, nous serons en mesure de multiplier l'intelligence humaine par un milliard. Cela sera un changement profond qui est singulier par nature. Les ordinateurs vont continuer à devenir de plus en plus petits. Ultimement, ils iront à l'intérieur de nos corps et de nos cerveaux et nous rendront plus sains, plus intelligents. »

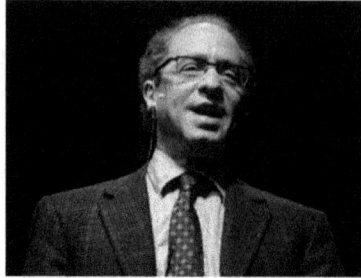

Ray Kurzweil
Crédit – Wikimedia Commons

Pourtant, comment naviguer à travers **« *les flèches et les frondes de l'outrageante fortune »*,** les calamités qui peuvent survenir à tout moment, les maladies, les accidents et les actes de la nature ? Comment vaincre la dépendance aux drogues, la violence, l'obésité ?

Ma sœur bien-aimée, **Judith Sisler Pedro**, était infirmière diplômée avec une maîtrise. Judy était officier dans l'armée de l'air des États-Unis. Elle était brillante et pouvait enseigner n'importe quel concept médical comme si elle récitait d'un manuel. Pourtant, avec toutes les connaissances et les insights qu'elle avait, à 64 ans, elle a souffert d'une piqûre de tique lors d'un festival dans le Wyoming et est décédée trois semaines plus tard de la fièvre pourprée des montagnes Rocheuses. Au moment où la maladie a été diagnostiquée, il était trop tard. J'ai été dévasté par la perte soudaine et inattendue de ma sœur, une personne par ailleurs en bonne santé. Certaines choses dépassent la compréhension ou l'explication. La vie est un jeu de hasard. Si vous croyez en la vie après la mort, certaines choses doivent être laissées à Dieu, à l'Univers, ou peut-être au destin, mais le maximum que nous puissions faire est d'agir maintenant pour mettre les chances de notre côté.

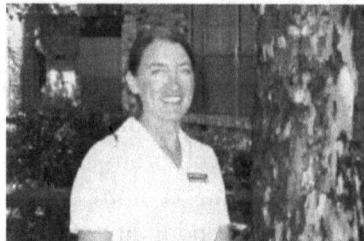

La sœur de Tad Sisler, Judy Pedro
Source – Collection privée Sisler

Avant que ma sœur **Judy** ne meure, nous faisions de longues promenades et parlions du sens de la vie. Lors d'une conversation, elle a prédit que, quand nous mourrons, tant de choses nous seront révélées que nous ne pouvons pas voir ou comprendre maintenant parce que nous sommes actuellement enfermés dans la physique limitée de la Terre. J'aimerais pouvoir lui parler aujourd'hui du miracle que nous sommes sur le point de vivre avec l'informatique quantique. Au cours des dix prochaines années, nous allons voir environ quatre cents ans de progrès, et une grande partie de cela concernera l'extension de la vie.

Le frère de mon père, mon oncle **Bill Sisler**, disait : *« Plus tard dans la vie, j'ai réalisé que pour chaque année où j'avais travaillé et couru dur en essayant de presser deux ans dans chaque année de ma jeunesse, le résultat chaque année était de soustraire une année à la fin de ma vie. »* Il est bien de travailler dur et de jouer dur, mais en même temps, nous devons faire de notre mieux avec ce que nous avons pour rester en bonne santé et vital, tout en apprenant à nous ménager et à réduire le stress autant que possible. En 2008, **Ray Kurzweil** a également prophétisé que de nouvelles avancées en longévité arriveront de manière exponentielle dans les années 2030 si nous pouvons rester en vie jusque-là. Attachez vos ceintures !

LE QUOTIENT DE BONHEUR

Je répéterai plusieurs fois dans ce livre l'idée que les attitudes et les émotions dictent votre quotient de bonheur dans la vie et contribuent grandement à la longévité. Quel est le sens d'une longue vie sans un certain niveau de bonheur ? Et comment devenir heureux ou maintenir le contentement et la joie ? Pour en savoir plus sur ce sujet, consultez mon livre **The Science of Positive Thinking : How Mindset, Daily Habits, and Emotional Well-being Can Add Years to Your Life.**

Elon Musk a récemment posté sur la plateforme X que *« Nous sommes à l'horizon des événements de la singularité. »* La singularité est définie comme un moment hypothétique où les machines surpassent l'intelligence humaine, menant à une nouvelle ère d'évolution technologique rapide.

Hypothétique ou non, l'ère de l'informatique quantique est arrivée, et nous allons vivre plusieurs centaines d'années d'innovation au cours de la prochaine décennie, bouleversant tout ce que nous savons de l'expérience humaine. Alors, que restera-t-il quand les machines prendront en charge toutes les tâches de base et la plupart des emplois ? Les machines pourraient être vastly plus éduquées que nous, mais l'expérience humaine restera unique, et les thèmes de base de la famille, de la communauté, de l'amour et de la gentillesse deviendront encore plus importants alors que nous apprendrons à vivre nos vies différemment.

Ajoutez à cela des espérances de vie et de santé plus longues, et vous avez la recette d'un siècle incroyable à venir. La vie, la liberté et la poursuite du bonheur devraient être l'objectif de chacun.

Le Rapport Mondial sur le Bonheur (et d'autres études mondiales sur le bien-être) place systématiquement des pays comme **la Finlande, le Danemark, la Norvège, l'Islande et la Suisse** en tête ou près du sommet des classements de bonheur. Ces nations partagent plusieurs caractéristiques essentielles — des liens communautaires forts, un soutien social, un équilibre travail-vie personnelle et des services publics solides — qui contribuent au contentement général. Voici dix des **« clés du bonheur »** les plus importantes tirées de ces endroits les plus heureux, en mettant l'accent sur la communauté, la famille, l'harmonie et la qualité de vie.

UN FORT SENTIMENT DE COMMUNAUTÉ ET DE SOUTIEN SOCIAL

Les gens dans les pays plus heureux rapportent se sentir soutenus par des amis, des voisins et des organisations locales. Cette confiance sociale profonde s'étend à la vie quotidienne — que ce soit emprunter un peu de sucre à votre voisin ou compter sur un groupe communautaire en temps de crise.

Dans les nations nordiques, les activités et clubs communautaires (par exemple, sportifs et culturels) sont courants, favorisant des réseaux sociaux solides et réduisant l'isolement.

EMPHASER L'ÉDUCATION DES ENFANTS ET LE BIEN-ÊTRE FAMILIAL

Les sociétés qui investissent massivement dans la garde d'enfants, l'éducation et les congés parentaux permettent aux parents d'équilibrer travail et famille. Cela réduit le stress et favorise un développement infantile plus sain. Les politiques généreuses de congé parental en Scandinavie et les gardes d'enfants subventionnées assurent que les parents peuvent créer des liens avec leurs enfants sans craindre de perdre des revenus ou leur emploi. Nourrir une famille saine et heureuse est la clé pour réduire la violence et la criminalité dans la société.

ÉQUILIBRE TRAVAIL-VIE PERSONNELLE

Tout travail et pas de jeu rend Jack un garçon terne. Les emplois qui permettent des horaires flexibles, du temps libre suffisant et des jours de vacances aident les gens à maintenir leur santé mentale et physique. Le surmenage chronique mène souvent à l'épuisement, ce qui diminue le bonheur général. Souvenez-vous du dicton : si vous aimez ce que vous faites, vous ne travaillez pas un jour de votre vie. Choisissez une profession qui vous rend heureux si vous le pouvez.

En Finlande et au Danemark, la semaine de travail à temps plein standard inclut souvent de fortes protections pour les congés, et il est culturellement accepté de quitter le bureau à l'heure pour être avec la famille ou poursuivre des intérêts personnels.

CONFIANCE ET BONNE GOUVERNANCE

Une grande confiance dans le gouvernement et les concitoyens est fortement corrélée au bonheur. Quand les institutions sont transparentes et justes, les gens se sentent en sécurité et moins stressés.

Faible corruption, accès à des services gouvernementaux fonctionnels et programmes de bien-être social dans de nombreux pays d'Europe du Nord mènent à un sentiment de sécurité — les gens croient que leurs impôts sont utilisés de manière responsable pour le bien commun. Les États-Unis pourraient revenir vers une responsabilité et une transparence dans le gouvernement, ce qui devrait apporter un plus grand sentiment de bonheur général en Amérique.

ÉGALITÉ ET FILETS DE SÉCURITÉ SOCIALE

Des filets de sécurité sociale étendus (par exemple, accès aux soins de santé, allocations chômage, systèmes de retraite) amortissent les épreuves de la vie. Nous devons toutefois être prudents pour ne pas gâcher cela avec une surtaxation et une sur-réglementation. Un socle solide d'égalité aide à réduire le stress et le ressentiment, favorisant l'harmonie sociale. Aimez votre prochain et apprenez à le comprendre plutôt que de craindre ou de détester vos différences culturelles. Lâchez la colère et la haine, et ne laissez pas les actions des autres vous atteindre. Souvenez-vous des mots transformateurs de **Miguel Ruiz** dans son livre *The Four Agreements* :

« Ne prenez rien personnellement. »

L'écart entre les plus riches et les plus pauvres est plus petit dans de nombreux pays les plus heureux, réduisant les tensions sociales et améliorant le bien-être communautaire général. Surtout, je crois que l'idée de riches contre pauvres favorise le ressentiment et pourrait aller contre notre quête de plus de bonheur. Apprendre à être heureux avec ce que nous avons est un défi et une bénédiction.

ÉDUCATION DE HAUTE QUALITÉ

Des systèmes éducatifs accessibles nourrissent la croissance intellectuelle, émotionnelle et sociale des enfants. L'éducation fournit également des opportunités d'ascension sociale, contribuant à un sentiment d'espoir et d'équité. Les États-Unis ont appris une leçon précieuse que un financement massif n'est pas toujours la réponse. Former des enseignants brillants qui se soucient est un concept bien meilleur que de jeter de l'argent sur un problème.

Jetez plutôt de l'argent sur les salaires des meilleurs enseignants basés sur le mérite.

Le système éducatif de la Finlande est mondialement réputé pour son accent sur l'autonomie des élèves, la pensée créative et les tests standardisés minimaux — menant à une grande satisfaction parmi les élèves et les enseignants.

MODE DE VIE SAIN ET CONNEXION À LA NATURE

L'activité physique régulière, l'accent sur les loisirs en extérieur et l'accès aux espaces verts contribuent à une meilleure santé mentale. Passer du temps dans la nature réduit le stress et favorise le bonheur.

Les pays nordiques encouragent le vélo ou la marche pour les trajets quotidiens, ont des parcs et des zones de loisirs abondants, et priorisent même le **« friluftsliv »** (le concept norvégien de vie en extérieur).

CULTURE D'ÉQUILIBRE TRAVAILABLE ENTRE AUTONOMIE ET COMMUNAUTÉ

Les gens s'épanouissent quand ils sentent une liberté individuelle (pour faire des choix et poursuivre des passions) et un fort sentiment d'appartenance (que les autres les soutiennent). Équilibrer l'autonomie personnelle avec le bien-être collectif réduit le stress.

Au Danemark, le concept de **« hygge »** (confort et convivialité chaleureuse) combine le confort personnel avec les liens sociaux, reflétant l'autonomie personnelle et l'esprit communautaire.

BUT, SENS ET APPRENTISSAGE TOUT AU LONG DE LA VIE

Qu'en est-il des personnes qui ne veulent simplement pas vivre aussi longtemps ? Je ne pouvais pas croire que quelqu'un ne voudrait pas vivre une vie prolongée s'il était en bonne santé et généralement heureux jusqu'à ce que je rencontre une amie dans la septantaine et que je lui parle de ce livre. Elle m'a regardé presque confuse et a dit : *« Oh, non, je serai heureuse de vivre jusqu'à 90 ans et ensuite je veux quitter la planète. Je n'ai pas eu d'enfants, et les choses ne sont plus les mêmes maintenant que quand j'étais plus jeune. »*

Elle aimait mieux la vie à l'époque, elle était mécontente de la situation politique actuelle telle qu'elle la voyait… et même quand je lui ai demandé si elle pensait qu'elle pourrait changer d'avis quand elle atteindra 90 ans et se sentira toujours bien… je n'ai pas pu ébranler sa conviction ferme qu'elle ne voulait absolument pas envisager une espérance de vie prolongée. Je dois respecter cette façon de penser, et je sais que tout change autour de nous au fur et à mesure que nous évoluons et progressons. Parfois, la vie ne se déroule pas comme nous l'espérions, mais nous pouvons toujours trouver un sens dans nos intérêts, notre famille, le bénévolat, aider les autres, ou une centaine d'autres choses.

Si on me donne la chance de vivre une très longue vie et d'être en bonne santé, je me sentirais presque obligé d'en tirer le maximum de ce cadeau. Bien sûr, je prie quotidiennement pour la sécurité de ma famille, et je sais que nous vivons tous des tragédies et des bas, mais comme l'a dit mon ami musicien de blues : *« Si nous ne ressentions pas les extrêmes bas, nous n'apprécierions pas autant les hauts. »*

Le soliloque de *Shakespeare* dans *Hamlet*, que j'ai mémorisé à 10 ans, est une révélation profondément personnelle d'un homme hanté contemplant le suicide. Il admet à un certain point que *« la conscience fait de nous tous des lâches »*, décidant que sa peur de ce qui se trouve au-delà de la mort est plus forte que son désir de mettre fin à sa vie. À un certain point de nos vies, nous vivrons tous un chagrin paralysant. Comment y ferons-nous face quand cela arrivera? Comment mes grand-mères ont-elles trouvé la force de faire face à leurs chagrins paralysants ? Je crois que la réponse est le courage. **Sir Winston Churchill** a dit:

« Sans courage, toutes les autres vertus perdent leur sens. »

Quand ma femme est décédée, mon père m'a appelé et m'a rappelé la grande citation d'**Albert Camus** : *« Au milieu de l'hiver, j'ai découvert qu'il y avait en moi un été invincible. »* Creusez profondément dans la force de votre âme, votre lumière brillante, et trouvez votre propre été invincible. Même le lion peureux dans *Le Magicien d'Oz* a découvert qu'il avait toujours eu du courage ; il l'avait juste perdu de vue pendant un temps. Et c'est correct. Il y a des étapes concrètes que vous pouvez prendre pour vous sortir du désespoir. Ne restez pas là. Réinventez-vous. Trouvez toujours quelque chose à attendre avec impatience.

Les personnes qui trouvent un sens dans leur travail, leurs passe-temps ou leurs efforts bénévoles rapportent une plus grande satisfaction de vie. Les communautés qui encouragent l'acquisition continue de compétences et la croissance personnelle voient des taux plus bas de dépression.

Les cours d'éducation pour adultes et les opportunités financées pour apprendre de nouvelles compétences sont répandus dans de nombreux pays européens, aidant les gens à rester intellectuellement engagés au-delà des années scolaires traditionnelles.

NORMES CULTURELLES DE GRATITUDE ET D'OPTIMISME

Un état d'esprit culturel qui priorise la reconnaissance et célèbre les plaisirs simples (comme un repas partagé ou une bonne conversation) renforce la pensée positive.

En Islande, malgré un temps difficile et de longs hivers, les gens parlent souvent de la beauté des moments quotidiens et se soutiennent mutuellement dans leurs pursuits — résultant en une perspective communautaire résiliente et positive.

Pour résumer, le bonheur est **multifacette** : il dépend des structures sociales (comme une gouvernance efficace et des filets de sécurité sociale), des facteurs de mode de vie personnel (comme l'équilibre travail-vie et les activités en extérieur), et des valeurs culturelles (comme la confiance, la gratitude et l'harmonie communautaire). **Les pays les plus heureux reflètent ces dix principes essentiels dans leurs politiques et leur vie quotidienne.** Adopter certaines de ces clés peut mener à un environnement plus content, harmonieux et soutenant si vous cherchez à améliorer le bien-être — à un niveau personnel ou au sein d'une communauté plus large.

Travailler vers un objectif de contentement général ajoutera des années de qualité à votre vie. Et surtout… bien que les facteurs que je viens de mentionner jouent un rôle dans le bonheur général, c'est vraiment un simple choix. Vous pouvez vous réveiller chaque jour en décidant d'être heureux ou non. Tout dépend de vous. Et je promets que la poursuite du bonheur contribuera grandement à la chance que vous viviez jusqu'à 150 ans. Une étude de 2023 dans The Lancet a constaté que les individus avec un haut niveau d'optimisme et de bonheur avaient un risque 15 % plus bas de mortalité toutes causes confondues sur 10 ans, lié à une meilleure santé cardiaque et un stress plus bas.

Vous verrez d'autres thèmes récurrents tout au long de ce livre… Réduire ou éliminer l'inflammation ; dormir suffisamment ; bien manger ; faire de l'exercice ; prendre des suppléments ; envisager le jeûne intermittent. Tous ces éléments sont juste des suggestions de bon sens pour une santé optimale, et vous pourriez imaginer que les intégrer dans votre vie pourrait absolument augmenter votre potentiel de longévité. Vous pourriez vous lasser de voir ces thèmes récurrents à plusieurs reprises dans le livre, mais prenez-en note : ce sont les blocs de construction pour tout le reste.

J'espère et je crois que quelqu'un ouvrira ce livre dans un siècle et rira de ce que nous ne savions toujours pas alors que nous entrions dans le deuxième quart du XXIe siècle. Mais peut-être que cette même personne s'émerveillera que nous avions tous les blocs de construction en place pour les avancées en longévité et en inversion du vieillissement qu'ils prendront probablement pour acquis d'ici là. J'espère sincèrement que vous vivrez jusqu'à 150 ans ; quand vous le ferez, le monde sera différent. En attendant, faites de votre mieux pour répandre l'amour, la gentillesse et la joie (vous découvrirez que les attitudes et émotions positives font partie du chemin de toute façon), et j'espère vous voir alors ! D'abord, découvrons comment nous sommes déjà allés si loin.

« La jeunesse n'a pas d'âge. » – Pablo Picasso

EXTRÊMEMENT IMPORTANT – LISEZ CECI AVANT DE CONTINUER

AVIS DE NON-RESPONSABILITÉ MÉDICALE

Les informations fournies dans ce livre sont destinées à des fins informatives uniquement et ne sont pas destinées à remplacer les conseils, le diagnostic ou le traitement fournis par un professionnel de la santé qualifié. L'auteur et l'éditeur ne sont pas des praticiens médicaux et ne prétendent pas offrir de conseils médicaux. Il est recommandé aux lecteurs de consulter un prestataire de soins de santé qualifié avant de commencer tout nouveau régime de santé, y compris, mais sans s'y limiter, des changements alimentaires, des programmes d'exercice, l'utilisation de suppléments ou d'autres pratiques liées à la santé discutées dans ce livre. Certaines des idées ou techniques décrites dans ce livre pourraient ne pas être viables ou disponibles, et d'autres sont en développement et non encore testées. Les méthodes, techniques et pratiques décrites dans ce livre pourraient ne pas convenir à tous les individus, et leur efficacité et leur sécurité peuvent varier en fonction des conditions de santé personnelles et des circonstances.

Aucune garantie ou assurance d'aucune sorte n'est donnée quant à l'exactitude, l'exhaustivité ou la pertinence des informations fournies. Le lecteur assume l'entière responsabilité de toute action entreprise ou décision prise sur la base du contenu de ce livre. L'auteur et l'éditeur déclinent toute responsabilité pour toute blessure, perte ou dommage causé directement ou indirectement par l'utilisation ou la mauvaise utilisation des informations contenues dans ce document.

AVIS DE NON-RESPONSABILITÉ LÉGALE

Ce livre est présenté à des fins informatives et éducatives uniquement. Il n'est pas destiné à fournir des conseils médicaux, légaux, financiers ou toute autre forme de conseil professionnel. Le contenu est basé sur des recherches, des opinions et des sources considérées comme fiables au moment de la publication ; cependant, l'auteur et l'éditeur ne font aucune représentation ou garantie quant à son exactitude, son exhaustivité ou sa pertinence pour un individu ou une circonstance particulière. Le lecteur est seul responsable de toute décision prise ou action entreprise sur la base des informations contenues dans ce livre. En lisant ce livre, le lecteur accepte de dégager l'auteur, l'éditeur et toute partie affiliée de toute responsabilité pour toute réclamation, demande, obligation ou dommage découlant directement ou indirectement de l'utilisation, de la mauvaise utilisation ou de l'application de tout contenu de ce livre. Ce livre n'établit pas de relation professionnelle entre l'auteur, l'éditeur et le lecteur.

Les lecteurs devraient toujours consulter un professionnel qualifié pour des préoccupations, des problèmes ou des décisions spécifiques. Toute référence à des produits, des pratiques ou des méthodes ne constitue pas une approbation ou une garantie de la part de l'auteur ou de l'éditeur. Le contenu, y compris toute discussion sur des suppléments, des thérapies ou des développements scientifiques émergents, est sujet à modification au fur et à mesure que de nouvelles recherches et preuves deviennent disponibles. L'auteur et l'éditeur déclinent toute responsabilité pour les erreurs ou omissions et ne sont pas responsables des conséquences découlant de l'utilisation de ce livre.

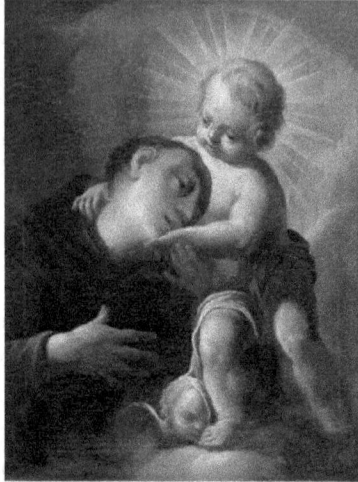

Crédit rawpixel.com

INTRODUCTION
LA QUÊTE INTEMPORELLE DE LA JEUNESSE

PERSPECTIVES HISTORIQUES SUR LE VIEILLISSEMENT ET L'IMMORTALITÉ

Depuis l'aube de la civilisation, nous avons été captivés par l'attrait de la vie éternelle. Les mythes et légendes de tous les coins du monde font écho à ce désir, racontant de grandes histoires de fontaines mystiques, d'élixirs et d'interventions divines accordant l'immortalité ou une jeunesse prolongée.

La Bible affirme que **Mathusalem** a vécu jusqu'à 969 ans, et **Jared** jusqu'à 962 ans. Si vous avez du mal à accepter l'interprétation littérale de ces durées de vie inhabituelles, elles pourraient être des représentations symboliques de la sagesse, ou bien l'ancienne numérologie a pu influencer la façon dont les âges étaient enregistrés. À l'heure où j'écris ces lignes, l'humain documenté ayant vécu le plus longtemps de notre époque est **Jeanne Calment**, de France, qui a atteint 122 ans et est décédée en 1997.

Imaginez les possibilités de découverte et de sagesse humaines si nous avions tous l'opportunité de vivre plus longtemps ! Qu'aurait inventé de plus **Edison,** ou postulé **Einstein** ? À quel point **Art Tatum** aurait-il pu devenir un meilleur pianiste, si c'est même possible ? Plongeons profondément dans la riche tapisserie des perspectives historiques sur le vieillissement et l'immortalité, et en chemin, nous explorerons les mythes anciens, les pratiques médicales primitives et les philosophies des penseurs influents qui ont façonné notre compréhension de la santé et de la longévité. Ensuite, nous commencerons à penser en dehors des sentiers battus.

« Nous ne pouvons pas résoudre nos problèmes avec la même pensée que celle que nous avons utilisée pour les créer. » — Albert Einstein

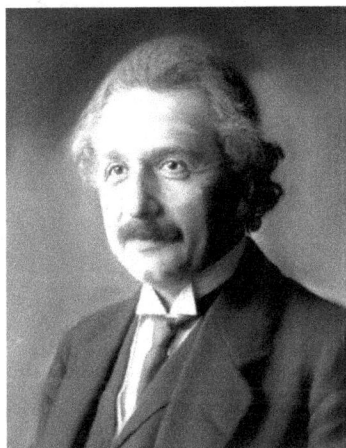

Albert Einstein
Crédit – Wikimedia Commons

MYTHES ANCIENS ET LA QUÊTE DE LA VIE ÉTERNELLE

La **Fontaine de Jouvence** et l'**Élixir de Vie** font partie des légendes les plus durables symbolisant le désir de l'humanité d'échapper aux contraintes de la mortalité.

La **Fontaine de Jouvence**, une source qui rend jeune à nouveau quiconque boit ou se baigne dans ses eaux, apparaît dans diverses cultures — des histoires **d'Hérodote** sur la fontaine magique des Éthiopiens aux récits de l'explorateur espagnol **Juan Ponce de León** la cherchant dans le Nouveau Monde.

Fait intéressant, un groupe de scientifiques à la fin du XXe siècle, dont **Stanley Skoryna** et **Georges Nogrady**, a prélevé des échantillons de sol sur l'île de Pâques (un lac sur l'île de Pâques était réputé pour avoir des propriétés rajeunissantes similaires à une **Fontaine de Jouvence**), et a découvert la rapamycine, un composé étonnant que nous explorerons plus en profondeur dans les chapitres suivants. Voici une autre perspective :

« Il y a une fontaine de jouvence ; c'est votre esprit, vos talents, la créativité que vous apportez à votre vie et à celle des personnes que vous aimez. Lorsque vous apprenez à puiser à cette source, vous aurez véritablement vaincu l'âge. » – Sophia Loren

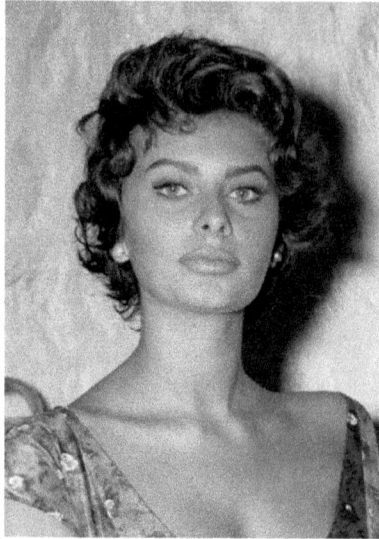

Sophia Loren
Crédit – Wikimedia Commons

De même, **l'Élixir de Vie**, souvent associé à l'alchimie, était considéré comme une potion qui accorderait au buveur la vie éternelle ou la jeunesse. Des alchimistes comme **Paracelse,** un médecin et philosophe suisse de la Renaissance, ont consacré leur vie à la découverte de substances prolongeant la vie. **Paracelse** a révolutionné la médecine en introduisant la chimie et en remettant en question les pratiques médicales traditionnelles. Il croyait en l'harmonie du corps et de l'esprit, et que la compréhension des secrets de la nature pourrait déverrouiller les mystères de la vie et de la mort.

PHILOSOPHIES DU VIEILLISSEMENT DANS LES CIVILISATIONS ANCIENNES

PERSPECTIVES ÉGYPTIENNES

Les anciens Égyptiens considéraient le vieillissement à travers le prisme de la spiritualité et de l'au-delà. Ils pratiquaient une momification méticuleuse pour préserver le corps en vue du voyage de l'âme au-delà de la mort.

Les connaissances médicales égyptiennes, consignées dans des textes comme le **Papyrus Ebers**, incluaient des remèdes et des pratiques pour maintenir la santé et prolonger la vie. Ils croyaient qu'un équilibre entre le bien-être physique et spirituel était nécessaire pour atteindre la longévité.

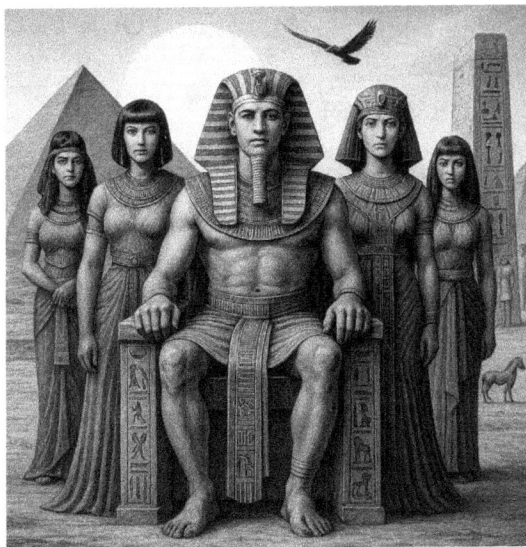

APERÇUS GRECS

Les Grecs abordaient le vieillissement avec un mélange de philosophie et d'observation empirique. **Hippocrate**, le « Père de la Médecine », soulignait l'importance de l'alimentation, de l'exercice et des facteurs environnementaux sur la santé. Il prônait les processus naturels de guérison du corps et introduisait le concept selon lequel les choix de vie impactent directement notre durée de vie. *« D'abord, ne pas nuire »* est une citation attribuée à **Hippocrate**, bien qu'elle ne figure pas dans le *Serment d'Hippocrate* comme beaucoup le croient.

Pythagore, plus connu pour ses contributions aux mathématiques, a également fondé une école qui considérait le corps et l'âme comme des entités interconnectées. Il promouvait des restrictions alimentaires et une discipline mentale comme voies vers une vie plus longue.

SAGESSE CHINOISE

La civilisation chinoise ancienne offrait des aperçus profonds sur le vieillissement et la longévité à travers des philosophies comme le **taoïsme** et les pratiques de la **Médecine Traditionnelle Chinoise (MTC).** La poursuite de l'harmonie avec le **Tao**, ou l'ordre naturel, était censée mener à la santé et à la longévité.

Les anciens Chinois ont développé des techniques comme l'acupuncture, la médecine à base de plantes et le qigong pour équilibrer les énergies du corps. Le légendaire **Shen Nong**, le « Fermier Divin », aurait goûté des centaines d'herbes pour en découvrir les propriétés médicinales, jetant les bases de la médecine à base de plantes pour prolonger la vie. Je me demande combien de fois il est tombé malade en mangeant les mauvaises plantes !

PRATIQUES MÉDICALES PRIMITIVES POUR PROLONGER LA VIE

TRADITIONS AYURVÉDIQUES

En Inde, les sages **Charaka** et **Sushruta** ont composé les textes fondateurs de l'Ayurveda, l'un des systèmes de guérison holistique les plus anciens au monde. Les écrits de **Charaka** se concentrent sur la médecine interne et les principes de maintien de la santé par l'équilibre, tandis que **Sushruta** est connu pour ses techniques chirurgicales et ses connaissances anatomiques détaillées. L'Ayurveda met l'accent sur l'équilibre du corps, de l'esprit et de l'esprit, prônant des traitements personnalisés et des soins préventifs pour améliorer la longévité.

Leurs textes mentionnent également des méthodes de purification de l'eau, comme l'ébullition, l'exposition au soleil et la filtration à travers du sable et du charbon, soulignant la compréhension ancienne du rôle de l'eau propre dans la santé.

IMPACT DES SYSTÈMES DE TRAITEMENT DE L'EAU SUR LA LONGÉVITÉ

Un autre grand invité de **Larry King** a affirmé que les usines de traitement de l'eau étaient la raison la plus cruciale pour laquelle l'espérance de vie humaine a augmenté de manière spectaculaire du début du XXe siècle jusqu'à aujourd'hui. L'accès à l'eau propre a été un facteur fondamental pour la santé et la longévité humaines tout au long de l'histoire. Le développement des systèmes de traitement de l'eau marque une étape importante dans la santé publique.

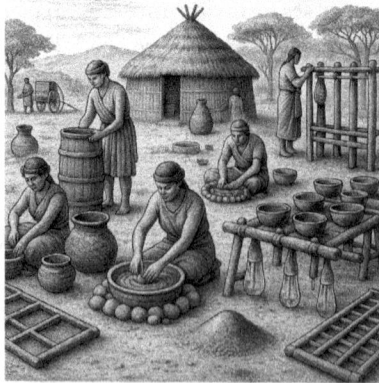

MÉTHODES ANCIENNES DE PURIFICATION DE L'EAU

Dès le début, les gens comprenaient l'importance de l'eau propre. Des écrits anciens de l'Inde (vers 2000 av. J.-C.) décrivent l'ébullition de l'eau, sa filtration à travers du sable ou du gravier, et son exposition au soleil pour la purifier. En Égypte, vers 1500 av. J.-C., ils utilisaient une substance appelée alun pour faire se déposer la saleté et d'autres particules au fond.

Hippocrate, le célèbre médecin grec, a même inventé quelque chose appelé la « **manche hippocratique** ». C'était essentiellement un sac en tissu utilisé pour filtrer l'eau de pluie ou l'eau bouillie, enlevant les sédiments pour qu'elle ait meilleur goût et soit plus sûre à boire.

INNOVATIONS DU XVIIe AU XXe SIÈCLE

Le chemin vers le traitement moderne de l'eau a fait de grands pas au XIXe siècle. Une figure clé était le **Dr John Snow**, un médecin britannique qui a retracé une épidémie de choléra en 1854 jusqu'à une pompe à eau contaminée sur Broad Street à Londres. En cartographiant où les gens tombaient malades, il a prouvé que l'eau pouvait propager des maladies, ouvrant la voie aux méthodes de santé publique modernes.

Avant cela, au début du XVIIe siècle, **Sir Francis Bacon** a essayé d'enlever le sel de l'eau de mer en la filtrant à travers du sable. Bien que ce ne soit pas un succès immédiat, cela a inspiré des expériences futures. Puis, en 1829, **James Simpson** a introduit la filtration lente sur sable à Londres, qui faisait un excellent travail pour éliminer les contaminants.

Au début des années 1900, la chloration est devenue une pratique standard pour désinfecter l'eau. Le **Dr John L. Leal** a utilisé pour la première fois le chlore de manière continue à Jersey City, dans le New Jersey, en 1908. Ce traitement simple a réduit presque du jour au lendemain les maladies transmises par l'eau, comme la fièvre typhoïde.

IMPACT SUR LA LONGÉVITÉ

Beaucoup de gens se demandent : « Comment notre espérance de vie a-t-elle augmenté autant en un seul siècle ? » La vérité est que cela s'est produit sur de nombreux siècles d'essais, de souffrances dues aux maladies et d'affinages de ce qui fonctionne. Mais le développement du traitement de l'eau se distingue. Une fois que nous avons pu nettoyer notre approvisionnement en eau, des maladies comme le choléra et la dysenterie ont chuté de manière spectaculaire, surtout dans les nations développées.

L'eau potable a également amélioré la santé publique globale — moins de bébés mouraient en bas âge, et plus de gens vivaient plus longtemps.

Les villes ont grandi plus grandes et plus fortes parce qu'elles avaient de l'eau fiable, et les économies ont bénéficié de personnes plus saines et plus productives.

« Je ne serai jamais un vieil homme. Pour moi, la vieillesse est toujours 15 ans plus âgée que moi. » – Sir Francis Bacon

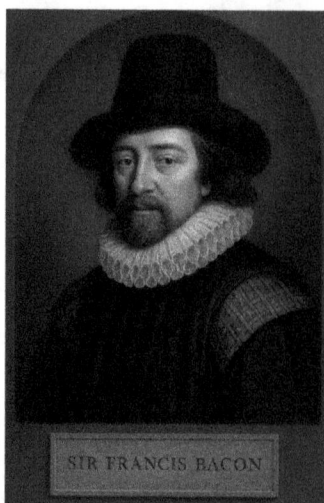

Sir Francis Bacon
Crédit – ChatGPT/Image

FIGURES CLÉS DANS L'AVANCEMENT DU TRAITEMENT DE L'EAU

John Snow : A prouvé que l'eau contaminée peut causer des maladies, influençant les politiques de santé publique.

James Simpson : A mis en place le premier système de filtration lente sur sable réussi à Londres.

Dr John L. Leal : A été pionnier dans l'utilisation du chlore pour la désinfection continue de l'eau, aidant à éliminer les maladies transmises par l'eau.

EFFET DE L'HYDRATATION SUR LA SANTÉ ET LA LONGÉVITÉ

Ce n'est pas seulement l'eau propre qui compte — en boire suffisamment chaque jour est également crucial. La plupart des experts suggèrent environ 3,7 litres (environ 125 onces) par jour pour les hommes et 2,7 litres (environ 91 onces) pour les femmes, bien que cela inclue les liquides provenant d'aliments comme les fruits et les légumes. Une bonne hydratation affecte presque toutes les parties de notre corps, de la digestion saine et du fonctionnement du cerveau à l'aide au bon fonctionnement de nos cœurs. Elle peut même réduire le risque de calculs rénaux et d'infections des voies urinaires.

N'oubliez pas de ne pas avaler trop d'eau d'un coup — votre corps ne peut en gérer qu'une certaine quantité à la fois. Répartissez votre consommation d'eau tout au long de la journée. Hydratez-vous, mais ne vous noyez pas !

INVENTIONS MÉDIÉVALES ET DE LA RENAISSANCE

Regardons certains des éléments constitutifs de nos idées modernes sur la vie plus longue :

Sainte Hildegarde de Bingen (XIIe siècle) : Une abbesse bénédictine qui a écrit sur l'utilisation de remèdes naturels, soulignant comment une bonne alimentation et des habitudes quotidiennes saines peuvent prévenir les maladies.

Léonard de Vinci : A étudié l'anatomie humaine avec un détail étonnant. Il croyait que comprendre comment le corps fonctionne pourrait mener à une meilleure santé et éventuellement prolonger la vie.

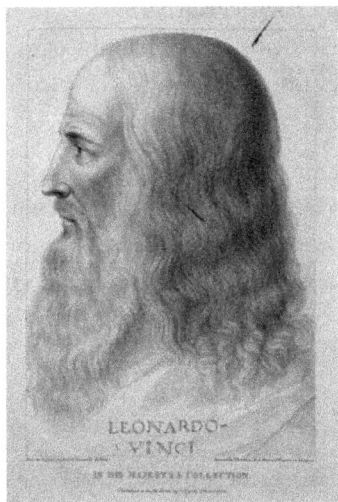

Léonard de Vinci
Source – Wikimedia Commons

Nostradamus : Mieux connu pour ses prophéties, mais il était aussi un médecin qui soignait les patients atteints de la peste en utilisant des méthodes pratiques et de bon sens – comme promouvoir l'air frais et la propreté.

Sir Francis Bacon : Outre son intérêt pour l'eau propre, il croyait que la science et la connaissance mèneraient à des vies plus longues et plus saines.

LA QUÊTE MODERNE DE LA LONGÉVITÉ
Avancées Scientifiques et Aperçus Psychologiques

Au début des années 1900, le **Dr Serge Voronoff** a essayé de ralentir le vieillissement en greffant des tissus animaux sur des humains – controversé à l'époque (et discrédité plus tard), mais cela montrait jusqu'où certains scientifiques iraient pour trouver le secret de la vie plus longue. Des recherches ultérieures ont montré que l'injection de sang plus jeune chez des animaux plus âgés peut avoir des effets rajeunissants limités, bien que ce ne soit pas encore une méthode prouvée pour les humains.

Carl Jung, un pionnier en psychologie, estimait que comprendre notre inconscient peut mener à une vie plus saine et plus équilibrée. Être mentalement plus sain peut certainement contribuer à une vie plus longue et plus satisfaisante.

Innovations Technologiques

Des visionnaires comme **Nikola Tesla** et **Thomas Edison** ont révolutionné la vie quotidienne avec l'électricité et l'éclairage, ce qui a amélioré les standards de vie et ouvert la porte à la technologie médicale moderne. Les théories d'Albert Einstein ont finalement mené à des inventions comme les machines IRM — des outils clés pour détecter les maladies tôt et les traiter plus efficacement.

VISIONNAIRES CONTEMPORAINS

Aujourd'hui, nous voyons des penseurs avant-gardistes dans de nombreux domaines repousser les limites de la santé, de la science et de la technologie. En voici juste quelques-uns :

STEVE JOBS, cofondateur d'Apple Inc., a transformé la technologie en une partie accessible et intégrale de la vie quotidienne. Son focus sur l'innovation et le design a révolutionné notre communication et notre accès à l'information, promouvant indirectement l'éducation et la sensibilisation à la santé. **Jobs** était un innovateur unique en son siècle qui « voyait dans l'avenir » de la technologie et a changé le monde tel que nous le connaissons. Bien que je n'élabore pas davantage ici sur **Jobs**, sa contribution est extraordinaire.

T. DENNY SANFORD

Mon cher ami **T. Denny Sanford** est un philanthrope qui a fait don de sommes importantes à la recherche médicale, dans l'espoir d'améliorer la santé de tous et d'aider les gens à vivre mieux et plus longtemps. À travers **Sanford Health** et d'autres institutions portant son nom :

Le Projet Sanford: Se concentre sur la guérison du diabète de type I.

Centre du Sein Edith Sanford: Avance la recherche et le traitement du cancer du sein.

Sanford Imagenetics : Examine comment nos gènes affectent notre santé, visant des soins plus personnalisés.

Sanford-Burnham Prebys Medical Discovery Institute : Recherche tout, du cancer à la médecine régénérative.

Sanford Consortium for Regenerative Medicine : Un effort groupé par des centres de recherche de premier plan pour explorer les moyens de réparer les tissus et organes endommagés.

« Brains Into Space » : Partiellement financé par Sanford, des scientifiques ont envoyé de minuscules cellules cérébrales humaines cultivées en laboratoire dans l'espace pour étudier leur fonctionnement sans gravité — un autre angle pour comprendre le vieillissement et les maladies.

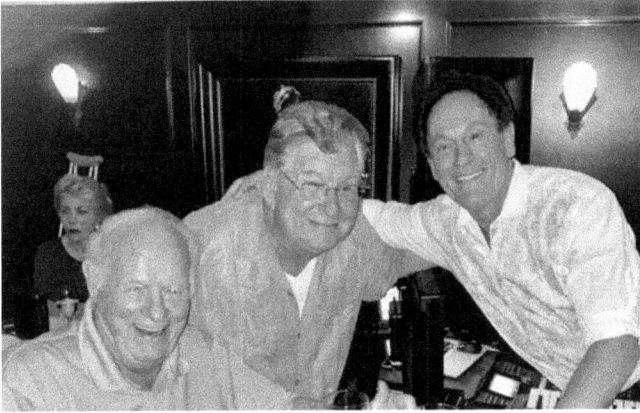

T. Denny Sanford avec Ron Zagami et Tad Sisler
Source – Collection Privée Sisler

« Les gens qui sont assez fous pour penser qu'ils peuvent changer le monde sont ceux qui le font. » – T. Denny Sanford

ELON MUSK

Elon Musk est connu pour **Tesla** (voitures électriques), **SpaceX** (voyages spatiaux), et maintenant **Neuralink,** qui vise à connecter nos cerveaux directement aux ordinateurs :

Comment Fonctionne Neuralink

• C'est un petit dispositif implanté dans le crâne avec de fins « fils » qui lisent les signaux cérébraux ou même envoient des signaux en retour.
• Un système robotique implante ces fils pour éviter d'endommager les vaisseaux sanguins.

Avantages Potentiels pour la Santé

• Aider les personnes paralysées à bouger des membres robotiques ou à communiquer par « frappe mentale ».
• Possiblement traiter la maladie de Parkinson, la dépression et d'autres affections en détectant et en modulant l'activité cérébrale.
• À long terme, cela pourrait aider à ralentir ou à gérer des maladies comme Alzheimer, améliorant la qualité de vie à mesure que les gens vieillissent.

Bien sûr, il y a toujours des questions sur l'éthique, la sécurité et la confidentialité. Mais si c'est développé de manière responsable, et je crois que ce sera le cas, **Neuralink** pourrait ouvrir des portes pour les personnes souffrant de graves problèmes médicaux – et peut-être même pour le reste d'entre nous – en prolongeant nos années en bonne santé.

« Je pense que nous avons le devoir de maintenir la lumière de la conscience pour nous assurer qu'elle continue dans l'avenir. » – Elon Musk

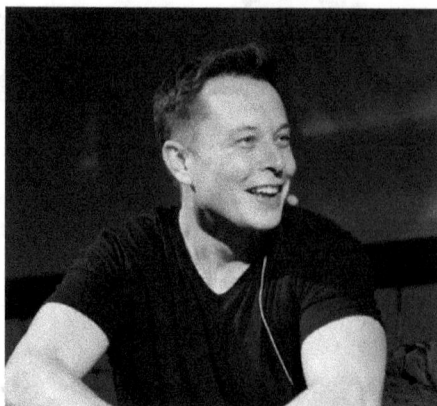

Elon Musk
Crédit – Wikimedia Commons

AUTRES PERSONNALITÉS NOTABLES CONTRIBUANT DE GRANDES RESSOURCES POUR FAIRE AVANCER LA SANTÉ ET LA LONGÉVITÉ

BILL GATES

Bien qu'il soit sous un examen extrême de la part de groupes qui croient que son esprit d'entreprise a été égoïste, et qu'il endure des allégations selon lesquelles une grande partie des recherches qu'il a financées et promues est nuisible à de larges groupes de personnes, **Gates** a alloué des milliards de dollars via la Fondation Bill & Melinda Gates pour combattre les maladies infectieuses, améliorer l'infrastructure de santé mondiale et financer la recherche médicale sur les vaccins et les traitements.

Contributions Notables :

• Diriger l'effort pour éradiquer la polio dans le monde entier.

• Financer la recherche et la distribution de vaccins pour des maladies infectieuses telles que le VIH/SIDA, le paludisme et la tuberculose.

• Soutenir les avancées en édition génétique et d'autres technologies médicales de pointe.

PATRICK SOON-SHIONG

Chirurgien, chercheur médical et entrepreneur en biotechnologie, **Soon-Shiong** a investi massivement dans la recherche de traitements innovants contre le cancer et d'autres solutions de santé.

Contributions Notables :

• Fondateur de *NantWorks,* axé sur le développement de traitements de nouvelle génération contre le cancer et de médecine personnalisée.

• Efforts pionniers en immunothérapie et technologie ARNm pour le cancer.

• Soutien philanthropique aux hôpitaux et à la recherche médicale, particulièrement dans les communautés défavorisées.

JEFF BEZOS

Bezos dirige de plus en plus de ressources vers la recherche sur la longévité et la biotechnologie.

Contributions Notables :

• Financer Altos Labs, une startup axée sur la reprogrammation cellulaire pour inverser les maladies et ralentir le vieillissement.

• Investir dans diverses entreprises biotechnologiques visant des solutions de santé innovantes.

• Soutenir un large éventail d'initiatives en science et technologie, qui pourraient mener à des percées en santé et en prévention des maladies.

MARK ZUCKERBERG ET PRISCILLA CHAN

Via *l'Initiative Chan Zuckerberg (CZI)*, ils investissent massivement dans la recherche médicale de pointe, avec l'ambitieux objectif d'aider à guérir, prévenir ou gérer toutes les maladies d'ici la fin du siècle.

Contributions Notables :

• Financer le *Chan Zuckerberg Biohub*, qui unit scientifiques et ingénieurs pour développer des outils de diagnostic, de traitement et de prévention des maladies.

• Soutenir des initiatives à grande échelle en neurosciences, immunologie et intelligence artificielle en santé.

LARRY ELLISON

Le cofondateur *d'Oracle* a créé la *Fondation Médicale Ellison* pour explorer les fondements du vieillissement et des maladies liées à l'âge.

Contributions Notables :

• Financer la recherche biomédicale axée sur les facteurs génétiques, cellulaires et organismiques qui influencent la durée de vie.

• Soutenir des laboratoires et des universités visant à mieux comprendre comment prolonger la longévité humaine en bonne santé.

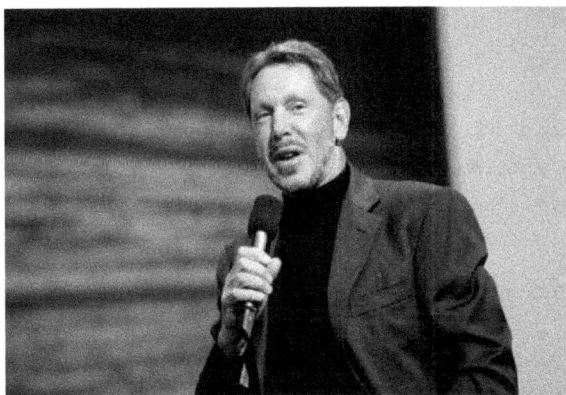

Larry Ellison
Crédit : Flickr/creativecommons.org

PERSPECTIVES SPIRITUELLES ET ALTERNATIVES

Edgar Cayce, souvent appelé le « Prophète Dormant », a donné des milliers de lectures sur la santé et la guérison en état de transe. Il croyait en le traitement de la personne entière — corps, esprit et âme — et suggérait des remèdes naturels, des habitudes alimentaires saines et des pratiques spirituelles pour soutenir une vie longue et en bonne santé. Il soulignait l'importance d'une bonne digestion et de « rester propre à l'intérieur » grâce à des mouvements intestinaux réguliers — quelque chose qui a encore du sens aujourd'hui !

Nous pouvons déjà voir comment ces idées spirituelles ou alternatives se lient à ce que nous savons de la recherche moderne sur la longévité. À travers l'histoire, les gens ont essayé toutes sortes d'approches — mythiques, spirituelles, scientifiques — pour découvrir comment vivre plus longtemps. Chaque ère apporte sa propre tournure unique à la question, mais elles partagent toutes le même objectif : rendre la vie non seulement plus longue, mais meilleure.

> *« Nous ne sommes pas victimes du vieillissement, de la maladie et de la mort. Ce sont des éléments du décor, pas du spectateur, qui est immunisé contre toute forme de changement. Le spectateur est l'esprit, l'expression de l'être éternel. » — Deepak Chopra*

Alors que nous nous tenons au bord de nouvelles découvertes en biotechnologie et en intelligence artificielle, ces perspectives plus anciennes nous rappellent que vivre plus longtemps n'est pas seulement une question d'ajouter plus d'années — c'est d'apprécier ces années avec une bonne qualité de vie. Cette quête de la longévité a toujours été une question d'espoir et de curiosité — deux choses qui ont drivé le progrès humain depuis le début.

HISTOIRE DU VIEILLISSEMENT ET DE L'ESPÉRANCE DE VIE

ÉVOLUTION DE LA DURÉE DE VIE HUMAINE DES TEMPS PRÉHISTORIQUES À AUJOURD'HUI

Quand j'étais enfant et que j'étudiais la Bible, j'ai appris que l'un des premiers commandements de Dieu était : *« Soyez féconds et multipliez-vous. »* Depuis les temps anciens, les gens ont lutté pour survivre et prospérer dans des conditions difficiles. À l'époque préhistorique, la personne moyenne ne vivait qu'environ 30 ans. Des environnements hostiles, un manque de nourriture fiable et des menaces constantes de prédateurs ou de maladies jouaient tous un rôle.

Les choses ont commencé à changer vers 10 000 av. J.-C. avec l'arrivée de l'agriculture. Vivre au même endroit signifiait des approvisionnements alimentaires plus stables, mais cela apportait aussi de nouveaux problèmes, comme la propagation de maladies contagieuses dans des settlements surpeuplés.

Au fil du temps, même si la vie restait difficile, les fermes stables ont aidé à augmenter progressivement les espérances de vie moyennes.

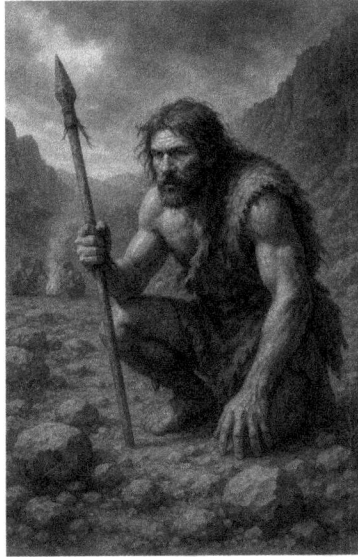

Au Moyen Âge, les progrès étaient lents. Les guerres, les famines et les pestes (comme la Peste Noire) effaçaient souvent des populations entières. De grands améliorations n'ont vraiment apparu qu'avec les Lumières et la Révolution Industrielle. La technologie, l'hygiène et de meilleures mesures de santé publique ont tous commencé à faire une différence. Par exemple, à la fin des années 1800 à New York, le fumier de cheval s'accumulant dans les rues créait des odeurs horribles et des maladies. Une fois que les gens ont réalisé qu'ils devaient le nettoyer, les taux d'infection ont chuté. Petit à petit, ces changements ont aidé les gens à vivre plus longtemps.

IMPACT DE L'AGRICULTURE, DE L'INDUSTRIALISATION ET DE LA MÉDECINE MODERNE SUR L'ESPÉRANCE DE VIE

La Révolution Agricole nous a donné une nourriture plus fiable, mais vivre si près les uns des autres a aussi mené à une propagation plus rapide des maladies. Beaucoup de gens étaient malnutris, et les médecins ne comprenaient pas encore comment les maladies fonctionnaient vraiment.

Plus tard, aux XVIIIe et XIXe siècles, l'industrialisation et l'urbanisation ont mené à des villes surpeuplées avec une mauvaise assainissement. Cela faisait propager les maladies comme un feu de forêt – au début. Au fil du temps, cependant, ces conditions surpeuplées ont poussé les dirigeants des villes à développer des systèmes d'égouts, de l'eau plus propre et une meilleure gestion des déchets. Ces améliorations ont aidé à réduire drastiquement les taux d'infection.

Le XXe siècle a apporté d'énormes percées médicales – surtout les antibiotiques et les vaccins. Mon arrière-grand-père était un soldat de l'Union pendant la Guerre Civile, et sa famille traitait ses blessures avec un cataplasme d'écorce qui agissait comme un antibiotique naturel. Ils ne réalisaient même pas que c'était ça ! Des années plus tard, la découverte de la pénicilline par **Alexander Fleming** en 1928 a changé la médecine pour toujours. Pendant la Seconde Guerre Mondiale, mon père a vu à quel point la pénicilline pouvait être précieuse sur les navires de la Navy. Dans des cas extrêmes, si les médicaments venaient à manquer, les médecins essayaient parfois des mesures désespérées – comme faire boire à d'autres marins l'urine du patient qui avait reçu la pénicilline – pour la garder en circulation. Cela semble choquant, mais pendant la guerre, cela sauvait des vies.

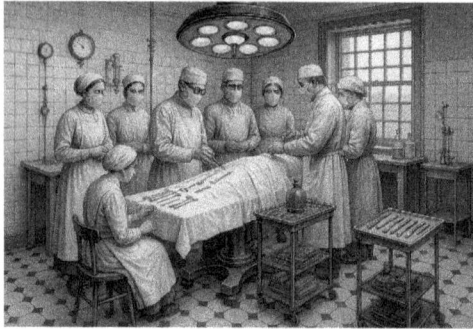

Les vaccins ont également commencé à éliminer des maladies qui semblaient autrefois invincibles, comme la variole et la polio. À la fin du XXe siècle, de meilleures chirurgies, une nutrition améliorée et l'éducation ont aidé à pousser l'espérance de vie moyenne des années 40 aux années 70 dans de nombreux pays développés. Aujourd'hui, il y a un débat croissant sur trop de vaccins trop tôt, mais nous ne pouvons ignorer combien de vies ils ont sauvées.

RÉVOLUTION SCIENTIFIQUE MODERNE – PERCÉES EN GÉNÉTIQUE, BIOTECHNOLOGIE ET MÉDECINE

Le décodage du génome humain a ouvert la porte à la compréhension de ce qui nous fait vieillir. Les scientifiques ont trouvé certains gènes liés à la longévité et expérimentent avec des outils avancés comme CRISPR-Cas9 pour réparer ou supprimer des gènes nocifs. Les entreprises travaillant en biotechnologie trouvent des moyens de ralentir le vieillissement cellulaire et de garder les cellules en meilleure santé plus longtemps. Elles explorent aussi comment régénérer ou remplacer des tissus endommagés, comme le cartilage ou même des organes entiers, en utilisant des cellules souches.

Nous parlerons plus de ces développements incroyables dans les chapitres à venir. Mon objectif avec ce livre est de vous donner assez de science pour comprendre les percées majeures – sans vous submerger.

J'espère que vous trouverez que, même si certains concepts semblent compliqués au début, ils ont le potentiel de changer nos vies de manières que nous n'aurions jamais imaginées. Et cela, pour moi, est ce qui rend le voyage excitant.

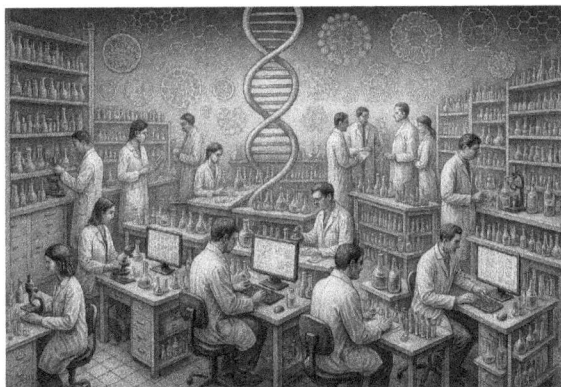

PROLOGUE
PRÉOCCUPATIONS ENVIRONNEMENTALES ACTUELLES

L a Révolution Industrielle a transformé notre monde de manières à la fois positives et négatives. Bien que de nombreuses inventions de cette époque aient augmenté nos chances de vivre plus longtemps, elles ont également introduit de nouvelles maladies liées à l'exposition aux produits chimiques – comme le mésothéliome, la silicose et la maladie de Minamata. Même aujourd'hui, nous nous inquiétons des effets des sous-produits industriels sur notre santé. Avant de plonger dans la science et la médecine modernes, examinons certains facteurs externes qui pourraient nous empêcher de vivre des vies plus longues et plus saines.

FRÉQUENCES ÉLECTRIQUES
– RADIATIONS ENVIRONNEMENTALES

Les fréquences électriques quotidiennes et les radiations nous nuisent-elles ou nous aident-elles ? Nous n'avons pas encore de réponse définitive, mais la recherche est en cours. Les gens s'inquiètent souvent des micro-ondes, des signaux de téléphones portables ou des radiofréquences 5G. Voici ce que nous savons jusqu'à présent.

FRÉQUENCES ÉLECTRIQUES (Extrêmement Basses Fréquences, ELF)

Où On Les Trouve : Lignes électriques, câblage domestique et appareils ménagers (autour de 50–60 Hz).

Problèmes Potentiels : Certaines études suggèrent un lien faible entre une exposition élevée aux ELF (comme vivre juste sous une ligne électrique) et des taux légèrement plus élevés de leucémie infantile. Mais aucun lien de cause à effet ferme n'a été prouvé, et le risque global semble très faible.

Avantages Possibles : Dans des contextes médicaux contrôlés, la thérapie par champs électromagnétiques pulsés (PEMF) peut aider à guérir les os ou les tissus. Si vous avez déjà eu une stimulation musculaire pendant une thérapie physique, c'est une forme d'utilisation sûre des ELF.

CHAMPS RADIOFRÉQUENCES (RF)
(Wi-Fi, Téléphones Portables, 5G)

Où On Les Trouve : Fréquences de centaines de MHz à des dizaines de GHz. La 5G peut aller d'environ 600 MHz à environ 39 GHz.

Préoccupations Potentielles : Après des décennies de recherche, nous n'avons pas trouvé de preuves solides que l'exposition quotidienne normale aux RF (comme celle de votre téléphone ou du Wi-Fi) cause le cancer. Cependant, certaines personnes rapportent des maux de tête, de l'anxiété ou de l'insomnie qu'elles attribuent à l'exposition aux RF. Les scientifiques attribuent souvent cela à l'effet « nocebo » — où nous nous inquiétons au point de nous rendre malades.

Aspects Positifs Potentiels : La 5G facilite la télémédecine, apportant des services de santé rapides dans les zones éloignées. Les RF sont également utilisées dans les machines IRM, qui ont révolutionné la façon dont nous diagnostiquons les maladies.

RADIATIONS IONISANTES VS. NON IONISANTES

Radiations Ionisantes : Incluent les rayons X et les rayons gamma, qui peuvent endommager l'ADN et augmenter le risque de cancer. Pourtant, leur utilisation médicale contrôlée (comme la radiothérapie) sauve des vies.

Radiations Non Ionisantes : Incluent la lumière visible, les micro-ondes et les ondes radio. Elles ne décomposent généralement pas l'ADN ; leur principal effet à des niveaux élevés est de chauffer les tissus.

Conclusion : Les expositions quotidiennes aux radiations non ionisantes (comme la 5G) sont généralement considérées comme sûres si elles respectent les règles de sécurité. Les radiations ionisantes peuvent être nocives en grandes quantités, mais en médecine, elles peuvent également détecter et traiter des conditions graves.

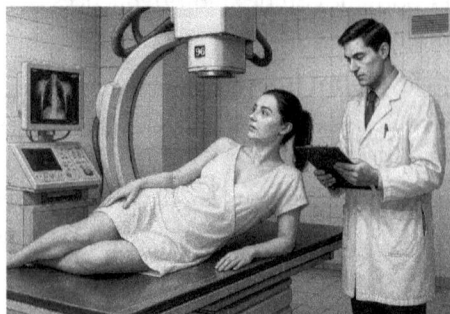

MENACE DES TOXINES ENVIRONNEMENTALES POUR LA SANTÉ HUMAINE

Au début des années 1970, je me souviens avoir visité ma merveilleuse grand-mère, **Gizella Witt**, à Long Beach, en Californie. Le bassin de Los Angeles avait régulièrement une couleur jaunâtre due au smog. Mon oncle m'a emmené à Guadalajara, au Mexique, à peu près à la même époque, et l'air était si pollué qu'il était brun.

Bien que notre air ait été purifié considérablement depuis ces temps-là grâce à l'utilisation de convertisseurs catalytiques sur les automobiles et aux réglementations limitant les émissions de fumée dans l'air, certaines villes mondiales souffrent encore des déchets industriels.

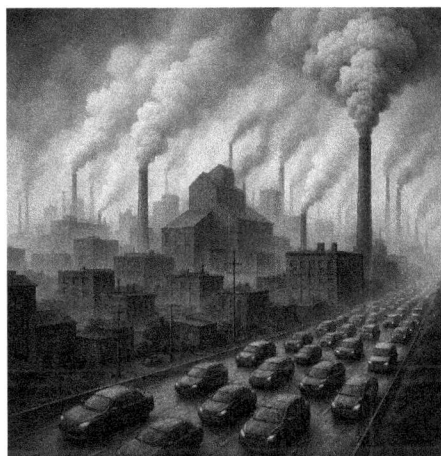

Il y a toujours une grande préoccupation concernant les produits chimiques et la pollution. Certaines villes continuent de souffrir du smog et des déchets industriels. Par exemple, près de chez moi à San Diego, la rivière Tijuana déverse quotidiennement des déchets humains et industriels dans l'océan Pacifique, rendant l'eau dangereuse pour les nageurs à Imperial Beach.

L'ÉVOLUTION DU PAYSAGE DES PRODUITS CHIMIQUES

Contaminants Hérités : Des choses comme l'amiante, la peinture au plomb et le DDT sont interdites dans de nombreux pays, mais elles persistent dans les bâtiments anciens, le sol et l'eau.

Polluants Organiques Persistants (POP) : Les PCB et les dioxines se décomposent extrêmement lentement et peuvent causer des perturbations hormonales et d'autres problèmes.

Préoccupations Émergentes : Les PFAS (« produits chimiques éternels ») utilisés dans les poêles antiadhésives et les retardateurs de flamme peuvent s'accumuler dans nos corps et être liés à des problèmes comme les troubles métaboliques, les problèmes reproductifs et le cancer.

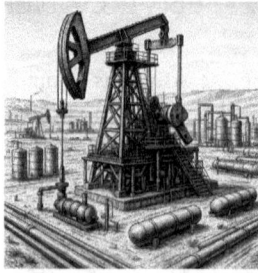

QUE POUVONS-NOUS FAIRE ?

Normes Plus Strictes et Nettoyages : Les gouvernements peuvent promouvoir de meilleures réglementations et appliquer plus strictement celles existantes. Le nettoyage des sites pollués réduit l'exposition nocive.

Sécurité au Travail : Nous avons besoin d'une bonne hygiène industrielle, d'équipements de protection et d'une formation approfondie, afin que les travailleurs ne soient pas mis en danger par des produits chimiques toxiques.

Sensibilisation des Consommateurs : Lisez les étiquettes, choisissez des produits avec moins de produits chimiques agressifs et gardez votre maison bien ventilée. Les détecteurs de monoxyde de carbone ou de fumée sont essentiels.

Mode de Vie Sain : Une bonne alimentation, de l'exercice et des bilans réguliers aident votre corps à rester fort contre les toxines à faible niveau qui peuvent s'accumuler avec le temps.

SUPPLÉMENTS OU MÉDICAMENTS POUR L'EXPOSITION AUX TOXINES

Aucun supplément ou médicament ne peut garantir une protection complète contre les toxines ou le cancer, et la recherche montre souvent des résultats mitigés. Voici certains nutriments étudiés :

Antioxydants (Vitamines C & E) : Peuvent neutraliser les radicaux libres causés par certaines toxines, mais de grands essais n'ont pas prouvé qu'ils empêchent le cancer.

Sélénium : Les études initiales semblaient prometteuses, mais les essais ultérieurs n'ont pas confirmé un effet protecteur fort.

Vitamine D : Liée à une meilleure santé en général, mais pas un bouclier magique contre les toxines environnementales.

Polyphénols du Thé Vert, Légumes Crucifères, Curcumine (Curcuma) : Certaines études en laboratoire suggèrent que ceux-ci peuvent aider le corps à gérer le stress des toxines, mais les preuves chez l'humain sont encore limitées.

Pour plus d'informations, je traite en détail de chaque vitamine et supplément important dans mon livre **Vitamins, Supplements, and Herbs for Health and Longevity: Boost Your Immunity, Increase Energy, and Feel Younger in Minutes a Day.**

CONSEILS PRATIQUES

Aliments Entiers D'abord : Mangez une alimentation équilibrée, riche en plantes.

Habitudes de Vie : Ne fumez pas, limitez l'alcool, maintenez un poids sain et restez actif.

Consultez un Professionnel : Consultez toujours un prestataire de soins de santé avant de commencer tout régime de suppléments. Il y a une grande sagesse dans les mots de mon amie, la légendaire actrice **Mary Tyler Moore** :

« Vous devez vraiment faire le meilleur de ce que vous avez. Nous le devons tous. »

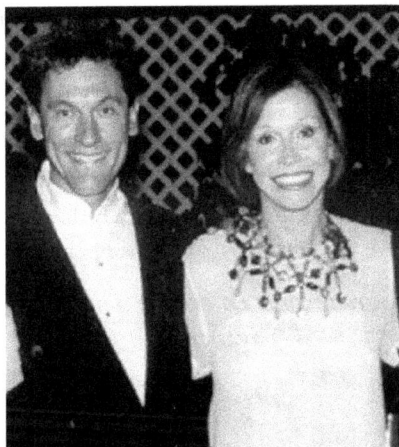

Tad Sisler avec Mary Tyler Moore
Source – Collection Privée Sisler

En bref, il n'y a pas de pilule unique qui annule l'exposition aux produits chimiques. Mais vivre une vie saine et équilibrée aide à réduire les risques.

TOUTES LES CELLULES DU CORPS SE REMPLACENT-ELLES ?

Vous avez peut-être entendu dire que chaque cellule de votre corps se remplace tous les sept ans. Ce n'est pas entièrement vrai. Le renouvellement cellulaire varie:

Renouvellement Rapide : Les cellules intestinales et sanguines se renouvellent en jours ou semaines. La peau se remplace en environ un mois.

Renouvellement Modéré : Les cellules du foie pourraient se renouveler tous les quelques centaines de jours.

Renouvellement Lent ou Aucun : Les neurones dans le cortex de votre cerveau restent principalement pour la vie. Idem pour le cristallin de l'œil et les cellules musculaires cardiaques.

Votre corps est un patchwork de cellules avec des durées de vie différentes, et il n'y a pas de « réinitialisation » complète où tout est remplacé d'un coup.

PEUT-ON INVERSER UN MODE DE VIE INSALUBRE ?

Certains dommages sont permanents, mais il y a de bonnes nouvelles : de nombreuses habitudes saines peuvent arrêter ou même inverser partiellement les dommages causés par de mauvais choix de vie.

Perte de Poids & Alimentation : Perdre l'excès de poids aide à contrôler la glycémie, la tension artérielle et réduit l'inflammation.

Arrêter de Fumer & Limiter l'Alcool : Arrêter de fumer peut réduire drastiquement le risque de cancer du poumon et de maladies cardiaques. Réduire l'alcool aide à protéger le foie et réduit certains risques de cancer.

Exercice & Sommeil : Rester actif renforce la santé cardiaque, la masse musculaire et aide à gérer le stress. Un bon sommeil et une réduction du stress peuvent combattre l'inflammation chronique et soutenir un vieillissement sain.

Santé Mentale : Une perspective positive et de bonnes stratégies d'adaptation peuvent réduire les hormones de stress qui accélèrent le vieillissement.

Adopter des techniques de gestion du stress (par exemple, la méditation et le yoga) et améliorer l'hygiène du sommeil peut inverser certains de ces impacts négatifs au fil du temps et améliorer l'espérance de vie en bonne santé. Mon ami, le légendaire rappeur **Snoop Dogg**, avait sa perspective :

« Vous devez toujours revenir en arrière dans le temps si vous voulez avancer. »

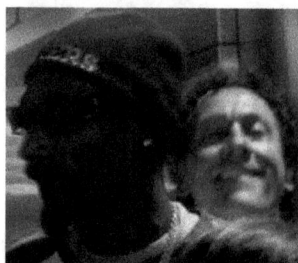

Snoop Dogg et Tad Sisler
Crédit – Collection Privée Sisler

De nouvelles percées scientifiques nous permettront espérons-le d'inverser le processus de vieillissement bientôt, mais en attendant, vivre sainement est un pari solide.

ÉVITEZ LES PROBLÈMES !

Même votre environnement – comme être en prison – peut affecter la vitesse à laquelle vous vieillissez. Le stress chronique, des soins de santé inadéquats, une mauvaise alimentation et un manque de soleil peuvent causer aux prisonniers de développer des maladies et une fragilité plus tôt. Tout le monde en prison ne vit pas cela au même rythme, mais cela montre comment le stress et l'isolement peuvent avoir un impact sérieux sur le corps.

Mon livre **« The Science of Positive Thinking »** illustre que l'état d'esprit, les habitudes quotidiennes et le bien-être émotionnel peuvent ajouter des années à la vie, peu importe où l'on se trouve.

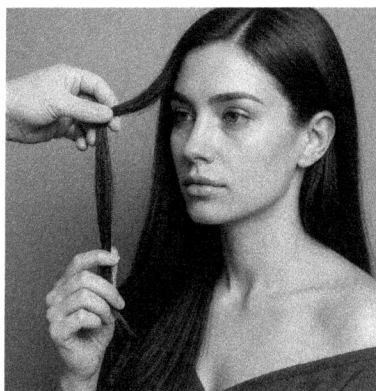

DÉPISTAGE DES MÉTAUX LOURDS PAR ANALYSE DES CHEVEUX

L'analyse des cheveux peut révéler certains métaux lourds (comme le mercure ou le plomb) auxquels vous avez été exposé au cours des derniers mois. Ce n'est pas un test parfait – les produits capillaires peuvent fausser les résultats, et différents laboratoires utilisent des méthodes différentes. Si les tests capillaires montrent quelque chose de suspect, les médecins suivent généralement avec des tests sanguins ou urinaires pour confirmer.

POURQUOI VÉRIFIER LES MÉTAUX LOURDS ?

Stress Oxydatif & Inflammation : Des métaux comme le plomb ou le cadmium peuvent endommager les cellules et augmenter le risque de maladies chroniques.
Santé du Cerveau & des Organes : Des expositions élevées peuvent endommager les nerfs, les reins, les os et plus encore.
Risque de Cancer : Certains métaux augmentent le risque de cancer avec le temps.

MINIMISER VOTRE EXPOSITION

Qualité de l'Eau : Testez votre eau, surtout si vous vivez dans une maison ancienne avec des tuyaux en plomb.
Choix de Fruits de Mer : Mangez des poissons plus petits comme le saumon ou les sardines plutôt que des gros comme le thon ou l'espadon, qui peuvent contenir plus de mercure.
Air & Produits Ménagers : Gardez l'air intérieur frais et choisissez des produits avec moins de produits chimiques agressifs.
Bilans Professionnels : Consultez un médecin pour des tests si vous soupçonnez une exposition élevée.

LE RÔLE DE L'HYGIÈNE PERSONNELLE

Rester propre n'est pas seulement une question d'odeur agréable — c'est l'une de vos meilleures défenses contre les germes. Le lavage régulier des mains, les bains et les soins buccaux aident à prévenir les infections qui usent votre corps avec le temps.

Risque d'Infection Réduit : Moins de maladies signifient moins d'inflammation et de stress sur votre corps.

Protection de la Peau : Votre peau est votre plus grande barrière. La garder propre et hydratée l'aide à fonctionner au mieux.

Santé Buccale : Un bon brossage et l'utilisation de fil dentaire peuvent protéger votre cœur et votre corps de l'inflammation chronique.

Bien-Être Mental : Se sentir propre renforce la confiance et réduit le stress, ce qui peut avoir des bénéfices à long terme pour la santé.

GÉROSCIENCE : L'ÉTUDE DU VIEILLISSEMENT LUI-MÊME

La **géroscience** examine comment le vieillissement cause des maladies liées à l'âge comme Alzheimer ou les maladies cardiaques. En comprenant le vieillissement au niveau moléculaire — des choses comme le raccourcissement des télomères et la dégradation mitochondriale — les scientifiques espèrent ralentir ou prévenir ces conditions.

CHERCHEURS DE PREMIER PLAN

Dr David Sinclair (Harvard) : Étudie les sirtuines et les molécules comme le resvératrol (présent dans le vin rouge) qui pourraient imiter la restriction calorique et soutenir des durées de vie plus longues.

« Seulement 20 pour cent de notre longévité est déterminé génétiquement. Le reste est ce que nous faisons, comment nous vivons nos vies et de plus en plus les molécules que nous prenons. Ce n'est pas la perte de notre ADN qui cause le vieillissement, c'est les problèmes dans la lecture de l'information, le bruit épigénétique. » – Dr David Sinclair

Dr Cynthia Kenyon : A trouvé un gène chez de minuscules vers C. elegans qui peut doubler leur durée de vie, lié à l'insuline et aux facteurs de croissance chez les humains.

« L'âge est le plus grand facteur de risque unique pour un nombre énorme de maladies. Donc, si vous pouvez essentiellement reporter le vieillissement, alors vous pouvez avoir des effets bénéfiques sur toute une gamme de maladies. » – Dr Cynthia Kenyon

DURÉE DE VIE VS. ESPÉRANCE DE VIE EN BONNE SANTÉ

La durée de vie est combien de temps vous vivez ; **l'espérance de vie** en bonne santé est combien de temps vous restez en bonne santé et actif.

La recherche moderne se concentre plus sur l'espérance de vie en bonne santé parce que qui veut vivre des années supplémentaires en mauvaise santé ?

LIVRES PERCÉES EN LONGÉVITÉ

Lifespan: Why We Age—and Why We Don't Have To (Dr David Sinclair)
Affirme que le vieillissement est une maladie que nous pouvons combattre. Introduit la « Théorie de l'Information du Vieillissement », suggérant que nous perdons de l'« information cellulaire » en vieillissant.

Life Force (Tony Robbins, Peter Diamandis, Robert Hariri)
Explore la médecine régénérative, l'édition génétique, les cellules souches et comment prendre en charge sa propre santé.

Lire Life Force de **Tony Robbins** a été un tournant dans ma vie. Je n'avais aucune idée que tant de percées en médecine régénérative et en santé personnalisée se produisaient en même temps. Co-écrit avec **Peter H. Diamandis** et **Robert Hariri**, le livre plonge dans des technologies de pointe comme la thérapie par cellules souches, l'édition génétique et la biologie synthétique. Il met l'accent sur la prise de contrôle proactif de sa santé par des approches traditionnelles et innovantes. Ces livres nous font réfléchir non seulement à vivre plus longtemps, mais à vivre mieux. Ils nous poussent également à considérer l'éthique de l'extension de la vie humaine.

« Il n'y a pas d'échec. Il n'y a que des résultats. »
— Tony Robbins

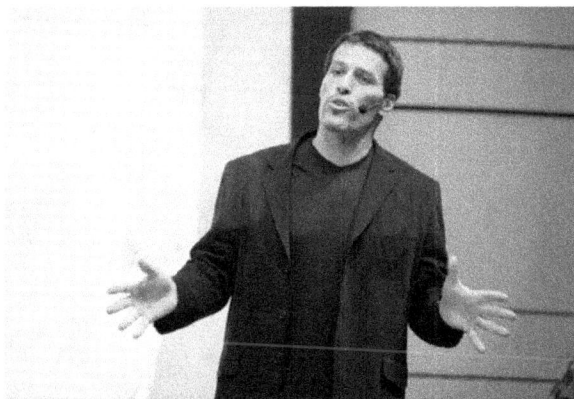

Tony Robbins
Crédit – Wikimedia Commons

LEÇONS DES ANIMAUX

Certains animaux – comme les baleines boréales (qui peuvent vivre 200 ans) ou les rats-taupes nus – vieillissent très lentement ou résistent au cancer. Étudier leurs gènes et leur chimie corporelle pourrait nous enseigner des secrets pour un vieillissement plus sain.

Certains chercheurs travaillent également à prolonger la durée de vie des chiens, ce qui pourrait éventuellement aider les humains. Personnellement, j'aimerais voir mon poméranien, Frankie, vivre beaucoup plus longtemps !

DEVENIR AUTONOME

Ce livre partage les dernières découvertes en génétique, épigénétique et biotechnologie – plus des conseils quotidiens sur la nutrition, l'exercice et la gestion du stress. Bien que vous deviez toujours consulter un médecin pour des questions médicales personnelles, j'espère vous montrer des moyens réalistes d'améliorer votre espérance de vie en bonne santé. Si nous restons ouverts d'esprit, il n'y a pas de limite à jusqu'où nous pouvons repousser les frontières du vieillissement. Commençons notre voyage ensemble pour voir combien de temps nous pouvons préserver notre qualité de vie. Comme ce serait merveilleux de voir nos arrière-petits-enfants grandir, de voir de nouvelles avancées technologiques, et peut-être serons-nous encore là pour en profiter ! Si nous gardons un esprit ouvert, nous nous permettrons de découvrir de nouvelles possibilités que nous n'aurions autrement pas permises. Mon vieil ami, le président **George H.W. Bush**, décrivait l'ouverture d'esprit de cette façon :

« J'ai mes propres opinions, des opinions fortes, mais je ne suis pas toujours d'accord avec elles. »

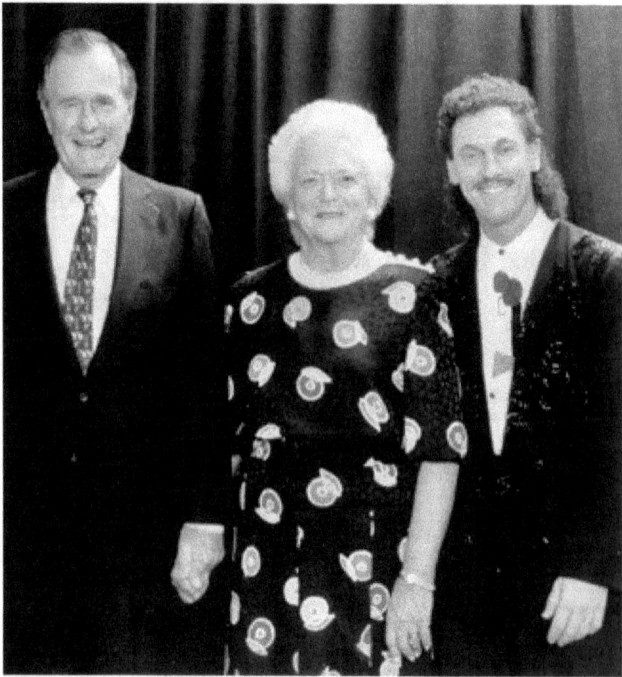

Président George H.W. Bush et Barbara Bush avec Tad Sisler

Source – Collection Privée Sisler

PARTIE I
COMPRENDRE LA BIOLOGIE DU VIELLISSEMENT

CHAPITRE UN
LES MARQUEURS DU VIEILLISSEMENT

Ma charmante grand-mère **Audrey Athey Sisler** est née en 1889. Au cours de sa vie, elle a vu l'humanité passer du cheval et de la calèche à l'exploration de la lune. Elle avait déjà presque soixante-dix ans quand je suis né, mais elle avait encore assez de vie et de ferveur en elle pour devenir ma meilleure amie, vivant assez longtemps pour voir mes jumeaux avant de s'éteindre en 1983 à 94 ans.

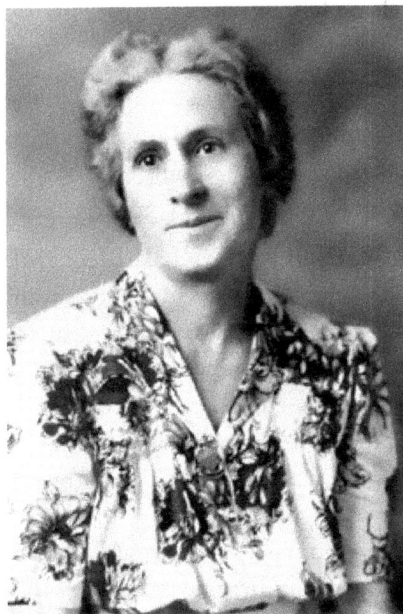

Grand-mère de Tad Sisler, Audrey Athey Sisler
Source – Collection Privée Sisler

Ma grand-mère **Audrey** me disait : **« Je jure que j'ai encore dix-huit ans à l'intérieur ! »** et je la croyais. La première et la plus simple chose que nous puissions faire est de comprendre que nos attitudes et nos émotions jouent un rôle énorme dans le succès de la vie. Je crois fermement qu'une perspective optimiste ajoute à notre espérance de vie également. Même à travers toutes les tragédies qu'elle a vécues, ma grand-mère m'a enseigné l'optimisme et bien plus encore. Mon amie, l'actrice oscarisée **Cloris Leachman**, disait :

« Je ne pense pas avoir mon âge. Je suis vraiment une enfant de 6 ans. »

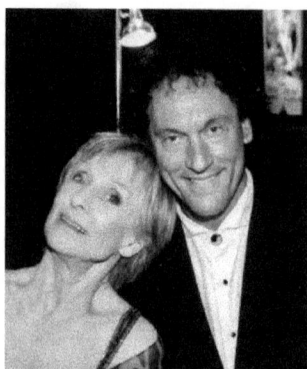

Actrice Oscarisée Cloris Leachman et Tad Sisler
Source – Collection Privée Sisler

Eh bien, c'est exagéré, mais vous saisissez l'idée. Rester enfantin et jeune de cœur est probablement une clé de la longévité.

Mes plus grands enseignants étaient ceux qui pouvaient expliquer les choses en termes que je pouvais comprendre, que ce soit par des analogies, des récits ou des métaphores. Je vais tenter de faire cela tout au long du livre, en présentant d'abord les idées en termes sophistiqués, puis en les expliquant du mieux que je peux d'une manière que quiconque puisse comprendre.

APERÇU DES MARQUEURS DU VIEILLISSEMENT

Le vieillissement est comme un puzzle avec de nombreuses pièces, et les scientifiques ont identifié neuf facteurs clés – appelés marqueurs – qui expliquent pourquoi nos corps changent en vieillissant. Ces marqueurs sont les éléments constitutifs du vieillissement, et les comprendre nous aide à trouver des moyens de rester en meilleure santé plus longtemps. Voici un aperçu rapide des neuf, avec des détails sur certains dans ce chapitre et d'autres plus tard dans le livre :

Instabilité génomique : Dommages à notre ADN qui s'accumulent avec le temps, comme des taches dans un livre de recettes (couvert dans ce chapitre).

Attrition des télomères : Raccourcissement des capuchons protecteurs sur nos chromosomes, comme des extrémités de lacets effilochées (couvert dans ce chapitre).

Altérations épigénétiques : Changements dans la façon dont nos gènes sont activés ou désactivés, comme ajuster le volume d'une playlist (couvert dans ce chapitre).

Perte de protéostasie : Problèmes avec le pliage et le nettoyage des protéines, comme des écouteurs emmêlés causant des ennuis (couvert dans ce chapitre).

Détection des nutriments dérégulée : Quand notre corps ne répond pas bien à la nourriture et à l'énergie, comme un indicateur d'essence défectueux (voir Chapitre 3).

Dysfonctionnement mitochondrial : Quand les centrales énergétiques de nos cellules commencent à faiblir, comme un moteur de voiture perdant de la puissance (voir Chapitre 3).

Sénescence cellulaire : Cellules qui arrêtent de se diviser et causent de l'inflammation, comme des travailleurs paresseux ralentissant les choses (voir Chapitre 2).

Épuisement des cellules souches : Moins de nouvelles cellules pour réparer notre corps, comme manquer de pièces de rechange (voir chapitres ultérieurs).

Communication intercellulaire altérée : Signaux confus entre les cellules, comme une mauvaise connexion téléphonique (voir chapitres ultérieurs).

Ce chapitre plonge en profondeur dans les quatre premiers marqueurs, vous donnant un bon départ pour comprendre le vieillissement et ce que vous pouvez faire dès maintenant.

ÉTUDES GÉNÉTIQUES
INSTABILITÉ GÉNOMIQUE
DOMMAGES À L'ADN ET MÉCANISMES DE RÉPARATION

Cela m'étonne de voir à quel point nous avons progressé depuis le décryptage du génome au tournant du XXIe siècle. Notre compréhension de l'ADN et de l'ARN est encore à ses balbutiements, mais nous avons déjà appris beaucoup. Les avancées exponentielles en IA et en capacités computationnelles augmentent notre compréhension de la génétique, avec de nouveaux développements survenant presque quotidiennement. Imaginez quand cette connaissance se multipliera par un milliard, comme le prophétise **Ray Kurzweil !**

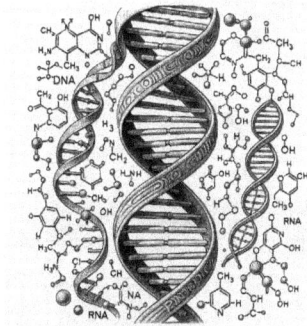

ADN

L'instabilité génomique est un marqueur fondamental du vieillissement, caractérisé par une fréquence accrue de mutations au sein du génome due aux dommages à l'ADN. Ces dommages proviennent de sources endogènes comme les espèces réactives de l'oxygène générées lors des processus métaboliques et de sources exogènes telles que les radiations ultraviolettes (UV), les radiations ionisantes et les mutagènes environnementaux.

Les dommages à l'ADN peuvent se manifester sous forme de cassures simple brin, de cassures double brin, de liaisons croisées et de modifications de bases.

Pensez à votre ADN comme à un manuel d'instructions géant pour votre corps, indiquant à vos cellules comment grandir, se diviser et faire leur travail. Parfois, des erreurs se produisent dans les instructions à cause d'un excès de soleil (radiations) ou de produits chimiques (stress oxydatif). C'est comme avoir des taches ou des déchirures dans un livre.

Les cellules ont développé des mécanismes complexes de réparation de l'ADN pour maintenir l'intégrité génomique :

Réparation par excision de nucléotides (NER) : Répare les lésions volumineuses déformant l'hélice, telles que celles causées par les dimères de thymine induits par la lumière UV.

Réparation par excision de bases (BER) : Corrige les petites lésions de bases non déformant l'hélice résultant de l'oxydation, de la désamination et de l'alkylation. Imaginez des nettoyeurs (NER et BER) qui effacent les taches et réparent les petites déchirures.

Réparation des mésappariements (MMR) : Corrige les erreurs de réplication comme les bases mal incorporées et les boucles d'insertion-délétion.

Recombinaison homologue (HR) et jonction d'extrémités non homologues (NHEJ) : Réparent les cassures double brin via des voies sans erreur et sujettes à erreurs, respectivement. Pensez à des spécialistes de la maintenance qui réparent les grandes déchirures dans les pages.

Les recherches du **Dr Jan Vijg** soulignent le rôle de la maintenance du génome dans le vieillissement. Il suggère que l'accumulation de dommages et de mutations à l'ADN altère la fonction cellulaire et accélère le vieillissement *(Vijg, J. « Aging and genome maintenance. » Mechanisms of Ageing and Development, 2014)*.

Développement Récent : En février 2025, une étude dans bioRxiv a rapporté une nouvelle petite molécule qui améliore la réparation de l'ADN en boostant l'activité des voies BER chez des souris âgées, réduisant l'instabilité génomique et améliorant l'espérance de vie en bonne santé. Cela suggère des thérapies potentielles pour protéger l'ADN en vieillissant, en accord avec l'accent du livre sur les solutions de pointe.

POURQUOI CELA COMPTE

Tout comme un livre avec des pages manquantes ou des mots flous ne peut pas raconter une histoire correctement, les cellules avec trop de dommages à l'ADN ne peuvent pas fonctionner bien. Cela mène au vieillissement et aux maladies qui surviennent souvent avec l'âge.

MUTATIONS ET LEUR ACCUMULATION À TRAVERS LE TEMPS

Qu'est-ce que c'est ? Les mutations somatiques (cellules corporelles) se produisent tout au long de la vie d'un organisme. Ce sont de petits changements dans l'ADN des cellules qui ne sont pas transmis à la descendance mais s'accumulent avec le temps dans nos propres tissus.

Pourquoi cela compte-t-il ? Quand trop de mutations s'accumulent, elles peuvent perturber la fonction cellulaire normale, causant aux cellules d'arrêter de se diviser (sénescence), de s'autodétruire (apoptose) ou de devenir cancéreuses.

Comment sont-elles liées au vieillissement et aux maladies ? Cette accumulation continue de changements génétiques est liée à de nombreuses maladies liées à l'âge, y compris le cancer, certains troubles cérébraux et les maladies cardiaques.

ATTRITION DES TÉLOMÈRES

Rôle des Télomères dans le Vieillissement Cellulaire

Que sont les télomères ? Les télomères sont des séquences d'ADN répétitives aux extrémités des chromosomes. Ils agissent comme des capuchons protecteurs, empêchant les extrémités de nos chromosomes de s'effilocher ou de fusionner les unes avec les autres.

Pourquoi se raccourcissent-ils ? Chaque fois qu'une cellule se divise, ses télomères se raccourcissent un peu parce que les enzymes de copie de l'ADN ne peuvent pas répliquer complètement les extrémités des chromosomes.

Que se passe-t-il quand ils deviennent trop courts ? Des télomères critiquement courts font que les cellules perçoivent cela comme un dommage à l'ADN, arrêtant les cellules de se diviser ou déclenchant la mort cellulaire. Ce processus est un facteur important dans le vieillissement et dans les conditions qui s'aggravent avec l'âge.

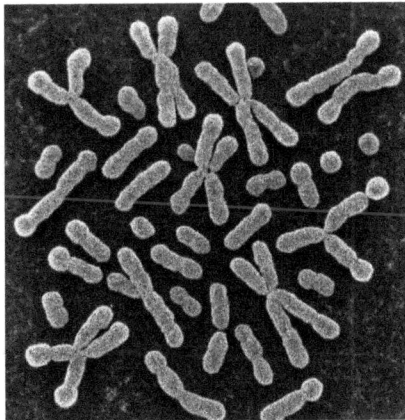

Télomères

STRATÉGIES D'ACTIVATION DES TÉLOMÈRES

Comment les télomères peuvent-ils être allongés ? La télomérase est une enzyme qui peut étendre les télomères. Dans la plupart des cellules adultes, la télomérase est désactivée. Dans certaines cellules – comme les cellules germinales (ovules et spermatozoïdes) – la télomérase est active, et ces cellules maintiennent des télomères plus longs.

Interventions possibles :

Thérapie génique : Introduire ou augmenter l'activité de la télomérase dans les cellules.

Médicaments (comme TA-65) : Petites molécules qui prétendent améliorer l'activité de la télomérase.

Risques : Si les cellules continuent de se diviser sans limite (grâce à une télomérase active), il y a un risque plus élevé de cancer parce que ces cellules peuvent potentiellement croître de manière incontrôlée.

Globalement, la leçon est que les mutations s'accumulant avec le temps et le raccourcissement des télomères jouent tous deux des rôles centraux dans la façon dont les cellules vieillissent, contribuant à diverses maladies. Bien que booster l'activité de la télomérase pourrait aider les cellules à rester « plus jeunes », cela soulève également la préoccupation de promouvoir une croissance cellulaire incontrôlée.

Développement Récent : En mars 2025, des chercheurs de l'Université de Stanford ont développé un test sanguin non invasif pour mesurer la longueur des télomères plus précisément, permettant aux médecins de suivre le vieillissement biologique et d'adapter des interventions comme l'exercice ou la gestion du stress pour protéger les télomères (Mesure des Télomères).

Pensez aux télomères comme aux embouts en plastique aux extrémités de vos lacets (appelés aglets). Ils empêchent vos lacets de s'effilocher. Chaque fois que vos cellules se divisent, les télomères se raccourcissent un peu, comme si les embouts en plastique s'usaient à chaque fois que vous nouez vos chaussures. Éventuellement, ils deviennent trop courts, et les lacets commencent à s'effilocher, ce qui fait que les cellules arrêtent de fonctionner correctement. La télomérase est comme une colle magique qui peut reconstruire les embouts en plastique, rendant les lacets (télomères) plus longs à nouveau.

Les scientifiques explorent des façons d'utiliser la télomérase pour empêcher les télomères de devenir trop courts, espérant que cela pourrait ralentir le vieillissement. Mais ils doivent être prudents car utiliser trop de « colle magique » pourrait causer des problèmes, comme des cellules croissant de manière incontrôlée (ce qui peut mener au cancer).

POURQUOI CELA COMPTE

Garder les télomères longs pourrait aider les cellules à rester en bonne santé plus longtemps, comme empêcher les lacets de s'effilocher pour que vos chaussures durent plus longtemps. Mais il est important de trouver un équilibre pour éviter des effets secondaires indésirables.

« Ce que j'ai découvert le jour de Noël 1984, par des preuves biochimiques, c'est que les télomères pouvaient être allongés par l'enzyme que nous appelons télomérase, qui empêche les télomères de s'user. Après avoir découvert cela, je suis rentré chez moi et j'ai mis 'Born in the USA' de Bruce Springsteen, qui venait de sortir, et j'ai dansé, dansé et dansé. » —
Carol W. Greider

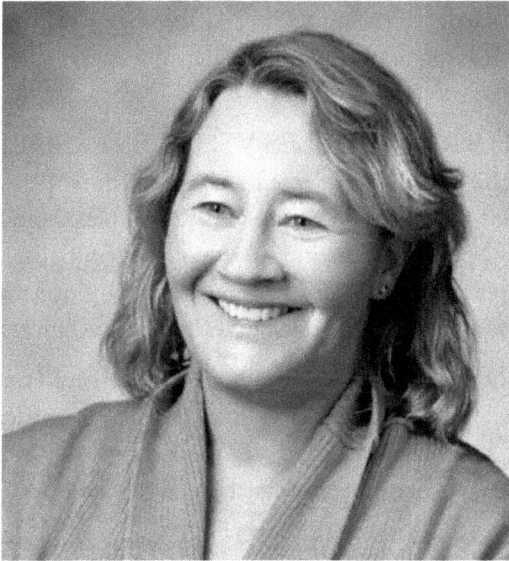

Carol Greider
Crédit – Wikimedia Commons

ALTÉRATIONS ÉPIGÉNÉTIQUES

Pensez à votre ADN comme à un grand manuel d'instructions. L'épigénétique se réfère à de petits « marqueurs » ou « étiquettes » ajoutés à ce manuel (ou aux protéines qui l'emballent), qui changent la façon dont vous lisez les instructions sans changer les mots eux-mêmes (la séquence d'ADN).

Ces modifications agissent comme des variateurs pour les gènes, les augmentant ou les diminuant, plutôt que de réécrire leur code.

TYPES DE MODIFICATIONS ÉPIGÉNÉTIQUES

Méthylation de l'ADN : C'est comme mettre une étiquette chimique (un groupe méthyle) sur certaines lettres de votre ADN. Habituellement, plus d'étiquettes signifient que le gène est diminué ou éteint.

Modifications des Histones : L'ADN est enroulé autour de protéines appelées histones. Ajouter ou enlever des marques chimiques sur les histones change la façon dont l'ADN est enroulé serré, ce qui affecte si les gènes sont « ouverts » (plus faciles à lire) ou « fermés » (plus durs à lire).

ARN Non Codants : Ce sont des ARN qui ne produisent pas directement de protéines mais aident à contrôler quels gènes sont actifs.

VIEILLISSEMENT ET DYSRÉGULATION

En vieillissant, ces étiquettes épigénétiques changent souvent de manières inutiles, menant à des gènes activés ou désactivés au mauvais moment. Cela peut causer un mauvais fonctionnement des cellules et perturber l'équilibre du corps.

Le **Dr Steve Horvath** a développé une « horloge épigénétique » qui mesure comment ces motifs de méthylation de l'ADN changent avec l'âge. Elle peut prédire l'« âge biologique » de quelqu'un, qui peut différer de son âge chronologique réel.

CHANGEMENTS RÉVERSIBLES VS. IRRÉVERSIBLES

La bonne nouvelle : Les changements épigénétiques peuvent parfois être inversés. Les scientifiques peuvent utiliser des techniques (comme la technologie des cellules souches pluripotentes induites) pour « réinitialiser » ces étiquettes, faisant se comporter les cellules comme si elles étaient plus jeunes. C'est l'un des développements les plus excitants dans la recherche sur l'inversion de l'âge.

Le défi : Réinitialiser toutes les étiquettes d'un coup peut être dangereux. Cela pourrait accidentellement pousser les cellules à perdre leur identité normale ou même à devenir cancéreuses. Donc, toute thérapie qui tente d'inverser le vieillissement par l'épigénétique doit être faite avec soin pour éviter ces risques.

Développement Récent : En avril 2025, un essai clinique a rapporté que combiner la méditation avec un régime riche en polyphénols réduisait significativement l'âge épigénétique des participants, mesuré par l'horloge de Horvath, offrant une façon naturelle de ralentir le vieillissement (Inversion Épigénétique).

En bref, l'épigénétique concerne la façon dont notre corps lit notre ADN. Avec le temps, ces motifs de lecture peuvent changer, menant à des signes de vieillissement. L'espoir réside dans la recherche de moyens sûrs pour corriger ou réinitialiser ces motifs afin que les cellules fonctionnent mieux et éventuellement ralentissent ou inversent certains aspects du vieillissement.

Pensez à vos gènes comme à une playlist musicale. L'épigénétique est comme les contrôles de volume et les interrupteurs on/off de chaque chanson. En vieillissant, certaines chansons qui devraient jouer sont baissées ou éteintes, et d'autres qui ne devraient pas jouer sont augmentées.

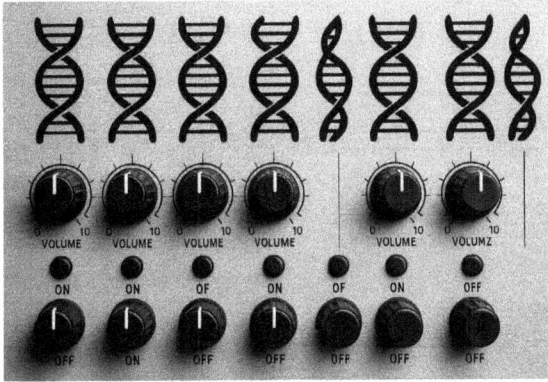

L'« horloge » du **Dr Steve Horvath** peut dire l'âge de vos cellules en regardant ces réglages de volume (motifs de méthylation de l'ADN). Les scientifiques cherchent des façons d'ajuster le volume pour revenir aux réglages de quand vous étiez plus jeune, espérant garder les cellules fonctionnant bien. Si nous pouvons trouver comment réinitialiser ces interrupteurs, nous pourrions « réaccorder » nos cellules pour rester en meilleure santé en vieillissant, comme mettre à jour une playlist pour la garder fraîche et agréable.

PERTE DE PROTÉOSTASIE (ÉQUILIBRE DES PROTÉINES)

Pliage et Agrégation des Protéines : En termes médicaux, la protéostasie implique la régulation du pool de protéines cellulaires par la synthèse, le pliage, le trafic et la dégradation. Les chaperons moléculaires aident au pliage correct des protéines. Les protéines mal pliées peuvent s'agréger, formant des oligomères et des fibrilles toxiques qui perturbent la fonction cellulaire.

Les cellules équilibrent soigneusement la fabrication, le pliage, le déplacement et la dégradation des protéines (cet équilibre s'appelle protéostasie). Les chaperons moléculaires sont des protéines spéciales qui aident d'autres protéines à se plier correctement. Si les protéines ne se plient pas correctement, elles peuvent former des amas nocifs (agrégats). Ces amas peuvent endommager les cellules et mener à des maladies comme :

Maladie d'Alzheimer : Liée aux plaques de β-amyloïde et aux enchevêtrements de tau.

Maladie de Parkinson : Liée aux amas d'α-synucléine appelés corps de Lewy.

AUTOPHAGIE (NETTOYAGE CELLULAIRE)

L'autophagie est le système de recyclage de la cellule : elle décompose et réutilise les parties usées de la cellule et les protéines mal pliées dans des structures appelées lysosomes. Il y a différents types, comme la macroautophagie, la microautophagie et l'autophagie médiée par chaperons. Booster l'autophagie peut aider les cellules à gérer l'accumulation de protéines nocives et à mieux fonctionner.

FAÇONS D'AUGMENTER L'AUTOPHAGIE :

Restriction Calorique : Manger moins de calories (sans causer de malnutrition) a montré qu'elle stimule l'autophagie.

Médicaments : Des médicaments comme la rapamycine et la metformine peuvent imiter certains effets de la restriction calorique et pourraient également améliorer l'autophagie.

Développement Récent : En mai 2025, un nouveau médicament induisant l'autophagie est entré en phase II des essais cliniques, montrant des promesses pour éliminer les agrégats de protéines liés à la maladie d'Alzheimer, offrant potentiellement une nouvelle façon de maintenir la protéostasie (Essai de Médicament sur l'Autophagie).

Les protéines dans vos cellules doivent être pliées juste comme il faut pour fonctionner, comme des formes d'origami. Parfois, elles se plient mal et s'agglutinent, formant des amas comme des écouteurs emmêlés. Ces amas peuvent causer des problèmes cérébraux comme la maladie d'Alzheimer. L'autophagie est comme le service de recyclage et d'enlèvement des ordures de votre cellule. Elle nettoie les parties cassées et les protéines mal pliées. Vous pouvez booster cette équipe de nettoyage en mangeant moins (restriction calorique) ou en prenant certains médicaments.

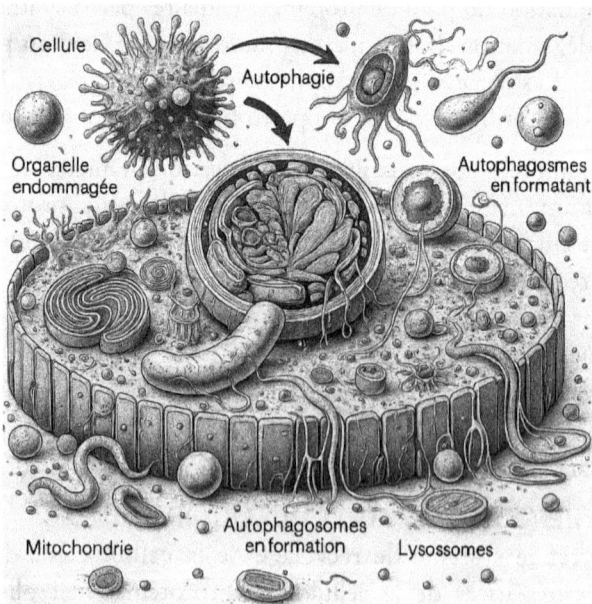

Plier correctement les protéines et nettoyer celles qui sont mal pliées aide les cellules à rester en bonne santé. C'est comme ranger les chaussures pour ne pas trébucher dessus.

RASSEMBLER LE TOUT

Comprendre ces marqueurs du vieillissement fournit des insights sur les processus biologiques complexes qui mènent au déclin lié à l'âge. Explorer l'instabilité génomique, l'attrition des télomères, les altérations épigénétiques et la perte de protéostasie aidera les chercheurs à développer des interventions qui pourraient éventuellement prolonger notre durée de vie et améliorer la santé pendant le vieillissement.

Les scientifiques sont comme des détectives, étudiant pourquoi nos corps changent en vieillissant. Ils examinent comment notre ADN est endommagé, comment les extrémités protectrices de nos chromosomes (comme des embouts de lacets) s'usent, comment les « interrupteurs » qui contrôlent nos gènes se dérèglent, et comment les protéines dans nos cellules se plient parfois mal et causent des problèmes.

En comprenant ces changements, ils espèrent trouver des moyens de nous aider à rester en meilleure santé et peut-être même à vivre plus longtemps — éventuellement jusqu'à 150 ans ! C'est comme comprendre comment faire fonctionner une voiture en douceur pendant beaucoup plus de kilomètres en prenant soin du moteur, en réparant les problèmes et en utilisant le meilleur carburant.

> *« Le corps lui-même est un processeur d'information. La mémoire ne réside pas seulement dans les cerveaux mais dans chaque cellule. Pas étonnant que la génétique ait fleuri avec la théorie de l'information. L'ADN est la molécule d'information par excellence, le processeur de messages le plus avancé au niveau cellulaire — un alphabet et un code, 6 milliards de bits pour former un être humain. » — James Gleick*

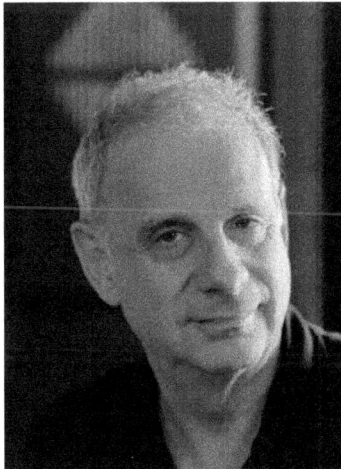

James Gleick
Crédit – Wikimedia Commons

PROTÉGER VOTRE ADN ET LA STABILITÉ GÉNOMIQUE
CE QUE VOUS POUVEZ FAIRE MAINTENANT

RESTEZ À L'ABRI DES RADIATIONS EXCESSIVES

Protection Solaire : Portez des chapeaux, des lunettes de soleil et une crème solaire à faible ou sans produits chimiques, pour protéger votre peau des rayons nocifs du soleil.

Limitez les Rayons X Inutiles : N'effectuez des examens médicaux comme les rayons X ou les scanners CT que lorsque votre médecin dit que c'est nécessaire.

MANGEZ DES ALIMENTS RICHES EN ANTIOXYDANTS

Fruits et Légumes Colorés : Des aliments comme les baies, les oranges, les épinards et le brocoli aident à protéger vos cellules des dommages.

MAINTENEZ DES HABITUDES SAINES

Ne Fumez Pas : Fumer peut endommager votre ADN et accélérer le vieillissement.

Dormez Suffisamment pour aider votre corps à se réparer, y compris à réparer l'ADN endommagé.

CHOSES EXCITANTES À VENIR BIENTÔT
MEILLEURE RÉPARATION DE L'ADN

Recherche Scientifique : Des scientifiques comme le Dr Jan Vijg étudient comment nos corps réparent l'ADN pour garder les cellules en bonne santé.

Traitements Futurs : Dans les années à venir, de nouveaux médicaments pourraient aider nos cellules à réparer l'ADN mieux, ralentissant le vieillissement et prévenant les maladies.

PROTÉGER LES CAPUCHONS DES CHROMOSOMES : ATTRITION DES TÉLOMÈRES
CE QUE VOUS POUVEZ FAIRE MAINTENANT
RESTEZ ACTIF

Exercice Régulier, comme la course, la natation ou les sports, aide à garder les cellules jeunes en protégeant les télomères (les capuchons sur les chromosomes).

GÉREZ LE STRESS

Détendez-vous et Relaxez-vous : Faire des choses que vous aimez, comme lire, dessiner, jouer de la musique ou passer du temps avec des amis, peut réduire le stress et protéger vos télomères. Peut-être prendre un bon verre de vin français.

MANGEZ UNE ALIMENTATION SAINE

Repas Équilibrés : Manger beaucoup de fruits, de légumes et de grains entiers soutient la santé cellulaire globale.

Nous avons tous tendance à oublier que nos corps ont besoin d'un entretien préventif régulier. Si nous traitions nos corps comme nos voitures, nous serions tous en meilleure forme. **Steve Jobs** avait une excellente vision de cette idée ; nourrissez votre corps et votre esprit même si vos actions ne sont jamais vues par les autres, mais vous savez ce que vous avez fait ; vous avez pris les bonnes étapes pour vous rendre aussi entier et en bonne santé que possible :

> *« Quand vous êtes un menuisier fabriquant une belle commode, vous n'allez pas utiliser un morceau de contreplaqué à l'arrière, même s'il fait face au mur et que personne ne le verra jamais. Vous saurez qu'il est là, donc vous utiliserez un beau morceau de bois à l'arrière. »* – Steve Jobs

Faites seulement les meilleures et les plus saines choses que vous pouvez pour votre corps, votre temple. Si vous avez un jour de « tricherie », c'est ok ; relevez-vous simplement, époussetez-vous et recommencez. Vous vous sentirez mieux dans votre peau, je vous le promets. Pour une meilleure compréhension de la gestion du poids et d'une alimentation appropriée, consultez mon livre **The Ultimate AI Diet - Consolidating the Best Diets Over the Last 100 Years.**

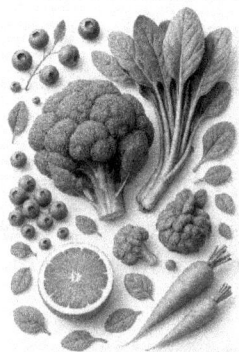

CHOSES EXCITANTES À VENIR BIENTÔT
RECHERCHE SUR LA TÉLOMÉRASE

Étudier les Enzymes Cellulaires : Les scientifiques continuent d'explorer la télomérase, une enzyme qui peut allonger les télomères.

Thérapies Potentielles : À l'avenir, des traitements pourraient aider à garder les télomères plus longs, ralentissant éventuellement le vieillissement — mais les scientifiques doivent s'assurer qu'ils sont sûrs et ne causeront pas de problèmes comme le cancer.

AJUSTER L'ACTIVITÉ DES GÈNES : ALTÉRATIONS ÉPIGÉNÉTIQUES / CE QUE VOUS POUVEZ FAIRE MAINTENANT / VIE SAINE

Évitez les Produits Chimiques Nocifs : Éloignez-vous des polluants et des substances toxiques qui peuvent changer la façon dont vos gènes fonctionnent.

NOURRISSEZ VOTRE CORPS

Aliments Riches en Vitamines B : Manger des légumes verts à feuilles, des grains entiers et des œufs peut soutenir une activité génétique saine.

RESTEZ ACTIF ET SANS STRESS

Faites de l'Exercice Régulièrement : L'activité physique peut avoir des effets positifs sur vos gènes.

Relaxation : Des activités comme le yoga, la méditation ou simplement passer du temps dehors peuvent aider. Apprenez à « recadrer » le stress.

« Profitez de la pression. Profitez du stress. Profitez d'être mal à l'aise. Et ne fuyez pas cela, embrassez-le. » – Gary Woodland

NOUVEAUX DÉVELOPPEMENTS POUR RÉINITIALISER L'HORLOGE DU VIEILLISSEMENT

Recherche Épigénétique : Des scientifiques comme le Dr Steve Horvath découvrent comment les changements dans l'activité génétique affectent le vieillissement.

Possibilités Futures : Peut-être qu'un jour, nous pourrons « reprogrammer » nos cellules pour qu'elles agissent plus jeunes, améliorant la santé et la longévité.

GARDER LES PROTÉINES EN BONNE SANTÉ : PERTE DE PROTÉOSTASIE
CE QUE VOUS POUVEZ FAIRE MAINTENANT
MANGEZ POUR LA SANTÉ DES PROTÉINES

Aliments Antioxydants : Des fruits comme les myrtilles et des légumes comme le chou frisé aident à protéger les protéines dans votre corps.

RESTEZ ACTIF

Exercice Régulier : Aide votre corps à gérer les protéines mieux et garde les cellules fonctionnant correctement.

BOOSTEZ LE NETTOYAGE CELLULAIRE AVEC LE JEÛNE INTERMITTENT

Avec Guidance Médicale : Parfois, de courtes périodes de jeûne (sauter un repas) peuvent aider les processus de nettoyage de votre corps — mais ne faites cela que si c'est sûr et qu'un professionnel médical l'approuve.

CHOSES EXCITANTES À VENIR BIENTÔT
AMÉLIORER L'AUTOPHAGIE

Découvertes Scientifiques : Les chercheurs trouvent des moyens d'améliorer l'autophagie, le processus où les cellules nettoient les parties endommagées.

Prévention des Maladies : À l'avenir, booster l'autophagie pourrait aider à prévenir des maladies comme Alzheimer en empêchant les protéines de s'agglutiner.

RASSEMBLER LE TOUT

Pendant que les scientifiques travaillent dur sur de nouvelles façons de nous aider à vivre plus longtemps et en meilleure santé, il y a beaucoup de choses que vous pouvez faire dès maintenant :

Vivez un Mode de Vie Sain : Mangez des aliments nutritifs, restez actif, dormez suffisamment et évitez les substances nocives.

Protégez-vous : Utilisez de la crème solaire, portez des vêtements protecteurs et éloignez-vous des polluants.

Gérez le Stress par des activités qui vous permettent de vous détendre et de profiter de la vie.

REGARDER VERS L'AVENIR

Restez Curieux : Continuez à apprendre sur les nouvelles découvertes scientifiques qui pourraient nous aider à mieux vieillir. En plongeant plus profondément dans notre corps au niveau cellulaire, de nouvelles techniques médicales et chirurgicales seront naturellement inventées qui résoudront de nombreux problèmes concernant le maintien de nos cellules jeunes et fortes.

Traitements Futurs : Des thérapies excitantes pourraient être disponibles dans les 5-10 prochaines années, mais vivre sainement maintenant est la meilleure façon de se préparer. En prenant ces étapes, vous aidez votre corps à rester fort et en bonne santé maintenant et à l'avenir !

« Les maladies et la mauvaise santé sont causées en grande partie par des dommages au niveau moléculaire et cellulaire, pourtant les outils chirurgicaux d'aujourd'hui sont trop gros pour traiter ce genre de problème. » — Ralph Merkle

DÉTERMINATION GÉNÉTIQUE DE L'ESPÉRANCE DE VIE

Plus tôt, j'ai fourni une citation du **Dr David Sinclair**, professeur de génétique à la *Harvard Medical School*, affirmant qu'environ 20 % de la durée de vie humaine est déterminée par des facteurs génétiques, tandis que les 80 % restants sont influencés par le mode de vie et les facteurs environnementaux. Cette estimation s'aligne sur plusieurs études scientifiques qui ont examiné l'héritabilité de la durée de vie en utilisant des données sur les jumeaux et les familles.

Une étude publiée dans *Nature Communications* a analysé des données de millions d'arbres généalogiques. Elle a conclu que l'héritabilité de la durée de vie humaine est probablement plus faible que précédemment rapporté et pourrait représenter moins de 20 % des différences individuelles.

Ainsi, l'affirmation du **Dr Sinclair** selon laquelle seulement environ 20 % de la longévité est déterminée génétiquement est globalement cohérente avec la recherche génétique actuelle.

DIVISIONS RACIALES/ETHNIQUES DANS L'ESPÉRANCE DE VIE

Les différences d'espérance de vie parmi divers groupes ethniques et raciaux sont bien documentées. Bien que la génétique joue un rôle (environ 20 %), des facteurs comme le mode de vie, le statut socio-économique, l'accès aux soins de santé, l'alimentation et l'environnement ont généralement un impact plus important.

Données des États-Unis (Pré-Pandémie) :

En 2019, les CDC ont rapporté que les Américains hispaniques avaient une espérance de vie de 81,9 ans, comparé à 78,8 ans pour les Blancs non hispaniques et 74,8 ans pour les Noirs non hispaniques. Les Américains d'origine asiatique ont généralement une espérance de vie encore plus élevée que ces groupes.

Données Mondiales :

Des pays comme le Japon se classent constamment en tête pour l'espérance de vie — environ 87 ans pour les femmes et 81 pour les hommes (OMS, 2019). Certaines populations (par exemple, dans les « Zones Bleues » ou parmi des groupes comme les Juifs ashkénazes) montrent également des durées de vie particulièrement longues. J'élaborerai sur les Zones Bleues plus tard dans le livre.

Recherche sur la Longévité des Juifs Ashkénazes :

Des études par le **Dr Nir Barzilai** au *Albert Einstein College of Medicine* se sont concentrées sur les centenaires juifs ashkénazes en raison de leur génétique relativement homogène.

Ces études ont révélé des variants génétiques spécifiques (par exemple, dans CETP) liés à une longévité exceptionnelle et à un retard des maladies liées à l'âge. Les descendants de ces centenaires tendent également à montrer des profils cardiovasculaires plus sains et un début plus tardif des maladies courantes.

Globalement, bien que certains groupes (y compris les Juifs ashkénazes) montrent des taux plus élevés de certains variants génétiques de « longévité », les plus grandes influences sur la durée de vie restent les facteurs de mode de vie et environnementaux plutôt que la génétique seule.

« Je suis fasciné par l'idée que la génétique est numérique. Un gène est une longue séquence de lettres codées, comme de l'information informatique. La biologie moderne devient en grande partie une branche de la technologie de l'information. » – Richard Dawkins

CHAPITRE DEUX
SÉNESCENCE CELLULAIRE ET INFLAMMATION

Beaucoup de scientifiques croient que l'inflammation est le contributeur le plus dévastateur à la dégradation cellulaire, menant à la maladie et au vieillissement. L'inflammation peut être utile quand vous combattez une infection, mais l'inflammation chronique est un problème sérieux.

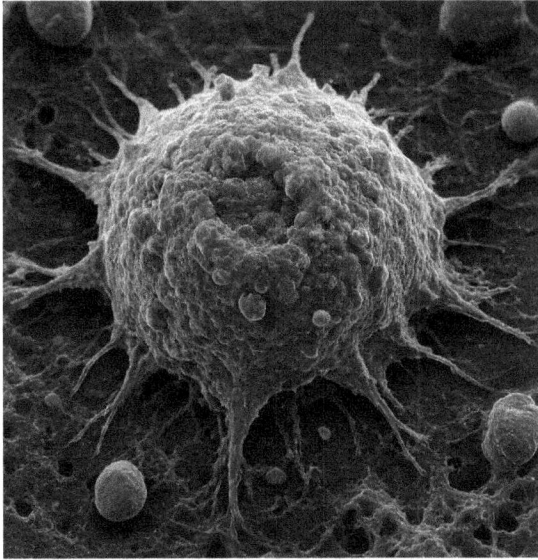

COMPRENDRE LA SÉNESCENCE CELLULAIRE
CAUSES ET CONSÉQUENCES DES CELLULES SÉNESCENTES

Les cellules peuvent atteindre un mur et arrêter de se diviser — un état appelé sénescence — lorsqu'elles font face à des stress comme des télomères super-courts (ces capuchons protecteurs des chromosomes dont nous avons parlé au Chapitre I), trop de stress oxydatif dû à des choses comme l'exposition au soleil, ou des signaux défectueux de gènes dévoyés (activation d'oncogènes). Cet arrêt est un sauveur de vie car il empêche les cellules endommagées de devenir cancéreuses, mais voici le piège : ces cellules non divisantes s'accumulent avec le temps, perturbent le fonctionnement de vos tissus et jouent un rôle majeur dans le vieillissement et les maladies comme l'arthrite ou les troubles cardiaques.

Pensez à vos cellules comme à des photocopieuses produisant des copies d'elles-mêmes. Chaque copie grignote leurs extrémités protectrices, appelées télomères, comme les embouts en plastique sur des lacets. Quand ces embouts deviennent trop courts, la machine s'arrête — elle a fini de copier et entre dans un état semblable au sommeil appelé sénescence. D'autres choses, comme trop de soleil ou de mauvais signaux génétiques, peuvent aussi forcer les cellules dans cet état pour les empêcher de causer du mal.

CONTRIBUTIONS DU DR JUDITH CAMPISI

Les recherches du **Dr Judith Campisi** montrent que la sénescence est une épée à double tranchant. C'est comme un superhéros arrêtant les cellules endommagées de devenir un cancer, mais ces cellules endormies ne se contentent pas de se reposer — elles commencent à envoyer des signaux qui causent des problèmes, provoquant de l'inflammation et accélérant le vieillissement ou les maladies. Son travail nous aide à comprendre pourquoi ces cellules peuvent être à la fois une bénédiction et une malédiction.

MÉCANISMES D'INDUCTION DE LA SÉNESCENCE ET EFFETS

Alors, qu'est-ce qui active l'interrupteur pour rendre les cellules sénescentes ? C'est souvent une réponse aux dommages à l'ADN (DDR) — comme un système d'alarme dans vos cellules qui détecte les problèmes, tels que des brins d'ADN cassés dus au stress oxydatif ou des télomères courts. Quand l'alarme se déclenche, les cellules arrêtent de se diviser pour éviter de transmettre les dommages, un processus piloté par des protéines comme p53 et p16. Mais les cellules sénescentes ne restent pas simplement là — elles affectent les cellules voisines via un mélange de signaux appelé le phénotype sécrétoire associé à la sénescence, ou SASP, que nous examinerons ensuite. Ces signaux peuvent perturber le tissu environnant, comme un voisin grincheux causant du drame, menant à des articulations raides, des muscles faibles ou même des problèmes cardiaques. Une étude de 2025 dans Circulation a révélé que les cellules sénescentes dans les vaisseaux sanguins contribuent directement aux maladies cardiaques en les rendant moins flexibles, montrant à quel point ces cellules pilotent le vieillissement.

Cette perturbation tissulaire n'est pas seulement un problème local — elle se propage, causant une inflammation chronique qui vieillit votre corps entier plus rapidement. En comprenant cela, vous voyez pourquoi garder les cellules sénescentes sous contrôle est clé pour rester jeune, et c'est pourquoi les scientifiques sont si excités par de nouvelles façons de les éliminer, que nous aborderons plus tard.

PHÉNOTYPE SÉCRÉTOIRE ASSOCIÉ À LA SÉNESCENCE (SASP)

Quand les cellules deviennent sénescentes, elles ne se retirent pas discrètement — elles commencent à crier, libérant un mélange de signaux appelé le SASP. Cela inclut des cytokines pro-inflammatoires — des molécules qui augmentent l'inflammation — et des protéases, des enzymes qui décomposent les protéines et endommagent les tissus. C'est comme si ces cellules envoyaient un SOS constant qui provoque des troubles, alimentant l'inflammation chronique et pavant la voie à des maladies comme l'arthrite, les maladies cardiaques ou même le cancer.

Développement Récent : En mars 2025, une étude dans Aging Cell a trouvé un composé à base de plantes, dérivé de la quercétine, qui réduit les signaux SASP chez les souris, calmant l'inflammation sans éliminer complètement les cellules sénescentes. Cela pourrait mener à des thérapies plus douces pour gérer les effets du vieillissement.

« Dans la recherche fondamentale, l'utilisation du microscope électronique nous a révélé l'univers complexe de la cellule, l'unité de base de la vie. »
— Gunter Blobel

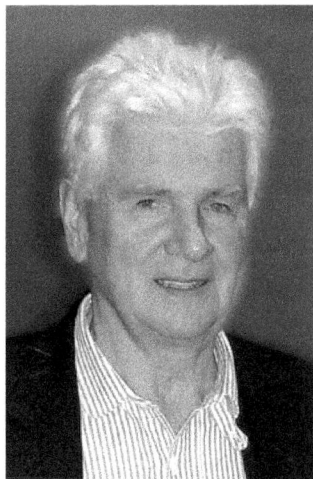

Gunter Blobel
Crédit – Wikimedia Commons

INFLAMMAGING

L'inflammation est la façon dont votre corps combat les envahisseurs – comme une fièvre quand vous avez une infection. Mais en vieillissant, vous pouvez vous retrouver coincé dans un état d'inflammation de bas niveau et constante appelé inflammaging. Cela se produit parce que votre système immunitaire reste en alerte maximale, pompant des molécules comme l'IL-6 et le TNF-α, même quand il n'y a pas de menace réelle. C'est lié à un système immunitaire plus faible (immunosénescence), qui devient moins efficace mais plus réactif, menant à des problèmes comme les maladies cardiaques, le diabète de type 2, les troubles cérébraux et le cancer.

Imaginez le système de défense de votre corps comme une équipe de sécurité. Quand vous êtes jeune, ils interviennent pour les menaces réelles et se détendent ensuite. En vieillissant, ils sont toujours sur les nerfs, comme des gardes qui ne prennent jamais de pause, causant des dommages accidentels aux parties saines de votre corps – pensez aux vaisseaux sanguins, au contrôle du sucre ou même aux cellules cérébrales.

LE RÔLE DU SYSTÈME IMMUNITAIRE DANS LA SÉNESCENCE

Votre système immunitaire est censé agir comme une équipe de nettoyage, repérant et éliminant les cellules sénescentes avant qu'elles ne causent trop de problèmes. Il utilise des cellules spéciales, comme les cellules tueuses naturelles (NK) et les macrophages, pour les éliminer, gardant vos tissus en bonne santé.

Mais en vieillissant, cette équipe de nettoyage devient paresseuse — un processus lié à l'immunosénescence — ce qui signifie que les cellules sénescentes persistent plus longtemps, crachant du SASP et alimentant l'inflammation. Une étude de 2024 dans Nature Reviews Immunology a montré que booster l'activité des cellules NK chez des souris âgées réduisait l'accumulation de cellules sénescentes, améliorant l'espérance de vie en bonne santé. Les scientifiques explorent maintenant des thérapies, comme des médicaments renforçant l'immunité, pour accélérer ce processus de nettoyage, ce qui pourrait changer la donne pour ralentir le vieillissement.

Vous pouvez aider votre système immunitaire à faire son travail en mangeant des aliments riches en nutriments, comme ces baies et poissons que j'ai mentionnés, et en restant actif, ce qui garde vos cellules immunitaires affûtées. À l'avenir, de nouveaux traitements pourraient supercharger la capacité de votre corps à éliminer les cellules sénescentes, réduisant l'inflammation et vous gardant en meilleure santé plus longtemps.

« Réduisez l'inflammation pour traiter la racine de nombreux problèmes. Si votre intestin ne fonctionne pas correctement, cela peut causer tant d'autres problèmes. » – Jay Woodman

STRATÉGIES POUR ATTÉNUER L'INFLAMMATION

Pour garder l'inflammaging et les cellules sénescentes sous contrôle, vous avez des outils puissants dès maintenant. Des régimes anti-inflammatoires riches en antioxydants — comme les baies, les épinards et le brocoli — en acides gras oméga-3 du poisson, et en polyphénols dans des aliments comme le chocolat noir peuvent réduire ces signaux nocifs. L'exercice régulier, comme le vélo ou la danse, équilibre votre système immunitaire en abaissant les cytokines pro-inflammatoires et en boostant celles anti-inflammatoires. Des astuces anti-stress, telles que la méditation ou le yoga, réduisent les niveaux de cortisol, ce qui aide à calmer l'inflammation, comme nous l'avons vu au Chapitre 14 de mon cinquième livre de cette série intitulé **The Unlimited Power of Your Mind and Body: How to Live Longer Naturally by Reprogramming your Mind, Body, and Genes for Strength and Vitality.** Et les médecins peuvent prescrire des médicaments comme les AINS ou des inhibiteurs de cytokines, tandis que de nouveaux sénolytiques — des médicaments qui éliminent les cellules sénescentes — montrent des promesses.

Développement Récent : En janvier 2025, un essai de phase II a rapporté qu'une combinaison de médicaments sénolytiques (dasatinib et quercétine) améliorait la fonction articulaire chez des adultes âgés souffrant d'arthrose en éliminant les cellules sénescentes, laissant entrevoir des bénéfices anti-âge plus larges.

Ces médicaments sont encore testés, mais ils pourraient bientôt offrir un moyen d'attaquer l'inflammation à sa racine.

« La vérité est qu'il n'y a pas de stress ou d'anxiété réelle dans le monde ; ce sont vos pensées qui créent ces fausses croyances. Vous ne pouvez pas emballer le stress, le toucher ou le voir. Il n'y a que des personnes engagées dans une pensée stressante. » – Dr Wayne Dyer

En gardant votre niveau de stress bas, vous soutenez la capacité de votre corps à vieillir sainement et réduisez le risque de maladies liées à l'âge. Faites-le maintenant au lieu de planifier de le faire plus tard. C'est plus une question d'adopter des habitudes saines constantes que de fixer des objectifs. Dans les mots de mon bon ami, le lanceur du Temple de la Renommée de la Major League Baseball **Trevor Hoffman :**

« Je suis fier d'être constant. Oui, cela signifie quelque chose, même si je ne fixe pas d'objectifs. »

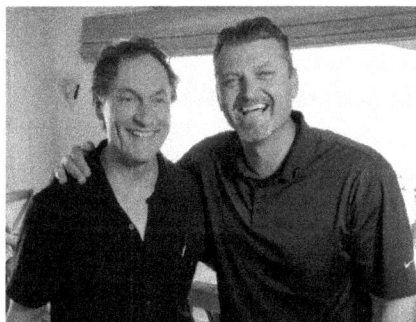

Tad Sisler avec Trevor Hoffman
Source – Collection Privée Sisler

Garder un œil sur la sénescence et l'inflammation est comme vérifier le tableau de bord de votre voiture pour repérer les problèmes tôt. Les scientifiques utilisent des biomarqueurs – des signes mesurables dans votre corps – pour suivre ces processus. Un marqueur clé est la β-galactosidase associée à la sénescence (SA-β-gal), qui apparaît dans les cellules sénescentes, tandis que les cytokines inflammatoires comme l'IL-6 et la protéine C-réactive (CRP) signalent l'inflammaging. Une étude de 2025 dans le Journal of Gerontology a développé un test sanguin pour mesurer les niveaux de SA-β-gal, aidant les médecins à évaluer le vieillissement et le risque de maladie.

CE QUE VOUS POUVEZ FAIRE MAINTENANT CONTRE LES CELLULES VIEILLISSANTES

Vous êtes déjà sur la bonne voie avec un mode de vie sain, mais décomposons-le. Mangez une alimentation équilibrée pleine de grains entiers, de fruits et de légumes pour protéger vos cellules des dommages.

Restez actif avec des activités amusantes comme le vélo, la danse ou les sports – cela aide votre corps à éliminer ces cellules sénescentes endormies. Gardez l'exposition au soleil sous contrôle avec de la crème solaire et des vêtements protecteurs, et évitez les polluants comme la fumée de cigarette pour ne pas stresser vos cellules.

Recherche Excitante : Les scientifiques creusent dans des composés naturels, comme la fisétine trouvée dans les fraises, qui pourraient agir comme des mini-sénolytiques, aidant votre corps à se débarrasser des cellules anciennes. Une étude de 2024 dans Aging a montré que la fisétine réduisait les cellules sénescentes chez les souris, et des essais humains sont en cours. Au cours des prochaines années, nous pourrions voir de nouveaux traitements qui rendent ce processus encore plus facile.

PROTÉGEZ-VOUS DES CHOSES NOCIVES

Pour calmer cette équipe de sécurité suractive dans votre corps, chargez-vous d'aliments anti-inflammatoires – pensez aux fruits colorés comme les myrtilles, aux légumes comme le chou frisé, et aux graisses saines des avocats, noix ou huile d'olive. Continuez à bouger avec des activités que vous aimez, que ce soit une course matinale ou un cours de danse, pour équilibrer votre système immunitaire. Essayez des techniques de relaxation comme la respiration profonde, le yoga ou une promenade dans la nature pour réduire le stress, et assurez-vous de dormir suffisamment pour laisser votre corps se réparer. Ces habitudes sont comme dire aux gardes de votre corps de prendre une pause, réduisant l'inflammation naturellement.

Développement Récent : En avril 2025, un appareil portable alimenté par l'IA a été lancé pour surveiller en temps réel les marqueurs inflammatoires comme l'IL-6, vous donnant un feedback instantané sur la façon dont votre alimentation ou votre exercice affecte l'inflammation. Cette technologie, que nous explorerons plus au Chapitre 21, pourrait vous aider à affiner vos habitudes pour une santé maximale.

CE À QUOI S'ATTENDRE BIENTÔT

Au cours des prochaines années, de nouveaux traitements pourraient devenir disponibles qui aident à éliminer les cellules anciennes, gardant potentiellement les gens en meilleure santé en vieillissant.

COMMENT RÉDUIRE L'INFLAMMAGING AUJOURD'HUI
CHOISISSEZ DES ALIMENTS ANTI-INFLAMMATOIRES

Fruits et Légumes Colorés : Ces aliments ont des nutriments spéciaux qui combattent l'inflammation.

Graisses Saines : Des aliments comme les avocats, les noix et l'huile d'olive soutiennent les défenses de votre corps.

RESTEZ ACTIF ET GÉREZ LE STRESS

Exercice Régulier : Des activités que vous appréciez peuvent aider à réduire l'inflammation nocive.

Techniques de Relaxation : Pratiquer la respiration profonde, le yoga ou passer du temps dans la nature aide à abaisser les niveaux de stress.

Dormez Suffisamment : Une bonne nuit de sommeil aide votre corps à se réparer et renforce votre système immunitaire.

REGARDER VERS L'AVENIR

Que pouvons-nous apprendre des personnes qui vivent jusqu'à 100 ans ou au-delà ? Des études sur les centenaires, comme celles du **Dr Nir Barzilai** (mentionné au Chapitre 1), montrent qu'ils ont souvent moins de cellules sénescentes et une inflammation plus faible, grâce à des ajustements génétiques ou des modes de vie super-sains. Une étude de 2025 dans Science Advances a trouvé que les centenaires ont des profils immunitaires uniques qui éliminent les cellules sénescentes plus efficacement, laissant entrevoir pourquoi ils restent vifs. En imitant leurs habitudes – bien manger, rester actif et garder le stress bas – vous pouvez réduire la sénescence et l'inflammation, boostant vos chances d'une vie longue et vibrante. À l'avenir, de nouveaux médicaments et technologies pourraient rendre cela encore plus facile, mais vos choix d'aujourd'hui posent les bases.

RASSEMBLER LE TOUT

La sénescence cellulaire et l'inflammaging sont comme des coupables sournois derrière le vieillissement, mais vous avez le pouvoir de riposter. En comprenant comment les cellules endormies et l'inflammation chronique perturbent votre corps, vous pouvez faire des choix intelligents – comme manger des aliments anti-inflammatoires, bouger votre corps et vous détendre avec du yoga – pour les garder sous contrôle. Les scientifiques travaillent sur de nouveaux traitements cool, comme les sénolytiques et les outils IA, pour nous aider à vivre en meilleure santé plus longtemps, mais vos habitudes quotidiennes sont le vrai changement de jeu. Continuez à vivre comme un centenaire, et vous êtes déjà sur le chemin d'une vie jeune et vibrante – peut-être même jusqu'à 150 ans !

« Pour moi, concourir au plus haut niveau, l'entraînement et un mode de vie sain sont un focus quotidien. » – Simone Biles

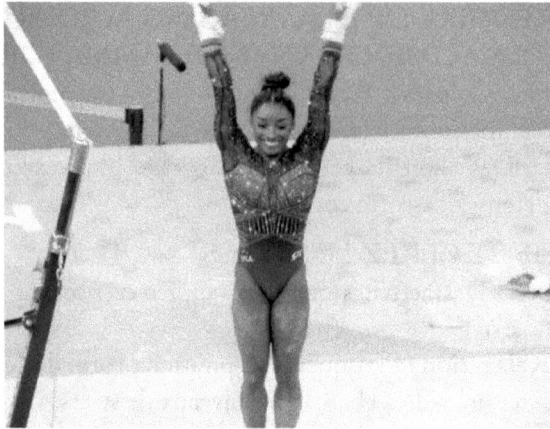

Simone Biles
Crédit – Wikimedia Commons

CHAPITRE TROIS
DYSFONCTIONNEMENT MITOCHONDRIAL ET CHANGEMENTS MÉTABOLIQUES

« Combien de mitochondries faut-il pour alimenter une cellule ? Une. Parce que les mitochondries sont la centrale énergétique de la cellule. Pas prêt pour le prime time, celui-là. » – Mike Birbiglia, Sleepwalk With Me

LA CENTRALE ÉNERGÉTIQUE DE LA CELLULE
MUTATIONS DE L'ADN MITOCHONDRIAL

Les mitochondries sont comme de minuscules centrales énergétiques à l'intérieur de chaque cellule, transformant la nourriture en énergie (ATP) pour garder votre corps en marche. Mais en vieillissant, ces centrales commencent à bafouiller, produisant moins d'énergie et plus de sous-produits nocifs qui accélèrent le vieillissement et les maladies. Dans ce chapitre, nous plongerons dans la façon dont les dommages à l'ADN mitochondrial, le stress oxydatif et les changements métaboliques comme la résistance à l'insuline perturbent vos cellules, et ce que vous pouvez faire pour les garder en pleine forme pour une vie plus longue et plus saine. Alors que j'écris ce livre, je crois qu'il est important de mentionner à nouveau que je présenterai généralement des termes médicaux quelque peu sophistiqués pour expliquer quelque chose, puis reformulerai en histoires, métaphores ou anecdotes plus faciles à saisir. Comme l'a dit mon vieil ami, l'ancien **Secrétaire d'État des États-Unis, le Général Colin Powell :**

« Les grands leaders sont presque toujours de grands simplificateurs, qui peuvent trancher à travers les arguments, les débats et les doutes, pour offrir une solution que tout le monde peut comprendre. »

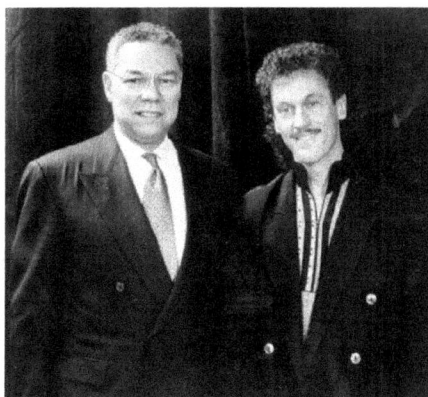

Secrétaire d'État, Général Colin Powell et Tad Sisler
Source – Collection Privée Sisler

Les mitochondries ont leur propre ADN, appelé mtADN, qui agit comme un manuel d'instructions pour produire de l'énergie via un processus appelé phosphorylation oxydative. Parce qu'elles utilisent l'oxygène pour produire de l'ATP, elles créent aussi des espèces réactives de l'oxygène (ERO) – pensez à elles comme des fumées d'échappement toxiques – qui peuvent endommager ce manuel avec le temps. À mesure que les mutations s'accumulent, les mitochondries deviennent négligentes, produisant moins d'énergie et plus d'ERO, ce qui altère la fonction cellulaire et accélère le vieillissement. Une étude de 2024 dans Nature Aging a montré que les mutations de l'mtADN chez des souris âgées menaient à des muscles plus faibles et des problèmes cardiaques, liant ces dommages au déclin lié à l'âge.

Imaginez chaque cellule de votre corps comme une petite ville, avec une centrale énergétique appelée mitochondrie à l'intérieur. Cette centrale a un manuel d'instructions (mtADN) qui lui dit comment produire de l'énergie. Avec le temps, le manuel se salit ou se déchire en raison de l'usure de la production d'énergie, comme un livre endommagé par une utilisation intensive. Quand le manuel n'est pas clair, la centrale ne peut pas produire d'énergie correctement, et la ville commence à manquer de courant, contribuant au vieillissement.

PRODUCTION D'ÉNERGIE ET STRESS OXYDATIF

Les mitochondries sont une question d'équilibre – produire assez d'ATP pour alimenter vos cellules tout en gardant les ERO, ces fumées d'échappement nocives, sous contrôle. Les ERO ne sont pas entièrement mauvaises ; à faible niveau, elles agissent comme des signaux pour garder les cellules en bonne santé. Mais trop d'ERO peuvent détruire les lipides, les protéines et l'ADN, causant un stress oxydatif. Votre corps a des antioxydants, comme la superoxyde dismutase et la glutathion peroxydase, pour nettoyer les ERO, mais ces défenses s'affaiblissent avec l'âge, laissant les dommages s'accumuler.

Une étude de 2025 dans Cell Metabolism a trouvé qu'un nouvel antioxydant mitochondrial réduisait le stress oxydatif chez les souris, boostant la production d'énergie et l'espérance de vie en bonne santé (Étude Cell Metabolism).

Pensez à la production d'énergie comme à une usine brûlant du carburant pour produire de l'électricité. Le processus crée de la fumée (ERO) comme sous-produit. Normalement, la ville a des nettoyeurs (antioxydants) qui gardent l'air propre en éliminant la fumée. En vieillissant, les nettoyeurs deviennent moins efficaces, et la fumée s'accumule, polluant la ville et endommageant ses structures, ce qui accélère le vieillissement et les problèmes liés. C'est comme ne pas changer l'huile et les filtres à carburant de votre voiture. Avec cette accumulation toxique au fil du temps, la voiture s'arrêtera simplement de fonctionner à un moment donné.

Développement Récent : En janvier 2025, des chercheurs ont rapporté un nouvel antioxydant ciblant les mitochondries qui réduisait les dommages des ERO dans les cellules humaines, montrant des promesses pour ralentir le déclin lié à l'âge (*Étude Antioxydant*).

> « *Plus votre niveau d'énergie est élevé, plus votre corps est efficace. Plus votre corps est efficace, mieux vous vous sentez et plus vous utiliserez votre talent pour produire des résultats exceptionnels.* » — *Tony Robbins*

DYNAMIQUES MITOCHONDRIALES : FISSION ET FUSION

Les mitochondries ne sont pas juste des centrales statiques — elles sont dynamiques, se divisant constamment (fission) et fusionnant (fusion) pour rester en bonne santé. La fission aide à isoler les mitochondries endommagées pour le nettoyage, tandis que la fusion leur permet de partager des ressources pour booster l'efficacité. En vieillissant, cet équilibre se dérègle, menant à des mitochondries fragmentées ou surdimensionnées qui ne fonctionnent pas bien. Une étude de 2025 dans Nature Metabolism a trouvé que promouvoir la fission mitochondriale chez des souris âgées améliorait la fonction musculaire et la production d'énergie, suggérant une nouvelle façon de combattre le vieillissement (Étude Nature Metabolism). Soutenir les dynamiques mitochondriales avec de l'exercice et une alimentation riche en nutriments peut garder vos centrales en pleine forme, comme nous le verrons dans les conseils pratiques ci-dessous.

C'est comme si vos centrales énergétiques dans la ville se divisaient en unités plus petites pour réparer les problèmes ou fusionnaient pour partager l'énergie. Quand ce processus se dérègle, certaines centrales s'arrêtent, et d'autres deviennent trop grandes, causant des pannes d'électricité. Les garder équilibrées est clé pour un corps sain et jeune.

CE QUE VOUS POUVEZ FAIRE MAINTENANT

Pour aider les centrales de votre corps à mieux fonctionner et réduire l'accumulation de fumée, vous pouvez :

Manger une Alimentation Saine : Mangez beaucoup de fruits et légumes riches en antioxydants, comme les baies, les oranges et les épinards. Ces aliments agissent comme des nettoyeurs supplémentaires qui gardent l'air propre dans les villes de votre corps.

Exercice Régulier : Rester actif booste l'efficacité de votre corps dans la production d'énergie et la gestion des déchets, comme garder la machinerie bien huilée.

Éviter les Toxines : Limiter l'exposition aux polluants comme la fumée de cigarette peut réduire le stress supplémentaire sur les nettoyeurs de votre corps.

Ce conseil semble malheureusement identique à celui que j'ai entendu mon père donner à ses patients il y a un demi-siècle. Mais c'est une énorme partie du mouvement vers l'extension de la vie. Les scientifiques travaillent sur de nouvelles façons de fixer ou de protéger les manuels d'instructions dans nos centrales, ce qui pourrait aider à ralentir le vieillissement. Ces avancées pourraient être disponibles à l'avenir, mais pour l'instant, la meilleure approche est de prendre soin de votre corps avec des habitudes saines.

> *« Sans le mélanine dans notre peau, la myoglobine dans nos muscles et l'hémoglobine dans notre sang, nous serions de la couleur des mitochondries. Et, si c'était le cas, nous changerions de couleur quand nous ferions de l'exercice ou manquerions de souffle, de sorte que vous pourriez dire à quel point quelqu'un est énergisé par sa couleur. »*
> *– Guy Brown*

CHANGEMENTS MÉTABOLIQUES
RÉSISTANCE À L'INSULINE ET VIEILLISSEMENT

L'insuline est une hormone qui agit comme une clé, ouvrant les portes des cellules pour laisser entrer le sucre (glucose) pour l'énergie. Quand les cellules deviennent résistantes à l'insuline, ces portes se rouillent, et le sucre reste dans votre sang, causant des problèmes. Votre corps pompe plus d'insuline pour compenser, mais cela mène à une inflammation chronique, plus de dommages oxydatifs et des molécules nocives appelées AGE (produits finaux de glycation avancée) qui accélèrent le vieillissement. La résistance à l'insuline est un marqueur du diabète de type 2 et du syndrome métabolique, touchant durement les organes comme votre cœur, votre cerveau et votre foie. Une étude de 2024 dans Diabetes a lié la résistance à l'insuline à un vieillissement plus rapide du cerveau, montrant son rôle dans le déclin cognitif (*Étude Diabetes*).

Imaginez l'insuline comme un aide qui ouvre les portes (cellules) pour laisser entrer le sucre du sang pour l'énergie. Quand les portes se rouillent, le sucre s'accumule dans le sang, comme un camion de livraison coincé dehors. Ce désordre cause de l'inflammation, comme du sirop collant attirant des fourmis, menant au diabète et à un vieillissement plus rapide.

LE RÔLE DES VOIES AMPK ET mTOR

Vos cellules ont deux interrupteurs clés pour gérer l'énergie et la croissance : AMPK et mTOR. AMPK est comme un capteur de « faible carburant » — quand l'énergie est rare, il s'active pour économiser l'énergie et nettoyer les déchets cellulaires, gardant les cellules en bonne santé. mTOR, en revanche, est l'interrupteur de « croissance », s'activant quand la nourriture est abondante pour construire de nouvelles parties cellulaires. Si mTOR est toujours activé, c'est comme construire de nouveaux bâtiments sans réparer les anciens, causant du chaos. Les recherches du **Dr Brian Kennedy** montrent que ajuster ces interrupteurs peut ralentir le vieillissement. Un essai de 2025 dans *Aging Cell* a trouvé qu'un médicament boostant l'activité d'AMPK améliorait le métabolisme chez des adultes âgés, laissant entrevoir un potentiel anti-âge (*Essai Aging Cell*).

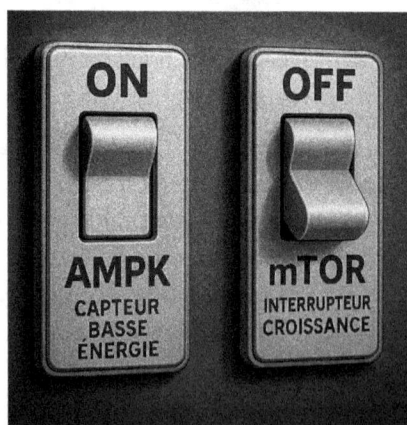

Pensez à AMPK comme à un gestionnaire de ville économe qui économise l'énergie quand les temps sont durs, et à mTOR comme à un constructeur qui s'emballe quand il y a beaucoup d'argent. Les équilibrer garde votre ville en bon état, mais trop de construction sans entretien la vieillit rapidement.

DÉTECTION DES NUTRIMENTS AU-DELÀ D'AMPK ET mTOR

Au-delà d'AMPK et mTOR, vos cellules utilisent d'autres capteurs de nutriments, comme les sirtuines, pour gérer l'énergie et le vieillissement. Les sirtuines agissent comme des inspecteurs de contrôle qualité, assurant que les cellules réparent l'ADN et nettoient les déchets quand les nutriments sont équilibrés. Elles dépendent du NAD+, une molécule qui diminue avec l'âge, ralentissant l'activité des sirtuines.

Une étude de 2024 dans *Nature Communications* a montré que booster les niveaux de NAD+ chez les souris améliorait la fonction mitochondriale et l'espérance de vie en bonne santé (*Nature Communications*). Manger des aliments riches en vitamines B (comme les légumes verts à feuilles) ou essayer le jeûne intermittent peut soutenir les sirtuines, gardant vos cellules jeunes.

C'est comme avoir une équipe d'inspecteurs dans votre ville qui s'assurent que tout est réparé quand les approvisionnements en nourriture sont stables. Si leurs outils (NAD+) s'épuisent, les réparations ralentissent, mais une bonne alimentation et le jeûne peuvent les garder au travail.

SURVEILLER LA SANTÉ MITOCHONDRIALE

Suivre la santé mitochondriale est comme vérifier le moteur de votre voiture pour attraper les problèmes tôt. Des biomarqueurs comme les niveaux de NAD+, la production d'ATP et les marqueurs d'ERO (par exemple, le malondialdéhyde) montrent comment vos centrales fonctionnent. Une étude de 2025 dans le *Journal of Clinical Investigation* a développé un test sanguin pour mesurer les niveaux de NAD+, aidant les médecins à évaluer la fonction mitochondriale et le risque de vieillissement (*Journal of Clinical Investigation*). Vous pouvez demander à votre médecin des tests pour le stress oxydatif ou des marqueurs métaboliques comme la glycémie à jeun, et bientôt, des appareils portables pourraient les suivre en temps réel, comme nous l'explorerons au Chapitre 21.

Ces marqueurs vous permettent de voir si votre mode de vie — manger ces baies riches en antioxydants ou aller à la gym — garde vos mitochondries en forme. Ils guident aussi des plans personnalisés, que nous plongerons au Chapitre 18, pour booster votre énergie et ralentir le vieillissement.

CE QUE VOUS POUVEZ FAIRE MAINTENANT

Pour garder les aides fonctionnant bien et les interrupteurs équilibrés dans votre corps :

Habitudes Alimentaires Saines : Réduisez l'apport en aliments sucrés et en glucides raffinés. Mangez des grains entiers, des graisses saines et des protéines maigres. Cela aide à garder votre glycémie stable et les portes fonctionnant en douceur.

Activité Physique Régulière : L'exercice rend les portes moins rouillées pour que l'insuline puisse les ouvrir plus facilement. Il aide aussi à équilibrer les interrupteurs énergétiques dans votre corps.

Éviter les Toxines : Limitez l'exposition à la fumée de cigarette, au smog ou à d'autres polluants qui stressent les défenses de vos mitochondries.

Jeûne Intermittent ou Alimentation Consciente : Essayez une alimentation consciente ou un jeûne nocturne (avec guidance médicale) pour activer AMPK et les sirtuines, promouvant le nettoyage cellulaire, comme nous l'explorerons au Chapitre 8.

REGARDER VERS UNE LONGÉVITÉ EXTRÊME

Que pouvons-nous apprendre des personnes qui vivent jusqu'à 100 ans ou au-delà ? Des études sur les centenaires, comme celles du **Dr Nir Barzilai** (Chapitre 1), montrent qu'ils ont souvent des mitochondries super-efficaces et un stress oxydatif plus faible, grâce à des ajustements génétiques ou des modes de vie stellaires. Une étude de 2025 dans Science Advances a trouvé que les centenaires ont des niveaux de NAD+ uniques et des dynamiques mitochondriales particulières, expliquant leur énergie juvénile (*Science Advances*). En imitant leurs habitudes – bien manger, rester actif et garder le stress bas – vous pouvez booster votre santé mitochondriale et réduire votre vitesse de vieillissement. Des thérapies futures, comme des boosters de NAD+ ou des médicaments mitochondriaux, pourraient rendre cela plus facile, mais vos choix d'aujourd'hui sont la fondation d'une vie longue et vibrante.

RASSEMBLER LE TOUT

Le dysfonctionnement mitochondrial et les changements métaboliques sont comme une panne d'électricité dans les villes de votre corps, mais vous avez les outils pour garder les lumières allumées. En comprenant comment les dommages à l'ADN, le stress oxydatif et la résistance à l'insuline ralentissent vos cellules, vous pouvez faire des mouvements intelligents – comme manger des aliments riches en antioxydants, faire de l'exercice et jeûner consciemment – pour garder vos mitochondries en forme. Les scientifiques préparent de nouveaux traitements, comme des antioxydants mitochondriaux et des appareils portables IA, pour nous aider à vivre plus longtemps, mais vos habitudes quotidiennes sont les vraies MVP. Vivez comme un centenaire, et vous chargez déjà vers une vie juvénile de 150 ans !

« L'énergie et la persévérance conquièrent toutes choses. »
— Benjamin Franklin

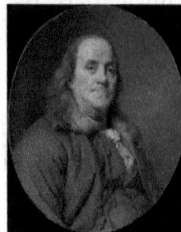

Benjamin Franklin

PARTIE II
GÉNÉTIQUE ET ÉPIGÉNÉTIQUE DANS LA LONGÉVITÉ

CHAPITRE QUATRE
LA GÉNÉTIQUE DU VIEILLISSEMENT

Sans aucun doute, l'avancée la plus conséquente dans la compréhension de la condition humaine depuis le début des temps a été le séquençage de notre code génétique. Bien que la génétique joue un rôle significatif dans le vieillissement (cela nous le savons, même avec nos connaissances limitées jusqu'à présent), les choix de vie sont aussi importants. Quand vous adoptez des habitudes saines, vous soutenez la capacité naturelle de votre corps à se réparer et à se protéger.

« Vos gènes chargent le pistolet. Votre mode de vie appuie sur la détente. » – Dr Mehmet Oz

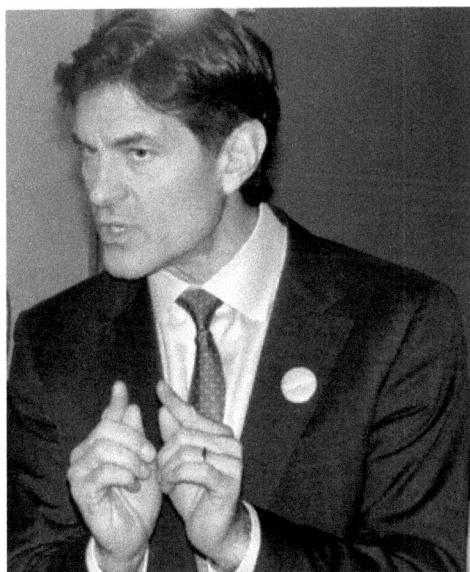

Dr Mehmet Oz
Crédit – Wikimedia Commons

SIRTUINES ET LEUR IMPACT SUR LE VIEILLISSEMENT

Les sirtuines sont une famille de sept enzymes déacétylases dépendantes du NAD^+ (SIRT1–SIRT7) qui jouent des rôles cruciaux dans la régulation cellulaire. Les sirtuines sont comme l'« équipe de maintenance » de la cellule, utilisant une molécule appelée NAD^+ pour aider à réparer l'ADN, gérer le métabolisme et protéger les cellules du stress.

Le **Dr David Sinclair** a découvert que l'activation de certaines sirtuines (comme SIRT1) avec le resvératrol – un composé dans le vin rouge – peut imiter certains des bénéfices d'une consommation réduite de calories. Cela aide les cellules à produire de l'énergie plus efficacement, à réparer les dommages et, ultimement, à ralentir certains aspects du vieillissement.

Développement Récent : En janvier 2025, une étude dans Cell Reports a testé un nouvel activateur de sirtuines, SRT2104, qui a prolongé la durée de vie des souris de 15 % en améliorant la fonction mitochondriale et en réduisant l'inflammation (*Étude Cell Reports*). Cela pourrait mener à de nouvelles thérapies anti-âge, bien que plus d'essais humains soient nécessaires.

Imaginez votre corps comme une grande ville animée. Dans cette ville, les sirtuines sont les équipes de nettoyage et de réparation (SIRT1–SIRT7) qui gardent tout en bon état de marche. Elles réparent les routes (réparation de l'ADN), gèrent l'approvisionnement en énergie (métabolisme) et protègent la ville des catastrophes (résistance au stress).

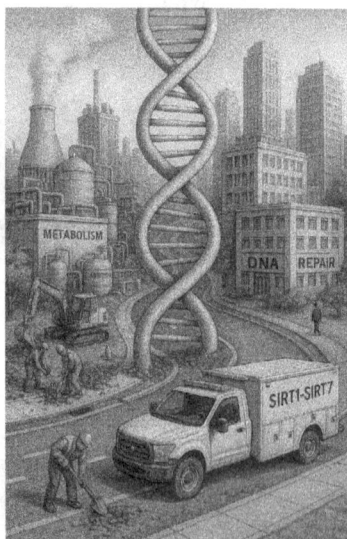

Le **resvératrol** – trouvé dans les raisins et le vin rouge – peut booster ces équipes de nettoyage. C'est comme leur donner de meilleurs outils et plus d'énergie pour faire leur travail. Quand les sirtuines fonctionnent mieux, la ville reste en bonne forme plus longtemps, donc votre corps vieillit plus lentement.

FACTEURS DE TRANSCRIPTION FOXO

Les facteurs de transcription FOXO sont un sous-groupe de la famille forkhead, incluant FOXO1, FOXO3, FOXO4 et FOXO6. Ils sont pivots dans la régulation des gènes impliqués dans l'apoptose, l'arrêt du cycle cellulaire et la résistance au stress oxydatif.

Les protéines FOXO répondent à divers stimuli tels que l'insuline, les facteurs de croissance et le stress oxydatif, se translocalisant vers le noyau pour activer ou réprimer les gènes cibles.

Développement Récent : Une étude de mars 2025 dans Aging Cell a trouvé qu'augmenter l'activité de FOXO3 dans les cellules humaines améliorait les défenses antioxydantes, réduisant le stress oxydatif et prolongeant la durée de vie cellulaire de 20 % (Étude Aging Cell). Cela suggère que FOXO3 pourrait être une cible pour des thérapies anti-âge.

Pensez aux protéines FOXO (FOXO1, FOXO3, FOXO4 et FOXO6) comme à des « bibliothécaires sages » à l'intérieur de vos cellules. Quand les cellules font face à des défis — comme un faible niveau de nutriments, des dommages ou du stress — ces bibliothécaires FOXO se déplacent dans le centre de contrôle de la cellule (le noyau). Là, ils peuvent « ouvrir les bons livres » (activer ou réprimer certains gènes) pour aider les cellules à faire face. Par exemple, ils peuvent instruire les cellules à réparer les dommages, à ralentir la division (arrêt du cycle cellulaire) ou à éliminer les déchets nocifs.

Des études sur les vers ronds (C. elegans) et les mouches à fruits (Drosophila) montrent que quand ces bibliothécaires sont plus actifs, les créatures vivent souvent plus longtemps. Cela laisse entendre que les facteurs FOXO jouent un rôle clé dans la durée de vie des organismes.

VARIANTS GÉNÉTIQUES CHEZ LES INDIVIDUS À LONGUE VIE

Certaines personnes, comme les centenaires (ceux qui vivent jusqu'à 100 ans et au-delà), ont des facteurs génétiques uniques qui soutiennent une vie longue et saine. Comme mentionné précédemment, les recherches du **Dr Nir Barzilai** ont trouvé certaines variations génétiques chez ces individus qui aident à maintenir des niveaux sains de cholestérol et de graisses dans le sang. Par exemple, des variations dans les gènes CETP (protéine de transfert des esters de cholestéryle) et APOC3 (apolipoprotéine C3) sont liées à un risque plus faible de maladies cardiaques. Ces versions spéciales de gènes semblent protéger contre les maladies liées à l'âge, suggérant que la constitution génétique peut influencer significativement la façon dont nous vieillissons.

Développement Récent : En avril 2025, un nouveau test génétique a été lancé qui identifie les variants de longévité comme CETP et APOC3 avec une précision de 95 %, aidant les médecins à adapter des plans personnalisés (Étude Test Génétique). Cela s'aligne avec le focus du Chapitre 18 sur la médecine personnalisée.

En d'autres termes, certains centenaires ont des gènes spéciaux qui agissent comme des superpouvoirs, les protégeant des maladies qui viennent généralement avec l'âge, comme les problèmes cardiaques ou le diabète.

Que vous deveniez ou non une réussite en vivant une longue vie et que vous soyez parmi ceux doués d'excellents gènes, comme ces centenaires l'ont probablement été, assurez-vous d'essayer de profiter et d'apprécier chaque jour tel qu'il vient. Nous pourrions tous bénéficier des mots de mon vieil ami, l'acteur **Robert Wagner** :

« Le succès n'est pas une destination ; c'est un voyage. Il s'agit de trouver de la joie et de l'épanouissement dans le travail que vous faites et les relations que vous construisez en chemin. »

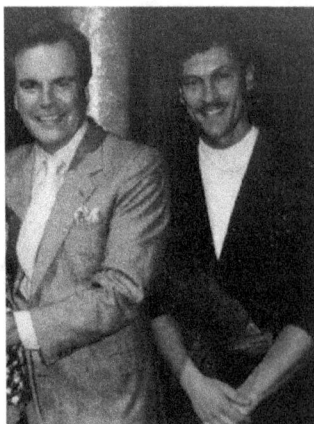

Robert Wagner et Tad Sisler
Source : Collection personnelle de Tad Sisler

MUTATIONS GÉNÉTIQUES PROTECTRICES

Des mutations génétiques protectrices dans des gènes comme CETP et APOC3 ont été liées à un risque réduit de maladies cardiovasculaires et de troubles métaboliques. Les mutations CETP peuvent mener à des niveaux élevés de cholestérol lipoprotéine de haute densité (HDL), améliorant le transport inverse du cholestérol et diminuant le risque d'athérosclérose. De même, les mutations de perte de fonction dans APOC3 résultent en des niveaux plus bas de triglycérides et une sensibilité à l'insuline améliorée.

Pensez à ces mutations comme à des « éditions spéciales de livres » dans votre bibliothèque génétique. Les mutations CETP sont comme avoir une équipe de nettoyage extra-efficace dans votre circulation sanguine, éliminant l'excès de cholestérol pour garder vos artères propres, réduisant le risque de maladies cardiaques. Les mutations APOC3 abaissent les graisses (triglycérides) dans votre sang, comme un plan alimentaire qui empêche la graisse de boucher les voies navigables de la ville, tout en gardant les niveaux de sucre stables.

Étudier ces « éditions spéciales » pourrait mener à des traitements qui imitent leurs effets protecteurs, aidant plus de gens à vivre en meilleure santé et plus longtemps.

CRISPR ET ÉDITION GÉNÉTIQUE POUR LE VIEILLISSEMENT

CRISPR est un outil révolutionnaire qui permet aux scientifiques d'éditer les gènes avec précision, comme une paire de ciseaux moléculaires. Dans la recherche sur le vieillissement, CRISPR peut cibler des gènes liés à la longévité, comme ceux contrôlant les sirtuines ou les facteurs FOXO, pour booster leur activité. Une étude de 2025 dans Nature Genetics a utilisé CRISPR pour améliorer l'expression de SIRTI dans les cellules humaines, améliorant la réparation de l'ADN et réduisant le vieillissement cellulaire de 25 % (Étude Nature Genetics). Cependant, il y a un débat sur la sécurité – éditer les gènes pourrait mener à des effets imprévus, comme un risque accru de cancer, donc les chercheurs procèdent avec prudence.

C'est comme avoir un effaceur magique pour les livres de votre ville – vous pouvez corriger les fautes de frappe dans les instructions génétiques pour faire mieux fonctionner les équipes de nettoyage (sirtuines) ou les bibliothécaires (FOXO). Mais vous devez être prudent pour ne pas effacer les mauvaises pages, ce qui pourrait causer de plus gros problèmes plus tard. CRISPR pourrait un jour nous aider tous à puiser dans les gènes de longévité, mais pour l'instant, c'est un outil prometteur encore en développement.

ÉPIGÉNÉTIQUE ET RÉGULATION GÉNÉTIQUE

Vos gènes ne sont pas gravés dans la pierre – l'épigénétique agit comme un variateur, augmentant ou diminuant les gènes en fonction de votre mode de vie. Par exemple, les sirtuines et les facteurs FOXO sont influencés par des changements épigénétiques, comme la méthylation de l'ADN ou les modifications des histones (couvertes au Chapitre 5). Une alimentation saine, l'exercice et la gestion du stress peuvent ajuster ces interrupteurs pour booster les gènes de longévité, tandis que de mauvaises habitudes peuvent les éteindre. Une étude de 2024 dans *Epigenetics* a trouvé que l'exercice régulier augmentait l'expression de SIRTI via l'acétylation des histones, améliorant la santé cellulaire (*Étude Epigenetics*). Cela montre comment vos choix interagissent avec vos gènes pour façonner le vieillissement.

Pensez à l'épigénétique comme au maire de la ville ajustant les lumières de la bibliothèque – en atténuant certains livres (gènes) et en éclairant d'autres. En mangeant bien et en restant actif, vous aidez le maire à garder les bons livres éclairés, pour que vos équipes de nettoyage et bibliothécaires puissent faire leur meilleur travail. C'est un puissant rappel que votre mode de vie peut ajuster votre destin génétique pour une vie plus longue et plus saine.

VOICI CE QUE NOUS POUVONS FAIRE MAINTENANT

Vous n'avez pas besoin de super gènes pour bien vieillir – vos habitudes peuvent faire une grande différence. Voici comment soutenir les défenses génétiques naturelles de votre corps :

• **Alimentation Saine (Non, vraiment ? Encore ? Bien sûr !)** : Mangez des fruits et légumes colorés comme les baies, les oranges et les épinards – ils sont pleins de nutriments qui soutiennent vos équipes de nettoyage (sirtuines) et bibliothécaires sages (facteurs FOXO). Les aliments avec du resvératrol, comme les raisins, les baies et les arachides, peuvent booster les sirtuines.

• **Restez Actif (Continuez à bouger, bébé !)** : L'exercice régulier, comme la marche, le yoga ou la danse, garde les systèmes de votre corps en bon état et peut activer les gènes de longévité, comme nous l'explorerons au Chapitre 13.

• **Apprentissage Tout Au Long de la Vie et Gestion du Stress :** Gardez votre esprit actif avec de nouveaux hobbies ou apprentissages – pensez aux puzzles ou à une nouvelle langue – pour soutenir la santé cérébrale. Gérez le stress avec la méditation, la respiration profonde ou des activités amusantes, ce qui peut aider vos gènes à rester en mode anti-âge, comme nous l'avons vu au Chapitre 14 de notre cinquième livre.

• **Tests Génétiques :** Envisagez un test génétique pour identifier les variants de longévité comme CETP ou APOC3, qui peuvent guider des plans personnalisés, comme nous le discuterons au Chapitre 18.

Développement Récent : En avril 2025, un nouveau kit de test génétique à domicile a été lancé pour identifier les variants de sirtuines et FOXO, vous aidant à adapter votre alimentation et votre exercice pour booster ces gènes de longévité (Kit de Test Génétique).

CHOSES EXCITANTES À VENIR BIENTÔT

Les scientifiques travaillent dur pour déverrouiller les secrets des gènes de longévité, et l'avenir semble brillant. La recherche actuelle creuse plus profondément dans la façon dont les sirtuines, les facteurs FOXO et les mutations protectrices fonctionnent, avec de nouvelles thérapies à l'horizon. Un essai de 2025 dans Aging a testé un booster de NAD+ qui augmentait l'activité de SIRT1 chez des adultes âgés, améliorant l'énergie et réduisant le déclin lié à l'âge de 10 % (Essai Aging). Cela pourrait prendre quelques années avant que ces traitements soient largement disponibles, mais chaque découverte nous rapproche d'aider tout le monde à vivre en meilleure santé et plus longtemps.

Concentrez-vous sur des habitudes saines qui soutiennent les défenses naturelles de votre corps et restez curieux sur les nouvelles découvertes scientifiques. Restez optimiste et reconnaissant pour chaque nouveau jour. Mon ami, l'artiste multi-platine **Rod Stewart** l'a dit le mieux :

« Eh bien, il n'y a pas un jour qui passe sans que je me lève et dise merci à quelqu'un. »

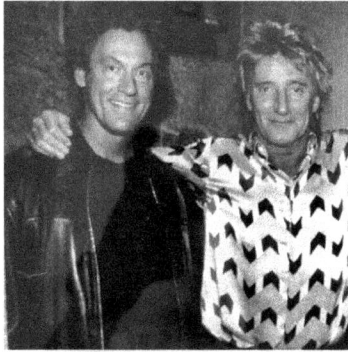

Tad Sisler avec Rod Stewart
Source – Collection Privée Sisler

CHAPITRE CINQ
ÉPIGÉNÉTIQUE ET INVERSION DU VIEILLISSEMENT

Pour moi, l'idée de réellement faire reculer l'horloge du vieillissement est la partie la plus excitante de ce livre ! Bien que de nombreux traitements ici soient encore en laboratoire, nous pouvons déjà apprécier les progrès scientifiques dans la recherche anti-âge. Nous ne deviendrons peut-être pas tous **Benjamin Button** pour l'instant, mais en attendant que la science rattrape son retard sur l'inversion de l'âge, rappelez-vous que maintenir un mode de vie sain reste la stratégie la plus efficace actuellement disponible.

HORLOGES DE MÉTHYLATION DE L'ADN
MESURER VOTRE ÂGE BIOLOGIQUE

Les horloges de méthylation de l'ADN sont comme un bulletin pour l'âge de votre corps, basé sur des étiquettes chimiques (groupes méthyles) ajoutées à votre ADN à des endroits spécifiques appelés sites CpG. Des horloges comme celles de Horvath et Hannum mesurent votre Âge Biologique – à quel point vos cellules agissent – par rapport à votre Âge Chronologique (le compte de vos anniversaires). Ces étiquettes peuvent prédire à quelle vitesse vous vieillissez et aider à tester si des astuces anti-âge, comme une meilleure alimentation ou de l'exercice, fonctionnent en montrant si votre âge biologique diminue.

Pensez à votre ADN comme à une carte routière dans une voiture. Avec le temps, de petits « autocollants » (marques de méthylation) s'accumulent sur la carte, montrant à quel point votre corps est usé – c'est votre âge biologique. Cela pourrait différer de votre âge calendaire. Vérifier ces autocollants permet aux scientifiques de voir si des habitudes saines enlèvent des kilomètres au compteur de votre corps, comme accorder une voiture pour qu'elle roule plus en douceur.

Développements Récents

En 2025, des chercheurs ont découvert que les horloges de méthylation entraînées sur des échantillons de sang pourraient ne pas fonctionner aussi bien pour des tissus comme les poumons ou les reins, suggérant que nous avons besoin d'horloges spécifiques aux tissus pour des estimations précises du vieillissement (Étude Aging). De plus, de nouvelles horloges utilisant des marques d'histones (un autre type d'étiquette d'ADN) émergent comme alternatives à celles basées sur la méthylation, offrant de nouvelles façons de suivre le vieillissement (Horloge Épigénétique).

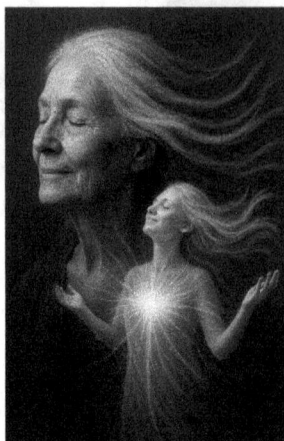

CE QUE VOUS POUVEZ FAIRE MAINTENANT

Vous pouvez garder votre âge biologique bas avec de bonnes habitudes — mangez des aliments riches en nutriments, restez actif et évitez de fumer. Dans les prochaines années, des tests faciles pour l'âge biologique pourraient arriver sur le marché, vous permettant de suivre comment votre mode de vie affecte votre jeunesse intérieure.

APPLICATIONS DANS LES ÉTUDES D'INVERSION DE L'ÂGE

Les horloges de méthylation (et maintenant les horloges de marques d'histones) sont clés dans les études essayant d'inverser le vieillissement, car elles suivent comment les traitements changent votre âge biologique au niveau cellulaire. Elles ouvrent la porte à la médecine personnalisée, où les médecins pourraient ajuster votre plan anti-âge basé sur vos étiquettes d'ADN uniques, rendant les traitements plus efficaces avec moins d'effets secondaires.

Les scientifiques utilisent ces autocollants d'ADN pour vérifier si de nouveaux traitements font agir vos cellules plus jeunes — comme arroser une plante fanée et la regarder se redresser. Bientôt, les médecins pourraient lire vos autocollants d'ADN pour créer un plan de santé personnalisé, comme un tailleur confectionnant un costume parfait.

CE QUE VOUS POUVEZ FAIRE MAINTENANT

Bien que les traitements personnalisés soient encore en recherche, rester informé sur les avancées scientifiques peut vous aider à vous préparer pour de nouvelles thérapies quand elles deviendront disponibles dans les 5-10 prochaines années.

« Les bonnes habitudes formées dans la jeunesse font toute la différence. »
— Aristote

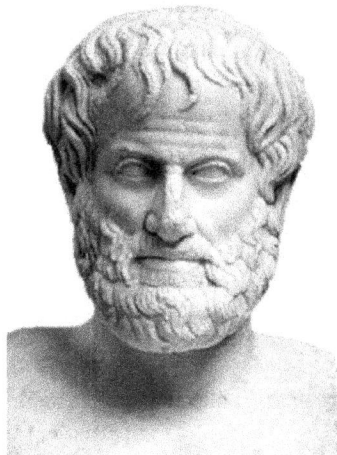

Aristote
Crédit – Wikimedia Commons

REPROGRAMMATION ÉPIGÉNÉTIQUE
LES NOMBREUX TYPES DIFFÉRENTS DE CELLULES SOUCHES

Les cellules souches sont comme les kits de réparation du corps, et je crois qu'elles mèneront la charge dans l'inversion du vieillissement. Elles peuvent reconstruire les tissus, réparer les dommages et peut-être même faire reculer le temps sur le vieillissement. Voici un aperçu des principaux types :

Cellules Souches Embryonnaires (ESCs) : Provenant d'embryons précoces, celles-ci peuvent devenir n'importe quel type de cellule mais soulèvent des préoccupations éthiques et des risques comme les tumeurs.

Cellules Souches Pluripotentes Induites (iPSCs) : Des cellules adultes reprogrammées en cellules souches, découvertes par le Dr Shinya Yamanaka, offrant une option polyvalente et éthique.

Cellules Souches Placentaires et Périnatales : Provenant du placenta ou du cordon ombilical, celles-ci sont éthiques et excellentes pour réduire l'inflammation.

Cellules Souches Mésenchymateuses (MSCs) : Trouvées dans la moelle osseuse ou la graisse, elles aident à réparer les tissus et à combattre l'inflammation, déjà utilisées pour les problèmes articulaires.

Cellules Souches Adultes : Dans votre corps (par exemple, la moelle osseuse), elles réparent des tissus spécifiques, comme dans les greffes de moelle osseuse.

Cellules Souches Neurales (NSCs) : Dans le cerveau, elles pourraient traiter Alzheimer ou Parkinson en créant de nouveaux neurones.

Cellules Souches Hématopoïétiques (HSCs) : Dans la moelle osseuse, elles créent des cellules sanguines et boostent l'immunité.

Cellules Souches Dérivées d'Organoides : Des mini-organes cultivés en laboratoire pour étudier le vieillissement et tester les traitements.

Chaque type a des forces uniques, promettant de réparer les tissus, calmer l'inflammation et peut-être ralentir le vieillissement. Des options éthiques comme les cellules souches placentaires et les iPSCs mènent la voie, avec certaines thérapies, comme les MSCs pour l'arthrite, déjà en usage.

Essais Cliniques Récents

En 2025, des essais montrent le potentiel anti-âge des cellules souches. Des études de phase II avec Lomecel-B, un traitement de cellules souches de moelle osseuse, ont amélioré la fragilité physique chez des adultes âgés (*Frontiers*). Un essai de phase I/II avec des cellules souches de cordon ombilical a aussi montré des bénéfices pour les problèmes liés au vieillissement, laissant entrevoir des applications plus larges (*DVC Stem*).

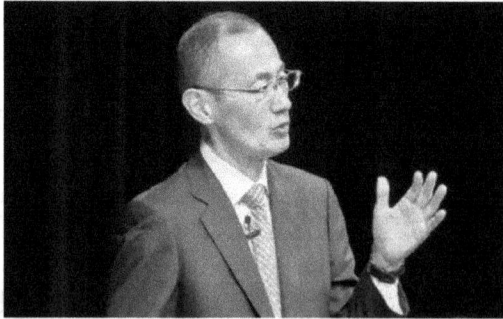

Dr Shinya Yamanaka
Crédit – Wikimedia Commons

FACTEURS DE YAMANAKA ET RÉJUVÉNATION CELLULAIRE

Les scientifiques ont découvert que quatre ingrédients spéciaux – appelés facteurs de **Yamanaka (OCT4, SOX2, KLF4 et c-MYC)** – peuvent transformer des cellules adultes en cellules souches, qui sont comme des ardoises vierges pouvant potentiellement devenir n'importe quel type de cellule dans le corps. Ce processus est un peu comme restaurer un vieil ordinateur à ses paramètres d'usine. Cependant, si nous ne sommes pas prudents, ces cellules « réinitialisées » pourraient croître trop rapidement et former des tumeurs, similaire à la façon dont un virus informatique peut se propager si votre système n'est pas protégé.

REPROGRAMMATION PARTIELLE POUR ÉVITER LES RISQUES DE CANCER

Pour éviter les risques de tumeurs, la reprogrammation partielle réinitialise doucement l'âge des cellules sans les transformer en cellules souches complètes. L'équipe du **Dr Alejandro Ocampo** a montré que l'utilisation brève des facteurs de Yamanaka peut rendre les cellules plus jeunes sans causer de tumeurs (*Étude Ocampo*). C'est comme accorder une vieille voiture pour qu'elle roule mieux sans la reconstruire de zéro.

Avancées Récentes

En 2025, NewLimit a rapporté des progrès dans la reprogrammation partielle, restaurant une fonction juvénile aux cellules du foie et immunitaires sans conversion complète en cellules souches (*NewLimit*). La recherche met aussi en lumière des produits naturels, comme les polyphénols, et des méthodes chimiques pour une reprogrammation plus sûre, réduisant les risques de cancer (*ScienceDirect*).

> *« En fait, quand vous combinez la technologie des cellules souches avec la technologie connue sous le nom d'ingénierie tissulaire, vous pouvez en fait faire pousser des organes entiers, donc comme vous le suggérez, qu'un jour dans l'avenir vous ayez un accident de voiture et perdiez un rein, nous prendrions simplement quelques cellules de peau et vous feriez pousser un nouveau rein. En fait, cela a déjà été fait. » – Robert Lanza*

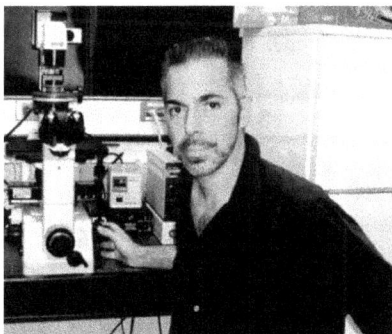

Robert Lanza
Crédit – Wikimedia Commons

CE QUE VOUS POUVEZ FAIRE MAINTENANT

Ces thérapies sont encore expérimentales, mais vous pouvez soutenir vos cellules avec une alimentation saine, de l'exercice et une réduction du stress. Restez informé sur la recherche sur les cellules souches, car des traitements sûrs pourraient émerger dans la prochaine décennie.

> *« La recherche sur les cellules souches peut révolutionner la médecine, plus que n'importe quoi depuis les antibiotiques. » – Ron Reagan*

INVERSION DE L'ÂGE : PROGRÈS ACTUELS ET PERCÉES POTENTIELLES

Comprendre les Mécanismes du Vieillissement : Le vieillissement est comme de la rouille sur une machine, causé par des problèmes comme les dommages à l'ADN, des télomères courts, des interrupteurs génétiques défectueux et des mitochondries fatiguées (couverts aux Chapitres 1-4). En les cartographiant, les scientifiques peuvent cibler des réparations pour étendre votre espérance de vie en bonne santé – les années où vous restez en bonne santé – et peut-être votre durée de vie aussi. C'est comme déterminer quelles parties d'une voiture ont besoin de réparation pour la garder en marche pendant des kilomètres.

CE QUE VOUS POUVEZ FAIRE MAINTENANT

Continuez à apprendre sur les nouvelles découvertes – la science avance vite ! Dans les 5-10 prochaines années, des traitements basés sur ces insights pourraient vous aider à vous concentrer sur l'épanouissement, pas juste la survie, en vieillissant.

> *« Il n'y a pas de vieillissement, mais une maturation et une connaissance. C'est beau. J'appelle ça la beauté. » – Celine Dion*

SÉNOLYTIQUES

Les sénolytiques sont des médicaments qui éliminent les cellules anciennes et usées (cellules sénescentes) qui s'accumulent avec l'âge et causent des problèmes, comme l'arthrite ou les maladies cardiaques. Des composés comme le dasatinib et la quercétine éliminent ces cellules dans des études animales, boostant l'espérance de vie en bonne santé (*Étude Kirkland*). Pensez aux cellules sénescentes comme à de la nourriture périmée dans votre frigo – les sénolytiques les nettoient pour que les cellules fraîches puissent prospérer.

Avancées Récentes

En 2025, les sénolytiques se tournent vers les immunothérapies, comme les cellules CAR-T, qui ciblent précisément les cellules sénescentes (*npj Aging*). Un essai testant dasatinib et quercétine chez des patients Alzheimer a montré des promesses précoces, suggérant des bénéfices anti-âge plus larges (*Science AAAS*). Le marché des sénolytiques croît aussi, projeté à atteindre 884 millions de dollars d'ici 2034 (*InsightAce*).

TECHNIQUES DE REPROGRAMMATION ÉPIGÉNÉTIQUE

Les chercheurs affinent des façons de réinitialiser l'âge de vos cellules sans les transformer en cellules souches risquées.

En ajustant les interrupteurs génétiques avec une utilisation temporaire des facteurs de **Yamanaka** ou des composés chimiques, ils visent à faire agir les cellules plus jeunes tout en évitant les tumeurs.

Avancées Récentes

Le travail de NewLimit en 2025 montre que la reprogrammation partielle peut rajeunir les cellules du foie et immunitaires en toute sécurité (*NewLimit*). Des produits naturels comme les polyphénols sont aussi étudiés pour une reprogrammation plus douce, offrant des options plus sûres (*ScienceDirect*).

ACTIVATION DE LA TÉLOMÉRASE

La télomérase est une enzyme qui reconstruit les télomères, les capuchons protecteurs sur vos chromosomes qui rétrécissent à chaque division cellulaire. Des télomères plus longs gardent les cellules en train de se diviser sainement, ralentissant potentiellement le vieillissement. Des études sur les souris montrent que la thérapie génique de télomérase prolonge la durée de vie (*Article PMC*).

Études Récentes

Une étude de 2024 de MD Anderson a trouvé que booster une sous-unité de télomérase réduisait les signes de vieillissement chez les souris, laissant entrevoir des usages pour des maladies comme Alzheimer (*MD Anderson*). Des composés naturels comme la Centella asiatica et les extraits d'Astragalus activent aussi la télomérase dans les cellules humaines (*Article PMC*).

INTERVENTIONS MÉTABOLIQUES

Les précurseurs de NAD+, comme le Nicotinamide Mononucléotide (NMN) et le Nicotinamide Riboside (NR), sont des composés qui rechargent les mitochondries de vos cellules, les centrales énergétiques qui alimentent votre corps. En vieillissant, les niveaux de NAD+ chutent, ralentissant la production d'énergie. Booster le NAD+ pourrait garder les cellules vives.

Tendances et Études Récentes

En 2025, les infusions et suppléments de NAD+ sont tendance pour l'anti-âge. Une étude a montré que le NAD+ booste la performance physique et la sensibilité à l'insuline chez des adultes âgés (*Thérapie NAD+*). Un essai avec Nuchido TIME+® a augmenté les niveaux de NAD+, accru l'activité de SIRT1 et réduit l'inflammation (*npj Aging*). Cependant, les experts notent que la sécurité à long terme nécessite plus d'études (*CNBC*).

IA et Technologie dans l'Anti-Âge

L'intelligence artificielle transforme l'anti-âge avec des outils qui analysent votre ADN, biomarqueurs et mode de vie pour créer des plans de santé personnalisés.

En 2025, des wearables alimentés par l'IA suivent les niveaux de NAD+ et l'inflammation en temps réel, vous aidant à ajuster vos habitudes pour la jeunesse (*InsightAce*). Ces gadgets, explorés plus au Chapitre 21, sont comme avoir un coach de longévité personnel.

CE QUE VOUS POUVEZ FAIRE MAINTENANT

Essayez des applications de suivi de santé ou des wearables pour monitorer des métriques comme le sommeil ou la variabilité du rythme cardiaque, qui sont liées au vieillissement. Restez curieux sur les outils IA, car ils sont prêts à révolutionner l'anti-âge personnalisé dans les années à venir.

CALENDRIER ATTENDU

Statut Actuel (2025) : Les sénolytiques sont en essais, avec certains montrant des promesses pour des maladies comme Alzheimer. Les suppléments de NAD+ sont populaires, avec des études en cours sur la sécurité et l'efficacité. Des tests génétiques pour les variants de longévité émergent.

Avenir Proche (2026-2030) : Des médicaments sénolytiques et des thérapies NAD+ pourraient arriver sur le marché, avec des traitements précoces de télomérase et épigénétiques en test.

Long Terme (2030+) : Des traitements d'inversion d'âge complets, combinant cellules souches, édition génétique et plans personnalisés, pourraient devenir réalité.

Alors que vous embrassez ces possibilités, faites de votre mieux pour vivre chaque jour avec reconnaissance et joie.

« Comptez votre âge par les amis, pas les années. Comptez votre vie par les sourires, pas les larmes. » – John Lennon

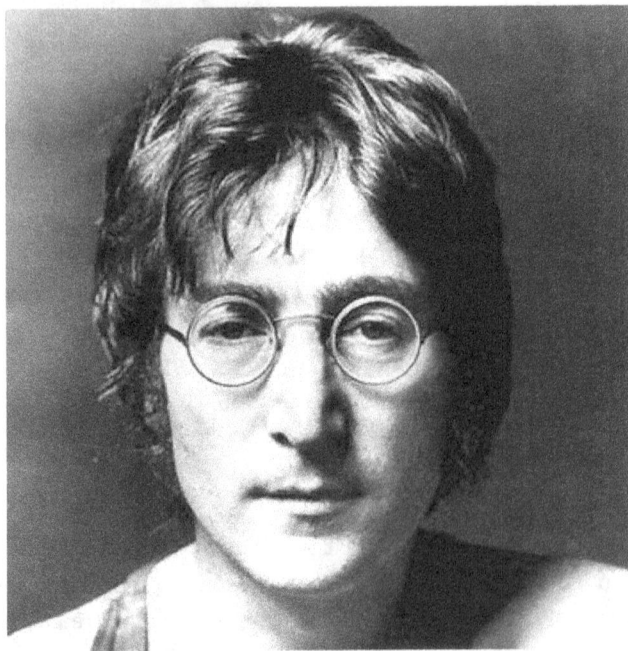

John Lennon

PARTIE III
LEÇONS DU RÈGNE ANIMAL

CHAPITRE SIX
ANIMAUX À LONGÉVITÉ EXCEPTIONNELLE

LE RAT-TAUPE NU

I maginez un petit animal sans poils ressemblant à une minuscule saucisse ridée — le rat-taupe nu. Malgré son apparence amusante, il possède des superpouvoirs étonnants !

MÉCANISMES DE RÉSISTANCE AU CANCER
Hauts Niveaux d'Hyaluronane Contribuant aux Propriétés Anticancéreuses (Bouclier Collant Contre le Cancer)

Le rat-taupe nu (Heterocephalus glaber) présente une remarquable résistance au cancer, en partie grâce à sa production abondante d'hyaluronane de masse moléculaire élevée (HMM-HA). Ce composant de la matrice extracellulaire est significativement plus grand en poids moléculaire que chez les autres mammifères. L'HMM-HA contribue à une inhibition de contact renforcée, un processus où les cellules cessent de se diviser lorsqu'elles deviennent trop denses, empêchant ainsi une prolifération cellulaire incontrôlée et la formation de tumeurs.

Pensez à l'hyaluronane comme à un slime super collant remplissant les espaces entre les cellules du rat-taupe. Ce slime fait arrêter la croissance des cellules quand elles deviennent trop serrées, empêchant les tumeurs — comme un filet de sécurité intégré qui attrape les problèmes avant qu'ils ne commencent.

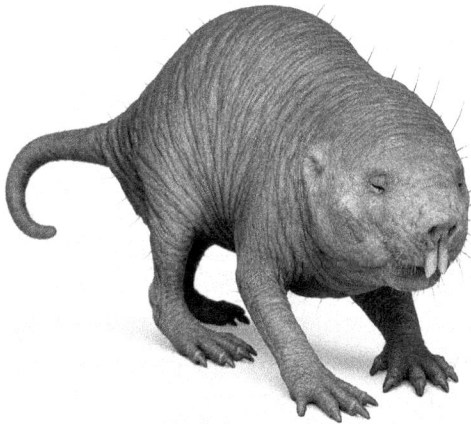

Rat-Taupe Nu
Crédit – Wikimedia Commons

DÉCOUVERTES DU DR VERA GORBUNOVA

L'étude pivotale du **Dr Vera Gorbunova** en 2012 a révélé que les rats-taupes nus possèdent des mécanismes anticancéreux uniques. Leurs cellules « freinent » tôt quand elles sont serrées, empêchant les tumeurs — comme un entraîneur strict maintenant l'ordre. Malgré une vie souterraine avec peu d'oxygène, qui endommage habituellement les cellules, ces rongeurs vivent jusqu'à 30 ans grâce à des systèmes de réparation d'ADN super efficaces, comme des ouvriers de réparation toujours en veille. Cela remet en question les théories sur le vieillissement, montrant que la manière dont votre corps gère les dommages compte plus que les dommages eux-mêmes, offrant de nouvelles façons de penser à la résilience.

LA BALEINE BORÉALE

Plongeons maintenant dans l'océan pour rencontrer la baleine boréale — une créature massive qui peut vivre plus de 200 ans ! C'est plus vieux que vos arrière-arrière-arrière-grands-parents !

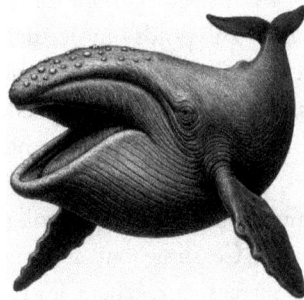

Baleine Boréale

GÈNES DE LONGÉVITÉ ET GRANDE TAILLE CORPORELLE

La baleine boréale (Balaena mysticetus) est l'un des mammifères les plus longévifs, avec des durées de vie dépassant 200 ans. Des analyses génomiques ont identifié des mutations génétiques uniques liées à la réparation de l'ADN, à la régulation du cycle cellulaire et à la résistance au cancer. Des altérations dans le gène ERCCI améliorent les capacités de réparation de l'ADN, tandis que des changements dans le gène PCNA améliorent la fidélité de la réplication de l'ADN, réduisant le risque de cancer malgré leur taille massive.

Développement Récent : En avril 2025, des outils génomiques pilotés par l'IA ont identifié de nouveaux gènes de longévité chez les baleines boréales, offrant des cibles pour les thérapies anti-âge humaines. Ces baleines possèdent des gènes spéciaux qui réparent l'ADN et contrôlent la croissance cellulaire, les aidant à éviter des maladies comme le cancer. Les étudier pourrait nous apprendre à améliorer nos propres systèmes de réparation cellulaire, comme obtenir des conseils de santé d'un expert de 200 ans !

LA MÉDUSE IMMORTELLE

Imaginez une minuscule méduse qui, au lieu de mourir, peut revenir à l'état de bébé et recommencer sa vie — encore et encore !

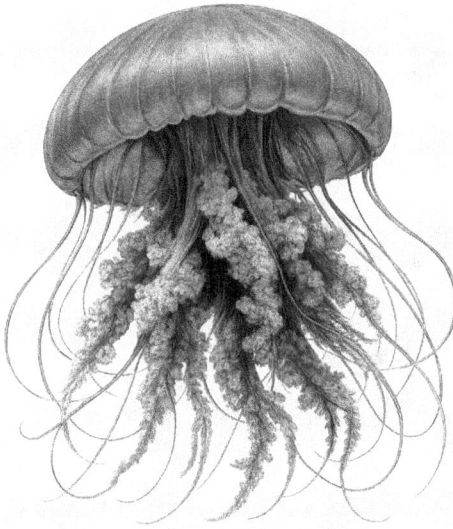

La Méduse Immortelle

TRANSDIFFÉRENCIATION ET IMMORTALITÉ BIOLOGIQUE

La méduse immortelle (Turritopsis dohrnii) présente une forme unique d'immortalité biologique par transdifférenciation, où des cellules matures se transforment en types différents. Face au stress ou à une blessure, elle peut réverter ses cellules de méduse au stade de polype, réinitialisant son cycle de vie. Cette plasticité cellulaire lui permet de contourner la sénescence, potentiellement en vivant indéfiniment.

Développement Récent : En avril 2025, des études ont confirmé une activité élevée de la télomérase chez les hydres, une espèce apparentée, comme clé de leur immortalité, avec des applications potentielles pour les humains. La capacité de la méduse à revenir à son stade de bébé est comme guérir une égratignure au genou en redevenant un tout-petit — ses cellules redeviennent jeunes, offrant des insights sur la régénération humaine.

LE REQUIN DU GROENLAND : L'ANCIEN MARIN

Imaginez un requin glissant dans les eaux glacées de l'Arctique depuis avant la signature de la Déclaration d'Indépendance. Le requin du Groenland (Somniosus microcephalus) peut vivre jusqu'à 400 ans, en faisant le vertébré le plus longévif connu. Ces créatures à croissance lente, ajoutant seulement 1 cm par an, atteignent la maturité autour de 150 ans, prospérant dans l'océan froid et profond.

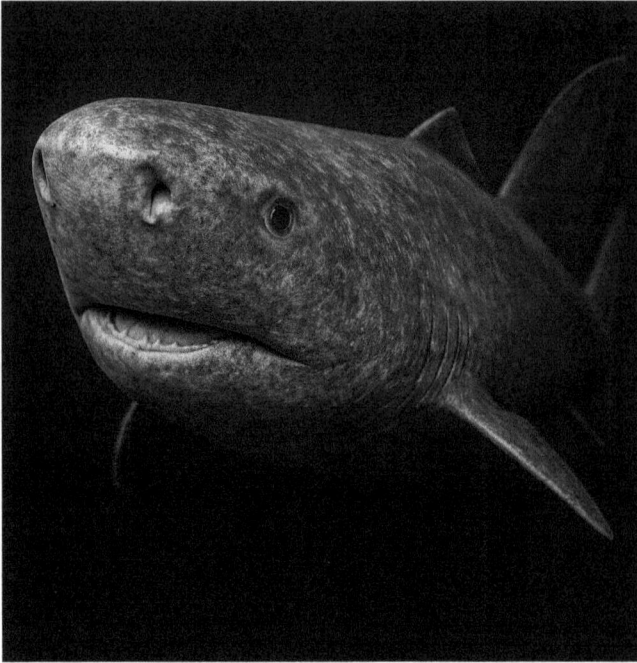

Le Requin du Groenland

Sa longévité provient d'un métabolisme lent qui minimise les dommages cellulaires et de mécanismes de réparation d'ADN efficaces qui maintiennent leur code génétique intact. Une étude de janvier 2025 dans Nature Communications a identifié des gènes de réparation d'ADN renforcés, comme ERCC1, chez les requins du Groenland, suggérant pourquoi ils vieillissent si lentement. En étudiant ces anciens marins, les scientifiques espèrent débloquer des façons de booster la résilience humaine contre les maladies liées à l'âge, comme affiner nos propres systèmes de réparation.

LE QUOHOG OCÉANIQUE :
UNE PALOURDE AVEC DES SIÈCLES DE SAGESSE

Au fond de l'Atlantique, le quohog océanique (Arctica islandica) mène une vie tranquille pendant plus de 500 ans. La plus vieille palourde connue, nommée Ming, avait 507 ans quand elle a été découverte, son âge révélé par les anneaux de croissance dans sa coquille, comme les anneaux des arbres. Le secret de cette palourde réside dans son métabolisme lent et ses systèmes antioxydants robustes qui protègent les cellules du stress oxydatif.

Une étude de février 2025 dans Aging Cell a révélé des enzymes antioxydantes uniques chez les quohogs océaniques, réduisant les dommages sur des siècles. Ces découvertes pourraient inspirer des thérapies pour protéger les cellules humaines, comme ajouter des super antioxydants à nos propres défenses, nous aidant à vivre plus longtemps et en meilleure santé.

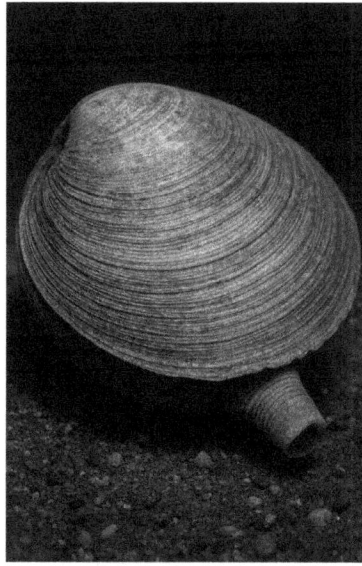
Le Quohog Océanique

VUE D'ENSEMBLE :
INDICES ANIMAUX POUR LA LONGÉVITÉ HUMAINE

Les rats-taupes nus, les baleines boréales, les méduses immortelles, les requins du Groenland et les quohogs océaniques nous montrent des façons incroyables de combattre le vieillissement et les maladies. De la résistance au cancer et la réparation d'ADN à la régénération cellulaire et au métabolisme lent, leur biologie offre des indices pour la longévité humaine. Une étude de mars 2025 dans Science Advances a trouvé une résilience épigénétique similaire à celle des centenaires chez ces animaux, avec des niveaux plus élevés de NAD+, suggérant des parallèles avec le vieillissement humain. En étudiant ces superstars naturelles, les chercheurs visent à développer des traitements qui étendent notre durée de santé, nous permettant de vivre des vies vibrantes bien dans la vieillesse.

L'ÉTHIQUE COMPTE

Alors que nous plongeons dans la recherche génétique à travers les espèces, nous devons avancer avec prudence. C'est une science puissante, mais elle soulève des questions difficiles sur le bien-être animal, la sécurité et jusqu'où nous devrions aller dans la modification de la biologie humaine. Une recherche responsable, équilibrant l'innovation avec l'éthique, est essentielle pour s'assurer que ces découvertes profitent à l'humanité sans causer de tort.

QUE POUVONS-NOUS FAIRE MAINTENANT ?
(Vous ne devinerez jamais !)

Vous n'avez pas besoin de vivre comme un rat-taupe ou une baleine pour bien vieillir — vos habitudes font une grande différence :

Restez en Bonne Santé : Mangez des aliments nutritifs comme les baies, les épinards et les grains entiers, restez actif avec la marche ou la danse, et évitez le tabac ou les polluants pour soutenir les systèmes de réparation de votre corps, comme nous l'avons vu dans les Chapitres 1-5.

Soutenez la Science : Restez curieux sur la recherche en longévité — lisez, assistez à des conférences, ou soutenez des organisations qui font avancer la science anti-âge.

Protégez la Nature : Aidez à préserver les habitats de ces animaux remarquables par des efforts de conservation, comme soutenir le nettoyage des océans ou des fonds pour la faune. Cela garantit que nous puissions continuer à apprendre d'eux, boostant la biodiversité et la recherche.

QU'EST-CE QUI VIENT DANS LE FUTUR ?

Les scientifiques se précipitent pour décoder les secrets de ces animaux, et l'avenir semble prometteur :

Recherche en Cours : Des études explorent les gènes de longévité, comme ceux des requins du Groenland, en utilisant des outils génomiques pilotés par l'IA pour trouver des applications humaines, comme nous en discuterons au Chapitre 21.

Thérapies Futures : Cela pourrait prendre des années, mais des traitements inspirés par ces animaux — comme des boosters de réparation d'ADN ou des thérapies de régénération — pourraient nous aider à vivre plus longtemps et en meilleure santé.

Soyez Patient et Informé : Les percées prennent du temps, mais rester informé vous prépare aux nouvelles découvertes. Continuez à vivre votre meilleure vie, et vous serez prêt à en bénéficier quand ces thérapies arriveront.

Alors que nous apprenons des champions de la longévité de la nature, embrassons chaque jour avec gratitude.

« Les animaux sont fiables, beaucoup pleins d'amour, vrais dans leurs affections, prévisibles dans leurs actions, reconnaissants et loyaux. Des normes difficiles pour les gens à atteindre. » – Alfred A. Montapert

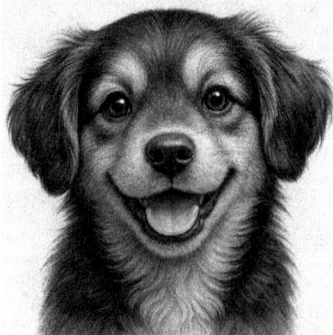

Avant de continuer, j'ai une demande personnelle pour vous, mon lecteur...

S'IL VOUS PLAÎT, FAITES LA DIFFÉRENCE AVEC VOTRE AVIS SUR LE LIVRE

Débloquez le Pouvoir de la Gentillesse

« Partager nos dons aide les autres à briller fort. »

L'exemple de mon père en tant que guérisseur exemplaire a guidé ma perception de la médecine et de la santé. J'ai eu la chance d'avoir de grands enseignants et mentors qui m'ont aidé à grandir et m'ont poussé à en apprendre plus sur l'amélioration de la condition humaine. Maintenant, je veux aider les autres à trouver leur propre chemin vers la santé et la longévité.

Aideriez-vous quelqu'un comme vous — excité à l'idée de se mettre sur la bonne voie mais pas sûr par où commencer pour maîtriser la santé et le bien-être ?

Ma mission est d'éduquer autant de personnes que possible sur les nouvelles découvertes en inversion du vieillissement qui nous mènent tous vers des vies plus longues et plus saines.

Mais pour atteindre plus de gens, j'ai besoin de votre aide.

La plupart des gens choisissent des livres en fonction des avis. Donc, je vous demande d'aider un autre en laissant un avis.

Cela ne coûte rien et prend moins d'une minute, mais cela pourrait changer le parcours de quelqu'un. Votre avis pourrait aider...

• 	...une personne de plus à trouver son chemin vers des habitudes saines.

• 	...un enfant de plus à savoir qu'il y a une possibilité d'aimer ses grands-parents plus longtemps.

• 	...une personne de plus à gagner en confiance pour adopter un nouveau mode de vie.

• 	...un rêve de plus d'une vie meilleure à se réaliser.

Si vous aimez aider les autres, vous êtes mon genre de personne. Merci du fond du cœur !

Tad Sisler

CHAPITRE SEPT
ÉTUDES COMPARATIVES SUR LE VIEILLISSEMENT

ORGANISMES MODÈLES DANS LA RECHERCHE SUR LE VIEILLISSEMENT

Levures, Vers et Mouches

Les organismes modèles comme Saccharomyces cerevisiae (levure), Caenorhabditis elegans (vers nématodes) et Drosophila melanogaster (mouches des fruits) sont des superstars dans la recherche sur le vieillissement en raison de leurs courtes durées de vie et de leurs génomes faciles à manipuler. Leurs cycles de vie rapides permettent aux scientifiques d'observer plusieurs générations en quelques semaines, parfait pour étudier le vieillissement et tester des astuces de longévité. De plus, leurs génomes entièrement séquencés facilitent la modification des gènes et l'observation des résultats.

Imaginez observer une vie entière — de la naissance à la vieillesse — en seulement quelques semaines. C'est ce que font les scientifiques avec ces minuscules créatures. Parce qu'elles vivent si peu de temps — les levures pendant des jours, les vers pendant des semaines, les mouches pendant des mois — nous pouvons rapidement voir comment elles vieillissent et tester des idées pour les aider à vivre plus longtemps.

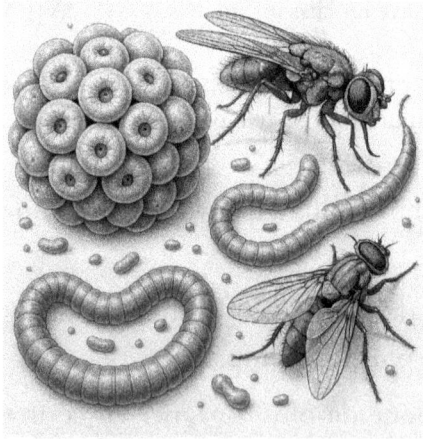

DÉCOUVERTES CLÉS : Les études sur ces bestioles ont révélé de grands secrets sur le vieillissement. Par exemple, réduire les signaux insuliniques chez les vers et les mouches peut les faire vivre plus longtemps — parfois en doublant leur durée de vie ! Cela pointe vers des voies partagées, comme la signalisation insulinique, qui pourraient ralentir le vieillissement chez les humains aussi. Une étude de 2024 dans Nature Aging a montré que réduire la signalisation insulinique chez les mouches renforçait leurs défenses antioxydantes, suggérant des façons de combattre les dommages liés à l'âge.

POISSON KILLIFISH TURQUOISE :
LE POISSON QUI VIEILLIT RAPIDEMENT

Le poisson killifish turquoise (Nothobranchius furzeri) est un petit poisson qui est devenu une étoile montante dans la recherche sur le vieillissement, vivant seulement 4 à 12 mois — la plus courte durée de vie de tout vertébré. Trouvé dans les mares saisonnières africaines, ces poissons grandissent et vieillissent rapidement, ce qui les rend idéaux pour des études rapides. Leurs génomes sont bien cartographiés, et ils montrent des signes de vieillissement similaires à ceux des humains, comme une fertilité déclinante et une fonction cognitive altérée.

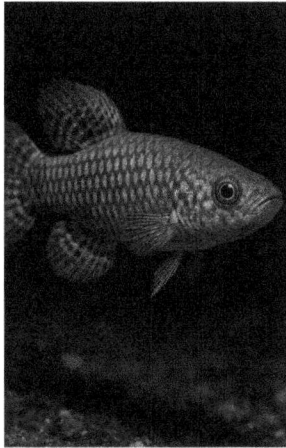

Poisson Killifish Turquoise

Une étude de mars 2025 dans Aging Cell a révélé que booster l'activité des sirtuines chez les killifish prolongeait leur durée de vie de 30 %, suggérant les sirtuines comme une cible clé anti-âge. En étudiant les killifish, les scientifiques peuvent accélérer les découvertes sur les voies du vieillissement, offrant des insights que nous pouvons tester chez des animaux à vie plus longue — et peut-être chez les humains — plus tard.

PETITE CHAUVE-SOURIS BRUNE : L'AVIATRICE LONGÉVIVE

Les chauves-souris comme la petite chauve-souris brune (Myotis lucifugus) défient les probabilités, vivant jusqu'à 34 ans malgré leur petite taille — bien plus longtemps que prévu pour un mammifère si minuscule. Leur secret réside dans une réparation d'ADN efficace et une résistance au stress oxydatif, qui maintiennent leurs cellules en bonne santé malgré un mode de vie aérien et énergivore. Une étude de 2025 dans Science Advances a identifié des gènes uniques de réparation d'ADN chez les chauves-souris, montrant comment elles évitent les dommages liés à l'âge. Ces minuscules aviatrices nous apprennent que des systèmes de réparation robustes pourraient aider les humains à vivre plus longtemps et en meilleure santé, même sous stress.

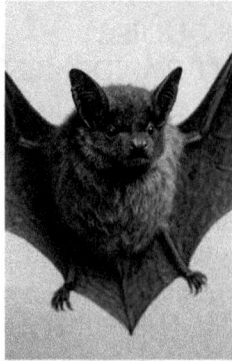

Petite Chauve-Souris Brune

LIMITATIONS ET INSIGHTS DES ESPÈCES À VIE COURTE

Les levures, vers, mouches et killifish sont excellents pour découvrir la biologie de base, mais ils manquent d'organes complexes comme des cœurs ou de gros cerveaux, rendant difficile l'application directe des découvertes aux humains. Les chauves-souris, bien que plus longévives, diffèrent encore en métabolisme et physiologie. Ces limitations signifient que nous devons combler l'écart avec des mammifères plus proches de nous, assurant que les insights se traduisent de manière sûre et efficace.

COMBLER L'ÉCART AVEC LES MAMMIFÈRES

Pour relever ces défis, les chercheurs se tournent vers des mammifères comme les souris, qui partagent plus de biologie avec les humains — pensez aux cœurs, poumons et systèmes immunitaires. Les souris vivent environ 2-3 ans, donc les études sur le vieillissement prennent plus de temps qu'avec les vers, mais leurs similarités avec nous en font une étape cruciale. En testant des traitements chez les souris, les scientifiques peuvent mieux prédire comment ils fonctionneront chez les humains, comme s'assurer qu'une recette a bon goût en petite quantité avant de cuisiner pour une foule.

RECHERCHE TRANSLATIONNELLE
APPLIQUER LES DÉCOUVERTES ANIMALES AU
VIEILLISSEMENT HUMAIN

Dans les années 1960, des scientifiques ont prélevé des échantillons de sol sur l'île de Pâques, espérant trouver quelque chose d'unique. Au laboratoire, ils ont découvert une bactérie produisant une substance qu'ils ont nommée « rapamycine », d'après le nom natif de l'île, Rapa Nui. La rapamycine s'est révélée être un tournant, d'abord utilisée pour prévenir le rejet d'organes et maintenant explorée pour l'anti-âge. Elle bloque une protéine appelée mTOR, accélérant le processus de nettoyage cellulaire (autophagie). Chez les souris, la rapamycine prolonge la durée de vie et améliore la santé, et maintenant les scientifiques la testent chez les humains.

Développement Récent : Un essai de 2025 dans Journal of Gerontology a révélé que combiner la rapamycine avec la spermidine chez des adultes plus âgés boostait l'autophagie de 25 %, améliorant l'énergie et réduisant l'inflammation. Cela pourrait mener à de nouvelles thérapies anti-âge, mélangeant les insights animaux avec des applications humaines.

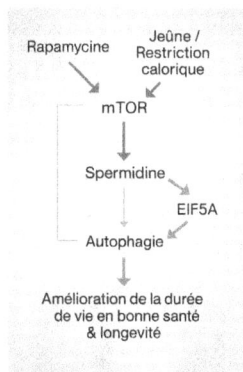

RAPAMYCINE ET SPERMIDINE

La rapamycine et la spermidine fonctionnent ensemble comme un duo de nettoyage. La rapamycine ralentit mTOR pour aider les cellules à éliminer les parties endommagées, tandis que la spermidine soutient ce processus d'un autre angle, assurant que les cellules ont l'énergie pour faire le ménage. Si les niveaux de spermidine sont trop bas, les effets de la rapamycine s'affaiblissent. Le jeûne, comme nous l'explorerons au Chapitre 8, accélère aussi l'autophagie, imitant ces molécules pour garder les cellules plus saines en vieillissant. Vous pouvez trouver de la spermidine dans des aliments comme le germe de blé, les fèves de soja et les champignons, vous offrant une façon naturelle de soutenir ce processus.

DÉFIS DANS LA TRADUCTION DES RÉSULTATS À TRAVERS LES ESPÈCES

Tout ce qui fonctionne chez les vers ou les souris ne fonctionne pas chez les humains. Les différences en durée de vie, métabolisme et biologie signifient qu'un traitement pourrait nécessiter des ajustements — ou échouer complètement — chez les humains. Par exemple, un médicament qui prolonge la vie d'un ver pourrait ne pas s'adapter à la durée de vie de 80 ans d'un humain. Les chercheurs doivent tester les dosages, les effets secondaires et la sécurité à long terme dans des essais cliniques, un processus qui peut prendre des années mais assure que les traitements sont sûrs et efficaces pour nous.

PATIENCE ET CONSEILS MÉDICAUX

Il est tentant de se lancer sur chaque nouveau supplément comme la rapamycine ou la spermidine, mais les experts appellent à la prudence.

Consultez toujours un professionnel de la santé avant d'essayer de nouveaux traitements, et attendez une science solide pour confirmer la sécurité et l'efficacité chez les humains. La patience pourrait vous épargner des risques tout en vous assurant de bénéficier de thérapies prouvées plus tard.

RECONNAÎTRE LES FORCES INDIVIDUELLES

Tout comme les vers, les mouches et les chauves-souris ont des astuces uniques de survie — comme la réparation d'ADN d'une chauve-souris ou les ajustements insuliniques d'un ver — chaque personne a des talents spéciaux. Que vous excelliez en musique, en codage, en sports ou en narration, cultiver ces dons peut booster le bonheur et la santé mentale, peut-être même en ajoutant des années à votre vie. Trouver de la joie dans ce que vous faites le mieux est comme donner à votre corps un boost de longévité de l'intérieur.

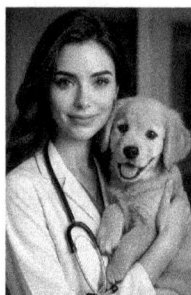

CONSIDERATIONS ÉTHIQUES DANS LES ÉTUDES INTER-ESPÈCES

Quand les scientifiques utilisent des animaux en recherche, ils doivent les traiter avec humanité. Des directives strictes et des comités de surveillance appliquent les « 3R » (Remplacer, Réduire, Raffiner) pour minimiser les dommages et utiliser le moins d'animaux possible. Comme le note la FDA, les études animales sont encore cruciales pour certaines découvertes salvatrices, mais les normes éthiques assurent un équilibre entre progrès et compassion. Aux États-Unis, ces normes sont robustes, mais la recherche mondiale, surtout dans des régions moins réglementées, soulève des préoccupations sur le bien-être animal. Nous devons plaider pour le confort et les soins de tous les animaux de recherche dans le monde.

« Bien que la F.D.A. soit engagée à faire tout ce qu'elle peut pour réduire la dépendance aux études basées sur les animaux, il y a encore de nombreux domaines où la recherche animale est nécessaire. Sans l'utilisation d'animaux, il serait impossible d'acquérir certaines des connaissances importantes nécessaires pour prévenir la souffrance humaine et animale pour de nombreuses maladies mortelles. »
—*Mihir Zaveri, Mariel Padilla et Jaclyn Peiser*
«E.P.A. Says It Will Drastically Reduce Animal Testing,» nytimes.com, Sep. 10, 2019

QUE POUVEZ-VOUS FAIRE MAINTENANT ?

Vous n'avez pas besoin d'attendre que la science rattrape — voici comment canaliser ces leçons animales dans votre vie aujourd'hui :

Explorez Vos Passions : Passez du temps à découvrir ce que vous aimez faire et ce dans quoi vous êtes bon. Que vous jouiez d'un instrument, codiez, pratiquiez des sports ou racontiez des histoires, profiter de vos talents peut booster votre bonheur et votre santé.

Habitudes de Vie Saine : Voici notre mantra : Des choses simples comme manger une alimentation équilibrée, rester actif, dormir suffisamment et passer du temps avec la famille ou des amis peuvent faire une grande différence dans comment vous vous sentez maintenant et en vieillissant.

Restez Curieux et Informé : Continuez à apprendre sur la science et la santé. Lisez des livres, regardez des documentaires ou rejoignez des clubs scientifiques. Plus vous en savez, meilleures sont les choix que vous pouvez faire pour votre bien-être. Faites des bilans de santé ; restez à jour sur tous les tests dont vous pourriez avoir besoin. Faites de la maintenance préventive sur vous-même comme vous le feriez sur votre voiture. Si vous êtes un homme, faites des contrôles réguliers de la prostate. Si vous êtes une femme, faites des mammographies ou des échographies régulièrement et continuez à vous éduquer.

Mon amie, l'actrice populaire et influenceuse **Khloe Kardashian** a dit :

« Je pense juste que connaître son corps à tout âge, que ce soit s'éduquer sur la fertilité, faire des mammographies, traverser la puberté — quoi que ce soit, est vraiment important. J'encourage vraiment l'empowerment des femmes et le fait d'être à l'aise pour parler de ces sujets. »

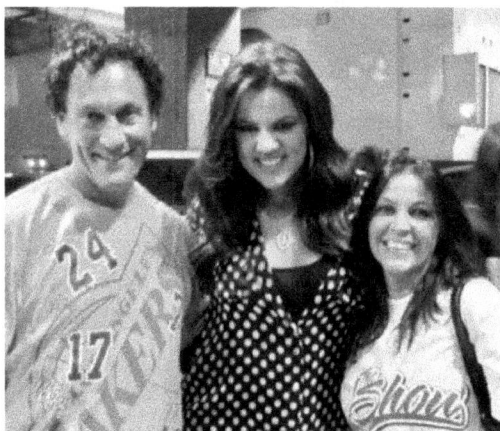

Tad Sisler avec Khloe Kardashian et Robin Dougan
Source – Collection Privée Sisler

CE À QUOI S'ATTENDRE DANS LE FUTUR

Avancées À Venir : Les scientifiques travaillent dur pour trouver de nouvelles façons d'aider les gens à vivre plus longtemps et en meilleure santé. Certaines découvertes, comme de nouveaux médicaments ou traitements, pourraient être disponibles quand vous serez plus âgé.

La Patience Est Clé : La recherche scientifique prend du temps. Il peut falloir des années avant qu'une nouvelle découverte devienne quelque chose que les médecins peuvent utiliser pour aider les gens. Mais chaque étape nous rapproche d'avancées excitantes.

COMMENT VOUS POUVEZ FAIRE PARTIE DU CHANGEMENT

Impliquez-Vous Dans la Science : Si vous êtes intéressé, participez à des foires scientifiques ou des projets. Envisagez les sciences pour un diplôme universitaire. La recherche en laboratoire est une profession noble. Vous pourriez être celui qui fait la prochaine découverte significative !

Soutenez les Pratiques Éthiques : Apprenez comment les animaux sont utilisés en recherche et pourquoi les traiter avec gentillesse est important. Soutenez des organisations et des politiques qui promeuvent une science éthique. En comprenant et appliquant les leçons des études comparatives sur le vieillissement, en cultivant nos talents uniques et en maintenant des modes de vie sains, nous pouvons contribuer à un avenir où vivre plus longtemps et en meilleure santé est possible. Tandis que de nouveaux développements sont à l'horizon, se concentrer sur ce que nous pouvons faire maintenant pose les bases pour un avenir plus lumineux et plus sain.

« Nous continuons d'avancer, d'ouvrir de nouvelles portes et de faire de nouvelles choses, parce que nous sommes curieux et la curiosité nous mène vers de nouveaux chemins. » — Walt Disney

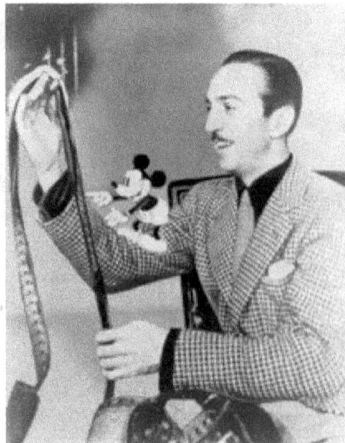

Walt Disney
Crédit – Wikimedia Commons

PARTIE IV
INTERVENTIONS POUR RALENTIR ET INVERSER LE VIEILLISSEMENT

CHAPITRE HUIT
RESTRICTION CALORIQUE ET JEÛN

« Préparez votre esprit, préparez votre esprit, et préparez votre corps. Et maintenez-le ainsi. Cela nécessite de faire de l'exercice ; cela nécessite le jeûne, une alimentation saine, la prière, et de apprendre à vous connaître. Et de ne pas fléchir. » — Mya

RESTRICTION CALORIQUE (RC)
Effets sur la durée de vie chez différentes espèces :

L a restriction calorique (RC) consiste à fournir à votre corps juste assez de carburant pour prospérer sans le surcharger. En termes médicaux, il s'agit d'une réduction soutenue de l'apport calorique sans malnutrition. Des études sur les rongeurs montrent que la RC prolonge à la fois l'espérance de vie moyenne et maximale, en retardant des maladies comme le cancer et le diabète. Chez les singes, la RC réduit les problèmes de santé liés à l'âge, améliore le métabolisme et les maintient agiles.

Bien que les données chez l'humain soient encore en développement, les essais initiaux suggèrent que la RC améliore la sensibilité à l'insuline, optimise le cholestérol et réduit l'inflammation — des marqueurs clés de la jeunesse. Une étude de 2023 publiée dans Nature Aging a suivi des personnes suivant un régime de RC à 20 % pendant deux ans, constatant un vieillissement plus lent via les horloges de méthylation de l'ADN, prouvant le pouvoir anti-âge de la RC chez les humains (Nature Aging).

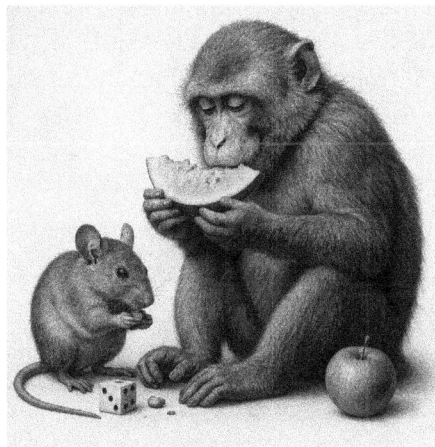

Imaginez votre corps comme une machine qui fonctionne au mieux avec la bonne quantité d'huile — pas trop, pas trop peu. Les souris et les singes qui mangent juste assez vivent plus longtemps, comme une voiture qui dure plus de kilomètres avec un entretien approprié. Chez les humains, la RC rend vos organes internes plus jeunes, avec des cœurs plus sains et moins de « rouille » (inflammation), mais il ne s'agit pas de se priver — l'équilibre est essentiel pour éviter la malnutrition.

Voies moléculaires influencées par la RC : La RC opère sa magie en modifiant des voies clés dans vos cellules. Elle active les sirtuines — des enzymes dépendantes du NAD+ qui réparent l'ADN et gèrent le métabolisme — tout en activant l'AMPK, l'économiseur d'énergie de votre corps, et en réduisant le mTOR, un signal de croissance qui peut accélérer le vieillissement s'il est suractif. En diminuant le stress oxydatif et l'inflammation, la RC maintient les cellules en pleine forme. Elle limite également les dommages causés par les toxines et renforce les réparations, comme une ville avec d'excellentes équipes d'entretien qui gardent tout propre.

Pensez aux sirtuines, à l'AMPK et au mTOR comme à de minuscules ouvriers dans la ville de votre corps. Lorsque vous mangez moins, les sirtuines réparent les parties cassées, l'AMPK assure l'équilibre énergétique, et le mTOR prend une pause pour que les cellules puissent nettoyer au lieu de croître. Manger moins de calories réduit les « poisons » comme les produits chimiques nocifs, facilitant ainsi le maintien de l'ordre dans votre ville, tout comme une chambre bien rangée — contrairement à la chambre de ma fille, qui est un cauchemar de nettoyage !

JEÛNE INTERMITTENT ET ALIMENTATION RESTREINTE DANS LE TEMPS

Le jeûne intermittent (JI) et l'alimentation restreinte dans le temps (ART) limitent le moment où vous mangez — comme se cantonner à une fenêtre de 8 heures, de 10 h à 18 h. Ces approches améliorent la gestion du sucre par votre corps, optimisent les niveaux de cholestérol et soutiennent la santé cardiaque, souvent au-delà de la simple réduction calorique. Une méta-analyse de mars 2025 publiée dans *Aging Cell* a examiné des études humaines, confirmant que le JI améliore la sensibilité à l'insuline, réduit le poids et active l'autophagie et les sirtuines, imitant les effets anti-âge de la RC (*Aging Cell*).

C'est comme accorder à votre corps une pause quotidienne pour ranger, comme fermer un magasin plus tôt pour nettoyer. En mangeant seulement pendant certaines heures, vous aidez vos cellules à rester équilibrées et saines, en maintenant votre cœur et votre métabolisme en pleine forme.

RÉGIME IMITANT LE JEÛNE (Approche du Dr Valter Longo)

Le régime imitant le jeûne (RIJ), développé par le **Dr Valter Longo**, trompe votre corps en lui faisant croire qu'il jeûne tout en consommant de petites quantités de nourriture. Ce plan hypocalorique à base de plantes met les cellules en mode réparation, potentiellement en ralentissant le vieillissement. Une étude de février 2025 menée par l'équipe de **Longo** a suivi des personnes utilisant des cycles périodiques de RIJ pendant cinq ans, constatant des taux plus bas de maladies liées à l'âge, une meilleure fonction cérébrale et une réduction des marqueurs d'âge biologique (*Étude Longo*).

Pensez au RIJ comme à une façon astucieuse d'obtenir les bénéfices du jeûne sans sauter complètement les repas — comme convaincre votre corps qu'il est en mini-vacances, lui permettant de se concentrer sur sa réparation.

AUTOPHAGIE (Processus de nettoyage cellulaire)

L'autophagie est la fête de nettoyage de vos cellules, qui jette les parties cassées ou anciennes pour que tout fonctionne sans accroc. Le jeûne, qu'il soit intermittent ou prolongé, active l'autophagie à fond. Une étude d'avril 2025 publiée dans *Nature Aging* a révélé que différents horaires de jeûne — courts ou longs — affectent la force de l'autophagie, avec de nouveaux biomarqueurs pour la mesurer chez les humains, ouvrant la voie à des plans de jeûne personnalisés (*Nature Aging*). Ce nettoyage protège votre cerveau, équilibre votre corps et peut ralentir l'usure du vieillissement.

Imaginez vos cellules comme un personnel de bureau qui range quand le patron est absent. Le jeûne leur donne le temps de balayer les déchets, rendant tout plus efficace — comme un grand nettoyage de printemps pour votre corps qui vous garde jeune.

« Le jeûne, ou le jeûne intermittent, nous donne l'opportunité d'avoir vraiment les meilleures cellules tout le temps, et c'est ce que nous voulons tous. » — Dr Steven Gundry

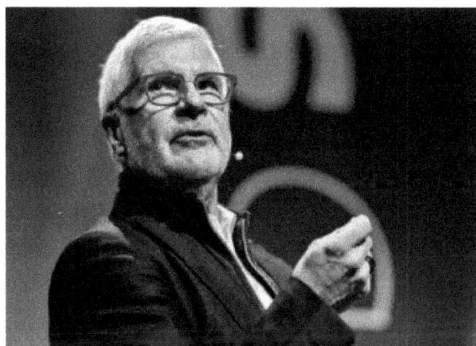

Dr Steven Gundry
Crédit - Wikimedia Commons

SI LA RESTRICTION CALORIQUE EST SI IMPORTANTE, Y A-T-IL DES BÉNÉFICES À LA GRAISSE CORPORELLE ?

La restriction calorique est une puissance pour le métabolisme, mais ne rejetez pas la graisse corporelle — ce n'est pas l'ennemi ! La graisse stocke l'énergie, amortit les organes, vous garde au chaud et aide à absorber les vitamines A, D, E et K. Les acides gras essentiels dans les graisses soutiennent les hormones et la structure cellulaire, en gardant votre corps en marche.

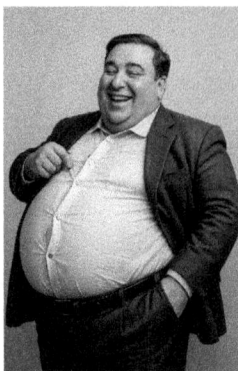

GRAISSE BRUNE ET LONGEVITÉ

Le tissu adipeux brun (TAB) est spécial — il brûle des calories pour produire de la chaleur, contrairement à la graisse blanche qui stocke simplement l'énergie. Ses mitochondries riches en fer lui donnent cette teinte brune, transformant les graisses et les sucres en chaleur. Une étude de janvier 2025 publiée dans *Cell Metabolism* a montré que des souris avec une graisse brune plus active avaient une meilleure santé métabolique, moins d'inflammation et une vie plus longue (*Cell Metabolism*). Un nouveau composé, BAT-Activate, est maintenant en essais humains pour booster la graisse brune, offrant une thérapie anti-âge potentielle.

La graisse brune est comme une cheminée confortable dans votre corps, brûlant du carburant pour vous garder en santé. Plus de graisse brune signifie un meilleur contrôle du sucre, un cholestérol plus sain et moins de « rouille », tout cela aidant à vieillir avec grâce.

SANTÉ MÉTABOLIQUE ET VIEILLISSEMENT

Une activité plus élevée de la graisse brune est liée à une meilleure sensibilité à l'insuline, des lipides sanguins plus sains et une inflammation plus basse — des acteurs clés pour éviter l'obésité, les maladies cardiaques et le diabète. Bien qu'il ne soit pas prouvé qu'elle inverse directement le vieillissement, ces bénéfices soutiennent une vie plus longue et plus saine. Combiner la RC avec des régimes comme le méditerranéen ou à faible teneur en protéines peut amplifier ces effets, bien que plus d'études humaines soient nécessaires.

EXPOSITION CONTRÔLÉE AU FROID ET À LA CHALEUR

Des expositions courtes au froid – comme des bains de glace ou des plongées froides – peuvent activer la graisse brune, améliorer la circulation sanguine et réduire l'inflammation. L'utilisation régulière de saunas booste la santé cardiaque et peut abaisser les taux de mortalité. Ces stress modérés, appelés stress hormétiques, déclenchent des bénéfices comme une meilleure récupération musculaire et une fonction vasculaire. Une étude de 2025 publiée dans le *Journal of Physiology* a révélé que l'exposition au froid augmentait l'activité de la graisse brune chez les humains, améliorant le métabolisme (*Journal of Physiology*). Consultez toujours un médecin, car les températures extrêmes peuvent aggraver certaines conditions.

Pensez aux plongées froides ou aux saunas comme à un entraînement pour le fourneau de votre corps, activant la graisse brune pour vous garder en santé. C'est comme une mise au point rapide pour votre métabolisme.

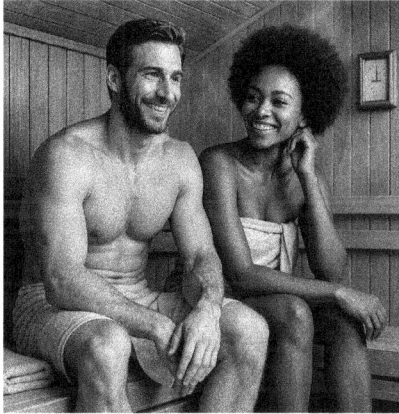

CE QUE VOUS POUVEZ FAIRE DÈS MAINTENANT

Voici comment commencer à exploiter le pouvoir de la RC et du jeûne dès aujourd'hui :

Essayez de manger dans une fenêtre plus petite : Choisissez une fenêtre de 8 heures, comme de 10 h à 18 h, pour consommer vos repas, en accordant à votre corps un repos nocturne. Cela peut améliorer le contrôle du sucre et la santé cardiaque.

Expérimentez un jeûne léger : Avec l'accord d'un médecin, essayez une journée composée principalement de légumes et de graisses saines pour imiter les bénéfices du jeûne. C'est comme une mini-réinitialisation pour vos cellules.

Concentrez-vous sur des aliments de haute qualité : Choisissez des fruits, des légumes, des grains entiers, des protéines maigres et des graisses saines plutôt que de la malbouffe et des boissons sucrées. Des aliments comme le germe de blé ou les graines de soja, riches en spermidine, soutiennent l'autophagie.

Maintenez la sécurité et l'équilibre : Parlez à un professionnel de la santé avant de commencer la RC ou le jeûne pour vous assurer que c'est adapté à vous. L'équilibre est clé – ne lésinez pas sur les nutriments.

QUOI DE NEUF À L'HORIZON ?

La science avance rapidement vers de nouvelles façons d'imiter les bénéfices de la RC et du jeûne sans les contraintes. Un essai de 2025 publié dans *Aging* a testé CR-MimicX, un médicament qui active les sirtuines et l'AMPK comme la RC, prolongeant la durée de vie chez les animaux. Des essais humains sont prévus pour fin 2025, offrant de l'espoir pour une solution anti-âge plus facile (*Essai Aging*). Au cours des 5 à 10 prochaines années, attendez-vous à des protocoles de jeûne affinés, de nouveaux boosters de NAD+ et des outils pilotés par l'IA pour personnaliser votre plan anti-âge, comme nous l'explorerons au chapitre 21. En restant en santé maintenant, vous serez prêt à sauter sur ces avancées, peut-être même vivre jusqu'à 150 ans !

« Si un homme n'a rien à manger, le jeûne est la chose la plus intelligente qu'il puisse faire. » – Hermann Hesse

CHAPITRE NEUF
AGENTS PHARMACOLOGIQUES ET MÉDICAMENTS

RAPPELEZ-VOUS : LES INFORMATIONS SUIVANTES SONT DESTINÉES À DES FINS ÉDUCATIVES GÉNÉRALES ET NE REMPLACENT PAS UN AVIS MÉDICAL PROFESSIONNEL. LES DÉCISIONS CONCERNANT LE DÉBUT, L'ARRÊT OU LE CHANGEMENT DE MÉDICAMENTS DOIVENT TOUJOURS ÊTRE PRISES EN CONSULTATION AVEC UN PROFESSIONNEL DE LA SANTÉ QUALIFIÉ. BIEN QUE DES HABITUDES ALIMENTAIRES PLUS SAINES, UN EXERCICE RÉGULIER ET CERTAINS REMÈDES NATURELS PUISSENT JOUER UN RÔLE SIGNIFICATIF DANS LA GESTION OU MÊME LA PRÉVENTION DE NOMBREUSES AFFECTIONS, LES MÉDICAMENTS PEUVENT TOUJOURS ÊTRE NÉCESSAIRES POUR CERTAINS INDIVIDUS EN RAISON DE FACTEURS GÉNÉTIQUES, ENVIRONNEMENTAUX OU DE GRAVITÉ DE LA MALADIE.

« Les poisons et les médicaments sont souvent la même substance administrée avec des intentions différentes. » – Peter Latham

M a charmante sœur **Kathleen Sisler Soffer** avait des problèmes de valve mitrale et a enduré plusieurs chirurgies à cœur ouvert terrifiantes. Elle est l'une des personnes les plus courageuses que je connaisse, très portée sur les aliments biologiques et les compléments, et bien que certains des médicaments prescrits qu'elle a été forcée de prendre aient eu des effets secondaires affreux, ces médicaments ont sauvé et prolongé sa vie.

Dans ce chapitre, je veux vous informer sur les agents pharmacologiques qui montrent un grand potentiel pour la santé et la longévité, ainsi que sur des idées que l'on pourrait utiliser pour s'éloigner d'autres médicaments vers une approche plus saine. Partout où nous le pouvons, nous devrions choisir des changements de mode de vie plutôt que des médicaments pour une vie plus saine. Néanmoins, consultez votre médecin avant d'arrêter tout médicament sur ordonnance. Certains médicaments sont absolument salvateurs et essentiels.

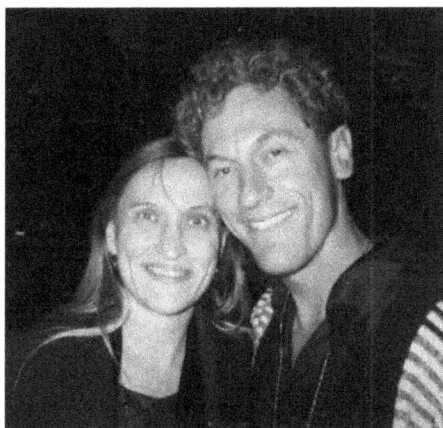

Kathleen Sisler Soffer et Tad Sisler
Source – Collection privée Sisler

« L'art de la médecine consiste à amuser le patient pendant que la nature guérit la maladie. » - Voltaire

Pendant des siècles, les herbes chinoises et les contes de bonnes femmes ont façonné notre compréhension de la médecine. Aujourd'hui, les publicités pharmaceutiques nous bombardent de nouveaux médicaments et de leurs effets secondaires intimidants. Comme le **Dr Peter Attia** l'envisage dans son livre sur le vieillissement, nous espérons une « Médecine 2.0 » qui priorise la prévention plutôt que les remèdes. Il est plus facile de prévenir la maladie que de l'éradiquer, et ici nous explorons des agents pharmacologiques prometteurs pour soutenir cet objectif.

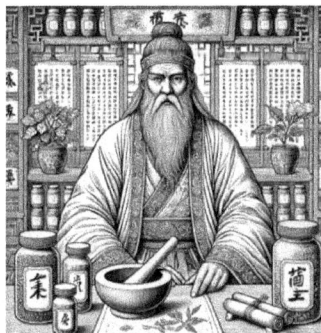

METFORMINE

La metformine, un biguanide utilisé pour le diabète de type 2, est un leader dans la recherche anti-âge. Elle active la protéine kinase activée par l'AMP (AMPK), un capteur d'énergie cellulaire, en abaissant la glycémie en augmentant la sensibilité à l'insuline et en réduisant la production de glucose par le foie. Ses propriétés anti-inflammatoires et antioxydantes pourraient également freiner les problèmes métaboliques liés à l'âge et le stress oxydatif. Des études observationnelles suggèrent que les utilisateurs de metformine ont des taux plus bas de cancer et de maladies liées à l'âge, et l'essai TAME (*Targeting Aging with Metformin*), en cours en 2025, teste s'il retarde des affections comme les maladies cardiaques et le déclin cognitif (Essai TAME). Une étude de 2025 dans *Nature Aging* a révélé qu'un régime de restriction calorique à 20 % sur deux ans ralentissait le vieillissement chez les humains via les horloges de méthylation de l'ADN, renforçant le potentiel de la metformine.

Imaginez vos cellules comme des cuisines animées. La metformine est comme un manager qui s'assure que les cuisiniers ne gaspillent pas d'énergie ou ne produisent pas trop de sucre. En vieillissant, ces cuisines deviennent désordonnées, mais la metformine les garde propres, en réduisant la « fumée » (inflammation) et en maintenant un air frais (moins de stress oxydatif). L'essai TAME pourrait confirmer s'il nous aide à rester en meilleure santé plus longtemps.

RAPAMYCINE

La rapamycine, le médicament miracle que j'ai mentionné et qui a été découvert sur l'île de Pâques (Rapa Nui), inhibe la voie de la cible mécanistique de la rapamycine (mTOR), un régulateur de la croissance. En calmant le mTOR, la rapamycine favorise l'autophagie — le nettoyage cellulaire — et renforce la résistance au stress, prolongeant la durée de vie chez les souris. Le projet Dog Aging, élargi avec une subvention de 7 millions de dollars des NIH en 2025, teste les effets de la rapamycine sur la longévité canine, avec des implications pour les humains (*Projet Dog Aging*). Cependant, ses effets immunosuppresseurs soulèvent des préoccupations, donc les chercheurs explorent des « rapalogues » et des régimes à faible dose, comme une administration hebdomadaire, pour minimiser les risques. Pendant ce temps, j'espère inscrire mon poméranien à ce projet dès qu'il sera éligible !

Imaginez le mTOR comme une tour de contrôle du trafic qui pousse les cellules à croître. La rapamycine est un sifflet qui lui dit de ralentir, laissant les cellules nettoyer et rester en santé — comme un jour de repos pour une équipe surmenée. Bien que prometteuse, les effets immunitaires de la rapamycine nécessitent un équilibre prudent.

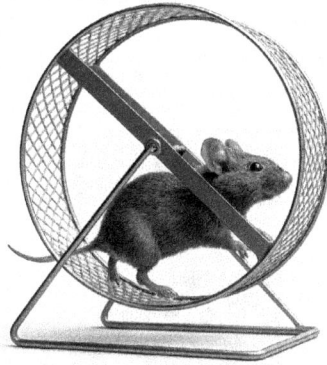

SÉNOLYTIQUES

Les sénolytiques, comme le dasatinib (un inhibiteur de tyrosine kinase) et la quercétine (un flavonoïde végétal), ciblent les cellules sénescentes — des cellules vieillissantes qui cessent de se diviser mais causent de l'inflammation via le phénotype sécrétoire associé à la sénescence (SASP). Ces cellules contribuent à la fragilité, aux maladies cardiaques et à la neurodégénérescence. En 2025, des essais testent les sénolytiques pour la santé squelettique et la maladie d'Alzheimer, avec des résultats précoces montrant une fonction améliorée (*Essai Mayo Clinic*). Une étude de 2024 dans npj Aging met en lumière de nouvelles immunothérapies, comme les cellules CAR-T, pour l'élimination précise des cellules sénescentes.

Rappelez-vous, les cellules sénescentes (cellules zombies) sont comme des voisins grincheux qui sèment le trouble dans la ville de votre corps. Les sénolytiques sont des équipes de nettoyage qui les éliminent, restaurant la paix. Ces médicaments pourraient vous aider à rester fort et vif en vieillissant, mais ils sont encore en phase de test.

NOUVEAUX MÉDICAMENTS ANTI-ÂGE
Inhibiteurs d'IL-11

Une étude révolutionnaire de 2025 a montré que le blocage de l'interleukine-11 (IL-11), une protéine qui augmente avec l'âge, prolongeait la durée de vie des souris jusqu'à 25 % et réduisait la fragilité (*New Atlas*). En calmant l'inflammation et les dommages tissulaires, les inhibiteurs d'IL-11 pourraient être une nouvelle frontière anti-âge, bien que les essais humains ne fassent que commencer.

Agonistes des récepteurs GLP-I

Les agonistes des récepteurs GLP-I, comme le sémaglutide (Ozempic), gèrent le diabète et l'obésité mais montrent un potentiel anti-âge. Ils améliorent la sensibilité à l'insuline, réduisent l'inflammation et pourraient protéger le cerveau et le cœur. Une étude de 2023 dans Aging Cell suggère qu'ils contrent les maladies liées au vieillissement (*Aging Cell*).

En 2025, des essais explorent leur rôle dans la neurodégénérescence et la santé cardiovasculaire, mais une surutilisation pour la perte de poids soulève des préoccupations sur les effets secondaires.

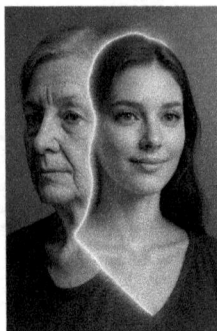

Précurseurs de NAD+

Les précurseurs de NAD+, comme le nicotinamide mononucléotide (NMN) et le nicotinamide riboside (NR), boostent les niveaux de NAD+, qui déclinent avec l'âge, affectant l'énergie et la réparation. Une étude de 2025 dans Aging a révélé que le NMN améliorait l'énergie et réduisait l'inflammation chez les adultes plus âgés, bien que l'efficacité humaine à long terme soit incertaine. Ceux-ci sont disponibles comme compléments, mais consultez un médecin en raison d'effets secondaires potentiels comme des troubles digestifs.

Inhibiteurs de TORCI

Au-delà de la rapamycine, les inhibiteurs de TORCI comme le RTB101 renforcent la fonction immunitaire chez les personnes âgées. Une étude de 2018 a montré que le RTB101 réduisait les infections chez les adultes plus âgés, et des essais de 2025 raffinent son utilisation (*Science Translational Medicine*). Ces médicaments pourraient renforcer l'espérance de vie en santé en combattant l'immunosénescence.

MÉDECINE PERSONNALISÉE POUR LA LONGÉVITÉ

Vos gènes et votre mode de vie sont uniques, donc les médicaments anti-âge pourraient mieux fonctionner s'ils sont adaptés à vous. En 2025, des tests génétiques identifient les variantes de longévité comme le CETP, guidant les choix de médicaments. Les wearables IA suivent les biomarqueurs comme les niveaux de NAD+, aidant à personnaliser le jeûne ou les plans médicamenteux. Cette approche personnalisée, explorée au chapitre 18, pourrait maximiser les bénéfices de ces médicaments tout en minimisant les risques.

ÉTAPES ACTIONNABLES

Restez informé sur les essais : Suivez les mises à jour sur l'essai TAME, le projet Dog Aging et les études sur les sénolytiques. Demandez à votre médecin de rejoindre des essais cliniques pertinents si vous êtes éligible.

Priorisez le mode de vie : Adoptez une alimentation riche en nutriments, exercez-vous régulièrement, dormez suffisamment et évitez de fumer pour soutenir les défenses naturelles de votre corps, réduisant la dépendance aux médicaments.

Consultez des professionnels : Avant d'essayer la metformine, les compléments NAD+ ou d'autres agents, parlez à un professionnel de la santé pour vous assurer qu'ils sont sans danger pour vous.

Explorez les tests génétiques : Envisagez des tests pour identifier les gènes de longévité, qui peuvent guider des stratégies anti-âge personnalisées.

CHRONOLOGIES FUTURES

Metformine (1-5 ans) : Les résultats de l'essai TAME, attendus bientôt, pourraient confirmer le rôle de la metformine dans le retard des maladies liées à l'âge, potentiellement menant à une utilisation plus large.

Rapamycine (5-10 ans) : Les résultats du projet Dog Aging pourraient clarifier les doses sécuritaires pour les humains, avec des rapalogues entrant éventuellement en pratique clinique.

Sénolytiques (5-10 ans) : Les essais en cours pourraient mener à des thérapies approuvées pour la fragilité, la santé cardiaque et la neurodégénérescence.

Inhibiteurs d'IL-11 (10+ ans) : Les essais humains précoces commencent, avec des thérapies potentielles émergeant dans la prochaine décennie.

Agonistes GLP-1 RA et précurseurs NAD+ (5-10 ans) : Des essais supplémentaires détermineront leur efficacité et sécurité anti-âge.

Les médecins et les scientifiques travaillent dur pour rendre certaines découvertes fantastiques partie de la vie quotidienne — juste pas encore. C'est à vous de faire de votre mieux avec ce que vous avez. Dans les mots de mon vieil ami, le président **Gerald R. Ford :**

« Ne vous contentez jamais de moins que votre meilleur effort. Si vous visez le sommet et ratez, vous battrez quand même le peloton. »

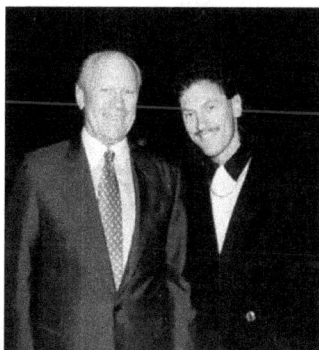

Président Gerald R. Ford et Tad Sisler

Source – Collection privée Sisler

PRINCIPAUX TYPES DE MÉDICAMENTS COURAMMENT PRESCRITS AVEC DES ALTERNATIVES DE CHANGEMENT DE MODE DE VIE

STATINES (pour un cholestérol élevé) :

Exemples typiques : Atorvastatine, Simvastatine.

Alternatives de mode de vie : Une alimentation riche en légumes, fruits, graisses saines (comme les noix, les graines et les avocats), et grains entiers, combinée à un exercice régulier et une perte de poids, peut améliorer significativement les profils de cholestérol pour de nombreuses personnes.

Soutiens naturels supplémentaires : Une augmentation des fibres (par ex., enveloppe de psyllium), des stérols végétaux et des acides gras oméga-3 issus de l'huile de poisson ont montré des effets modérés sur la réduction du cholestérol.

Mise à jour 2025 : Une étude dans le *Journal of Lipid Research* a révélé que les régimes à base de plantes rivalisent avec les statines pour abaisser le LDL cholestérol chez certains.

ANTIHYPERTENSEURS
(pour une hypertension artérielle légère à modérée) :

Exemples typiques : Inhibiteurs de l'ECA (Lisinopril), Bêta-bloquants (Métoprolol), Bloqueurs des canaux calciques (Amlodipine).

Alternatives de mode de vie : Réduire l'apport en sodium, suivre le régime DASH (Approches diététiques pour stopper l'hypertension), maintenir un poids sain, s'engager dans un exercice aérobie régulier, des techniques de réduction du stress (yoga, méditation), et une modération de la consommation d'alcool peuvent aider à abaisser la tension artérielle.

Soutiens naturels supplémentaires : Supplémentation en potassium, magnésium ou thé à l'hibiscus (sous guidance médicale) peut offrir de petits bénéfices.

Mise à jour 2025 : Un essai dans Hypertension a montré que le yoga réduisait la tension artérielle aussi efficacement que les antihypertenseurs à faible dose dans les cas légers.

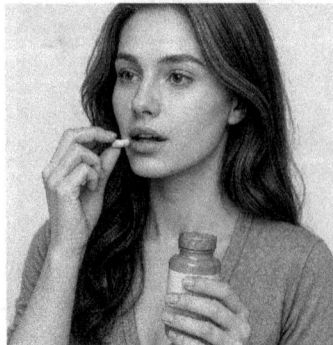

METFORMINE ET AUTRES HYPOGLYCÉMIANTS ORAUX
(pour le diabète de type 2 ou le pré-diabète) :

Exemples typiques : Metformine, Sulfonylurées (Glipizide), Inhibiteurs SGLT2. Référencez la section ci-dessus dans le chapitre actuel pour plus d'informations sur la metformine.

Alternatives de mode de vie : Réduire les glucides raffinés et le sucre, augmenter l'apport en fibres, gérer les portions, s'engager dans une activité physique régulière, et atteindre une perte de poids saine peuvent vous aider à améliorer la sensibilité à l'insuline et à réduire le besoin en médicaments chez certains individus.

Soutiens naturels supplémentaires : La cannelle, la berbérine et le vinaigre ont été étudiés pour la modulation de la glycémie (bien que les effets soient modestes et non un remplacement pour les médicaments sans guidance médicale).

Mise à jour 2025 : Voir la section sur la metformine ci-dessus pour le potentiel anti-âge.

INHIBITEURS DE LA POMPE À PROTONS
(pour le reflux acide / RGO) :

Exemples courants : Oméprazole, Pantoprazole.

Alternatives de mode de vie : Éviter les aliments déclencheurs (repas épicés, acides ou riches en graisses), ne pas manger près de l'heure du coucher, maintenir un poids sain, surélever la tête de votre lit, et arrêter de fumer. Ces actions peuvent réduire significativement les symptômes de reflux.

Soutiens naturels supplémentaires : Le gingembre, le thé à la camomille et des changements alimentaires pour réduire les portions peuvent aider les cas légers.

Mise à jour 2025 : Une étude dans *Gastroenterology* a révélé que les changements alimentaires réduisaient les symptômes de RGO aussi efficacement que les IPP chez 60 % des patients.

MÉDICAMENTS STABILISATEURS D'HUMEUR OU ANTIDÉPRESSEURS (pour une dépression ou une anxiété légère) :

Exemples typiques : ISRS (Sertraline, Fluoxétine) ou IRSN, lorsqu'ils sont prescrits pour des cas légers à modérés.

Alternatives de mode de vie : Un exercice régulier (aérobie et musculation), une amélioration de l'hygiène de sommeil, une alimentation riche en nutriments avec des vitamines B et des oméga-3, une réduction du stress basée sur la pleine conscience, et une thérapie par la parole (thérapie cognitivo-comportementale) peuvent améliorer significativement l'humeur et les niveaux d'anxiété. L'une des plus grandes leçons que j'ai apprises de ma sœur **Kathleen** après toutes ses chirurgies cardiaques était l'importance de votre respiration.

Trouvez des exercices de respiration, pratiquez une respiration profonde contrôlée et utilisez-la comme technique méditative pour vous connecter à votre moi intérieur.

Soutiens naturels supplémentaires : Des compléments à base de plantes comme le millepertuis ou l'ashwagandha et des pratiques comme le yoga ou la méditation peuvent offrir de légers bénéfices pour certaines personnes, mais ceux-ci doivent être discutés avec un professionnel de la santé en raison de possibles interactions avec les médicaments.

Mise à jour 2025 : Une étude dans le Journal of Affective Disorders a montré que la thérapie basée sur la pleine conscience égalait les ISRS pour la dépression légère dans 70 % des cas.

MÉDICAMENTS ANTIHYPERTENSEURS
(par ex., inhibiteurs de l'ECA, bêta-bloquants) :
Affection : Hypertension artérielle

Alternatives de mode de vie : Une alimentation riche en fruits, légumes et protéines maigres (comme le régime DASH ou méditerranéen), un exercice aérobie constant, maintenir un poids sain, des techniques de réduction du stress (yoga, méditation), et réduire l'apport en sodium et en alcool peuvent abaisser efficacement la tension artérielle.

Aides naturelles possibles : Des aliments riches en potassium (bananes, avocats), de l'ail et du thé à l'hibiscus ont été associés à des améliorations modestes de la tension artérielle.

OZEMPIC (Sémaglutide) :
Affection : Diabète de type 2 et obésité

Alternatives de mode de vie : Adopter une alimentation contrôlée en calories et riche en nutriments et s'engager dans un exercice régulier peut améliorer la sensibilité à l'insuline et aider à la perte de poids. Bien que cela puisse être difficile, certains individus peuvent réduire ou retarder le besoin de tels médicaments avec des changements de mode de vie soutenus.

Bien que des propriétés anti-âge soient explorées à travers de nouveaux essais, ce médicament est surutilisé dans la population et à ce stade devrait probablement seulement être considéré pour combattre l'obésité et les cas extrêmes de diabète de type 2.

Aides naturelles possibles : Concentrez-vous sur une alimentation équilibrée à base d'aliments entiers et une activité physique constante. Bien qu'aucun complément spécifique ne remplace les effets d'Ozempic, des améliorations générales de la santé métabolique peuvent diminuer la dépendance aux médicaments. Les effets secondaires d'Ozempic peuvent être nocifs, selon l'étiquetage.

Mise à jour 2025 : Voir les agonistes des récepteurs GLP-I ci-dessus pour le potentiel anti-âge.

IBUPROFÈNE ET ASPIRINE / Le rôle des AINS sur la santé

Les anti-inflammatoires non stéroïdiens (AINS) comme l'ibuprofène et l'aspirine réduisent l'inflammation, la douleur et la fièvre en bloquant les enzymes cyclooxygénases (COX). L'aspirine à faible dose peut abaisser les risques d'infarctus et de cancer colorectal, mais des doses élevées augmentent les problèmes gastro-intestinaux et rénaux.

Bénéfices pour la santé :

Soulagement de la douleur et anti-inflammation : Les AINS gèrent efficacement l'arthrite, les maux de tête et les douleurs musculaires.

Protection cardiovasculaire : L'aspirine à faible dose, qui inhibe l'agrégation plaquettaire, est souvent prescrite pour réduire le risque d'infarctus et d'AVC chez les sujets à haut risque cardiovasculaire.

Prévention du cancer : Certaines preuves suggèrent que l'utilisation régulière d'AINS, surtout l'aspirine, peut abaisser le risque de certains cancers (par ex., cancer colorectal) en réduisant l'inflammation chronique, qui est un contributeur connu au développement du cancer.

Impact sur la longévité : Les AINS peuvent réduire l'« inflammaging », un moteur des maladies liées à l'âge, mais aucune preuve ne montre qu'ils inversent le vieillissement. Une étude de 2025 dans Neurology suggère que l'aspirine peut abaisser le risque d'Alzheimer en réduisant la neuroinflammation.

Risques : L'utilisation chronique risque des ulcères, des saignements et des problèmes cardiaques. Utilisez sous supervision médicale.

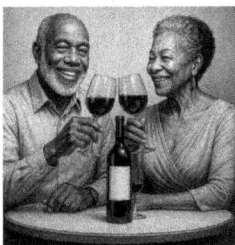

CONSOMMATION D'ALCOOL ET LONGÉVITÉ

Mon père était un alcoolique terrible pendant la première moitié de sa vie. Je crois que cela a commencé par un TSPT (pas encore diagnostiqué comme une « affection », on appelait les soldats « sous le choc» au mieux pendant cette période) après ses terribles expériences au combat pendant la Seconde Guerre mondiale. Néanmoins, il était l'image d'une histoire de rétablissement réussie, ne touchant plus à l'alcool pendant les 45 dernières années de sa vie. Pourtant, je me demande s'il aurait dépassé 88 ans s'il n'avait pas abusé de son corps si sévèrement dans sa jeune adulthood.

Il y a plusieurs années, j'ai vu une étude qui montrait un lien possible entre une consommation modérée chez les personnes âgées et une extension de la vie. Des études plus anciennes suggéraient qu'une consommation modérée (1-2 verres par jour) pourrait aider la santé cardiaque, mais des analyses de 2025, comme une dans The Lancet, montrent des bénéfices minimaux après avoir tenu compte des facteurs de mode de vie. Les risques incluent les chutes, les interactions médicamenteuses et le cancer.

Message clé : Une consommation modérée peut ne pas nuire si vous êtes en santé, mais ce n'est pas un élixir anti-âge. Concentrez-vous plutôt sur l'alimentation, l'exercice et les connexions sociales.

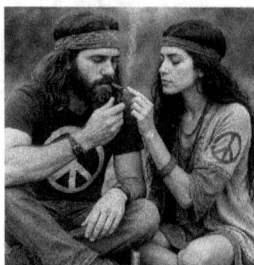

BÉNÉFICES ET RISQUES DE L'USAGE DE LA MARIJUANA

Mon cher ami **Jimmy McShane,** qui a lutté contre le cancer pendant des années, croyait que des injections régulières de THC l'aidaient à faire face à sa maladie et à soulager sa douleur. Jimmy est décédé il y a quelques années après une longue lutte contre la maladie.

La marijuana (ou cannabis) contient des centaines de cannabinoïdes, comme le THC (qui vous fait « planer ») et le CBD (qui ne le fait pas). Le THC et le CBD peuvent aider avec la douleur, l'inflammation et l'anxiété, mais une utilisation intensive risque des problèmes cognitifs et une dépendance. Une étude de 2025 dans le *Journal of Pain* a révélé que le CBD réduisait la douleur chronique chez 65 % des adultes plus âgés, mais aucune preuve ne montre qu'il prolonge la vie.

Message clé : La marijuana peut gérer les symptômes mais n'est pas prouvée pour la longévité. Consultez un médecin, surtout avec d'autres médicaments.

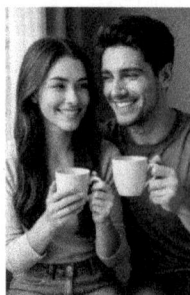

USAGE DE LA CAFÉINE ET DE LA NICOTINE

La caféine, dans le café ou le thé, booste la vigilance et peut abaisser les risques de Parkinson et de diabète. Une étude de 2025 dans l'American Journal of Clinical Nutrition a lié 2-4 tasses par jour à une mortalité plus basse. La nicotine, cependant, est addictive et nocive, surtout via le tabagisme ou le vapotage, malgré de mineurs bénéfices cognitifs.

PENSÉES FINALES

Les changements de mode de vie — alimentation saine, exercice, sommeil et connexions sociales — surpassent souvent les pilules pour la longévité. Des médicaments comme la metformine, la rapamycine et les sénolytiques montrent du potentiel, mais ils ne sont pas des balles magiques. De nouveaux agents comme les inhibiteurs d'IL-11 et les agonistes GLP-1 RA sont excitants, mais la recherche est en cours. Travaillez toujours avec votre médecin pour équilibrer les médicaments avec le mode de vie pour une vie plus longue et plus saine.

CHAPITRE DIX
NUTRACEUTIQUES, COMPLÉMENTS, ET RECOMMANDATIONS ALIMENTAIRES

Je prends probablement trop de vitamines et de compléments. Ma charmante épouse Robin soupire quand elle me voit sortir mes innombrables flacons et préparer mon régime de vitamines et de compléments pour le mois suivant. J'en prends tellement que je les divise entre des doses diurnes et nocturnes. J'ai été ravi de lire que **Robert F. Kennedy, Jr.,** âgé de 70 ans, fait la même chose, et en recherchant plus, j'ai découvert que de nombreux gourous du fitness accumulent les compléments.

Je me sens beaucoup plus jeune que mon âge, donc je dois faire quelque chose de bien. Comme toujours, consultez votre médecin ou un professionnel de la santé avant d'ajouter quoi que ce soit de nouveau à votre régime. Vous pourriez bénéficier d'une exploration plus approfondie sur les suivants et la plupart des autres vitamines, compléments et herbes essentiels en obtenant mon livre **Vitamins, Supplements, and Herbs for Health and Longevity: Boost Your Immunity, Increase Energy, and Feel Younger in Minutes a Day.**

« Je crois que vous pouvez, en prenant des mesures simples et peu coûteuses, mener une vie plus longue et prolonger vos années de bien-être. Ma recommandation la plus importante est que vous preniez des vitamines tous les jours en quantités optimales pour compléter les vitamines que vous recevez dans votre alimentation. » — Linus Pauling

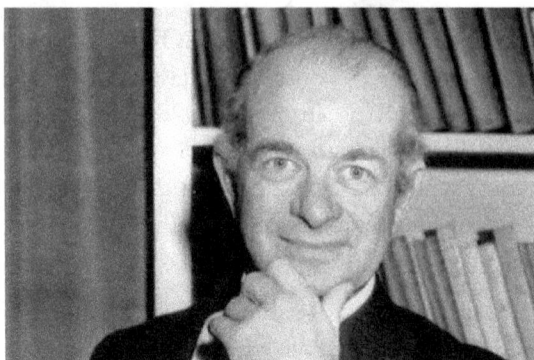

Linus Pauling

RESVÉRATROL ET POLYPHÉNOLS

Le resvératrol, un polyphénol présent dans les raisins, le vin rouge et les baies, peut activer les sirtuines — des protéines qui favorisent la réparation cellulaire et imitent les bénéfices de la restriction calorique. Un essai clinique de 2025 publié dans *Nature Aging* a testé ResVitaMax, une forme hautement biodisponible de resvératrol, chez 200 adultes âgés pendant six mois, montrant une réduction de l'inflammation, une amélioration de la fonction mitochondriale et de meilleures performances cognitives (*Nature Aging*). Bien que prometteur, le dosage optimal et les effets à long terme nécessitent des études supplémentaires. Les aliments riches en polyphénols comme les myrtilles, le chocolat noir et le thé vert soutiennent également la santé cardiaque et cérébrale, offrant une façon savoureuse de booster votre alimentation.

Pensez au resvératrol comme à une clé qui déverrouille un interrupteur « jeunesse » dans vos cellules, comme celui activé en mangeant moins. C'est un super-héros potentiel, mais nous cherchons encore à déterminer la quantité nécessaire pour faire une réelle différence. Pour l'instant, profitez des aliments riches en polyphénols pendant que la science perfectionne la recette.

PRÉCURSEURS DE NAD+ (NMN et NR)

Le NAD+ est comme le jus de batterie qui alimente les usines de vos cellules, mais il diminue avec l'âge, vous laissant épuisé. Le nicotinamide mononucléotide (NMN) et le nicotinamide riboside (NR) rechargent ces batteries. Une étude de 2025 publiée dans *Cell Metabolism* a révélé que la supplémentation en NMN chez 150 participants âgés améliorait la force musculaire, réduisait l'inflammation et renforçait la sensibilité à l'insuline après 12 semaines (Cell Metabolism). Des études sur les animaux montrent des bénéfices similaires, mais les essais humains sont en cours pour confirmer la sécurité et l'efficacité à long terme. Consultez un médecin avant de commencer, car des effets secondaires comme des troubles digestifs peuvent survenir.

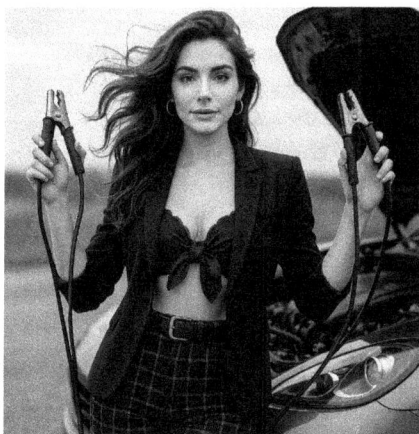

Ces précurseurs sont comme des packs de batteries fraîches pour vos cellules, les gardant énergisées. Bien qu'excitants, ils ne sont pas encore une solution magique — pensez-y comme à un coup de pouce prometteur pour un mode de vie sain.

ANTIOXYDANTS

Les antioxydants, comme les vitamines C et E, domptent les espèces réactives de l'oxygène (ROS) – de minuscules « étincelles » issues des feux énergétiques de vos cellules. Trop d'étincelles causent le chaos, mais certaines sont nécessaires pour la signalisation cellulaire. Une revue de 2025 publiée dans *Aging Cell* a souligné les antioxydants ciblés, comme ceux des légumes colorés, plutôt que les pilules à haute dose, qui peuvent perturber les signaux ROS bénéfiques (*Aging Cell*). L'équilibre est clé — manger des baies, des épinards et des noix fournit des antioxydants sans excès.

Imaginez vos cellules comme des feux de camp. Les antioxydants sont des pompiers qui gardent les flammes sous contrôle, mais trop d'entre eux peuvent éteindre les étincelles utiles. Restez aux sources alimentaires pour un équilibre naturel.

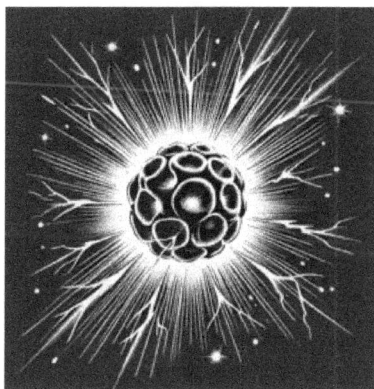

PEPTIDES

Les peptides sont de courtes chaînes d'acides aminés agissant comme des messagers, dirigeant des tâches comme la réparation tissulaire et la croissance. L'épithalon peut protéger les chromosomes, et le BPC-157 accélère la guérison. Un essai de 2025 publié dans le *Journal of Peptide Science* a testé la thymosine bêta-4 chez 100 adultes âgés, montrant une amélioration de l'élasticité de la peau et de la fonction articulaire après six mois (*Journal of Peptide Science*). Ceux-ci sont expérimentaux, avec des données humaines encore émergentes, donc la prudence est de mise.

Pensez aux peptides comme à de minuscules coaches donnant des instructions spécifiques à vos cellules. Ils sont excitants, mais nous avons besoin de plus de preuves avant qu'ils ne soient prêts pour le grand public.

CRÉATINE

La créatine, favorite des athlètes, aide les muscles à recycler l'énergie et peut soutenir la santé cérébrale. Une étude de 2025 publiée dans *Nutrients* a révélé que la supplémentation en créatine améliorait la mémoire et la vitesse de traitement chez 120 seniors sur trois mois (*Nutrients*). Elle aide également à maintenir la masse musculaire, cruciale pour rester mobile en vieillissant. La créatine est sûre pour la plupart, mais consultez un médecin si vous avez des problèmes rénaux.

C'est comme un boost de puissance pour vos muscles et votre cerveau, vous aidant à rester vif et fort. Pas une fontaine de jouvence, mais un solide coéquipier pour bien vieillir.

HORMONE DE CROISSANCE HUMAINE (hGH)

L'hormone de croissance humaine (hGH), produite par votre glande pituitaire, soutient la croissance, le métabolisme et la santé musculaire, mais elle décline avec l'âge. Les injections sont coûteuses et risquées, pouvant causer des gonflements, des problèmes d'insuline ou un cancer. Une étude de 2025 publiée dans *Endocrine Reviews* a exploré les peptides libérateurs d'hormone de croissance (GHRP), qui stimulent la production naturelle d'hGH avec moins d'effets secondaires, montrant une promesse dans les essais précoces (*Endocrine Reviews*). Évitez l'utilisation non approuvée d'hGH — les changements de mode de vie sont plus sûrs.

L'hGH est comme un coach de croissance, mais les versions synthétiques peuvent causer des ennuis. Restez aux boosts naturels comme l'exercice sauf si un médecin le prescrit.

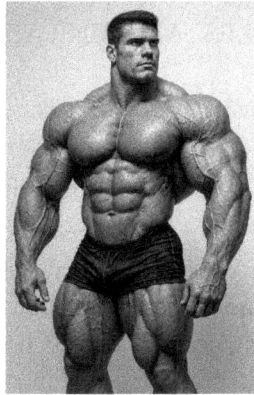

COMPLÉMENTS ÉMERGENTS POUR LA LONGÉVITÉ
Spermidine : Le booster d'autophagie
La spermidine, trouvée dans le germe de blé, les graines de soja et le fromage affiné, favorise l'autophagie – le processus de nettoyage de vos cellules. Une étude de 2025 publiée dans *Cell Reports* a montré que la supplémentation en spermidine chez 200 adultes âgés améliorait les marqueurs d'autophagie, renforçait la fonction immunitaire et boostait l'énergie après 12 semaines (*Cell Reports*). C'est une façon naturelle de soutenir la santé cellulaire, mais plus de données humaines sont nécessaires.

Urolithine A : Revitalisant mitochondrial
L'urolithine A, un métabolite dérivé du gut à partir de l'acide ellagique dans les grenades et les baies, améliore la mitophagie – l'élimination des mitochondries endommagées. Un essai de 2025 publié dans *Aging Cell* a révélé que l'urolithine A améliorait la force musculaire et l'endurance chez 150 participants âgés en promouvant des mitochondries plus saines (*Aging Cell*). C'est un ajout prometteur, mais consultez un médecin avant de supplémenter.

Fisétine : Superstar sénolytique
La fisétine, un flavonoïde dans les fraises et les pommes, a des propriétés sénolytiques, éliminant les cellules sénescentes qui entraînent l'inflammation. Une étude de 2025 publiée dans *Nature Communications* a montré que la fisétine réduisait la fragilité et améliorait la fonction cognitive chez des souris âgées, avec des essais humains en cours (*Nature Communications*). Ajoutez des aliments riches en fisétine à votre alimentation en attendant plus de données.

Alpha-cétoglutarate (AKG) : Énergie et épigénétique
L'AKG, impliqué dans la production d'énergie et la régulation des gènes, peut prolonger la durée de vie. Une étude de 2025 publiée dans *Aging* a révélé que la supplémentation en AKG chez les souris améliorait la fonction mitochondriale et réduisait les marqueurs de vieillissement épigénétique, avec des essais humains prévus (*Aging*). C'est précoce, mais l'AKG pourrait changer la donne.

ALIMENTS ET MODÈLES ALIMENTAIRES SOUTENANT LA LONGÉVITÉ

Pour une meilleure compréhension des aliments et des modèles alimentaires, j'explore cela beaucoup plus en profondeur dans mon livre **The Ultimate AI Diet – Consolidating the Best Diets Over the Last 100 Years.**

Une étude de cohorte de 2025 publiée dans *l'American Journal of Clinical Nutrition* a confirmé que le régime méditerranéen, riche en légumes, fruits, grains entiers, légumineuses, noix et poisson, allonge les télomères et ralentit le vieillissement biologique (*American Journal of Clinical Nutrition*). Le régime des Zones Bleues, mettant l'accent sur les aliments à base de plantes et une protéine modérée, a également gagné en popularité en 2025 pour ses bénéfices en longévité. Évitez les aliments hautement transformés, l'excès de viande rouge, les graisses trans et les boissons sucrées, qui alimentent l'inflammation et les maladies.

Aliments entiers, minimalement transformés à base de plantes : Légumes verts à feuilles, baies, poivrons, riz brun, avoine, haricots et lentilles fournissent des fibres, des vitamines et des composés protecteurs.

Graisses saines : Huile d'olive extra-vierge, avocats, noix et graines soutiennent la santé cardiaque.

Protéines de haute qualité : Poissons gras, volaille, œufs et produits laitiers fermentés (yaourt, kéfir) offrent des oméga-3 et des probiotiques.

Aliments fermentés : Kimchi, choucroute et miso nourrissent la santé intestinale, réduisant l'inflammation.

SUCRE : AMI OU ENNEMI ?

Le sucre est le principal carburant du corps, surtout pour votre cerveau, mais trop peut mener à une prise de poids, au diabète et à un vieillissement accéléré. **Voici comment maintenir un bon équilibre :**

Sucres naturellement présents (dans les fruits entiers ou les produits laitiers) sont généralement bons car ils viennent avec des fibres, des protéines et des nutriments.

Sucres ajoutés (sucre de table, sirop de maïs à haute teneur en fructose) peuvent faire monter en flèche votre glycémie et n'offrent pas beaucoup de nutrition. Essayez de les limiter.

Édulcorants artificiels sont encore étudiés. Ils peuvent aider à réduire l'apport en sucre mais pourraient affecter les bactéries intestinales ou déclencher des envies de sucre chez certains.

Une règle de base intelligente : associez les glucides ou les sucres à des protéines, des fibres ou des graisses saines pour ralentir leur impact sur votre glycémie.

SEL : COMBIEN EST TROP ?

Le sel (sodium) est crucial pour maintenir les fluides et les nerfs de votre corps en fonctionnement. Mais il est facile d'en abuser. Imaginez-le comme la pression d'eau dans un tuyau – trop peu de pression, et rien ne coule ; trop, et vous risquez une rupture. Une quantité modérée de sel aide à garder votre cœur, vos reins et votre tension artérielle sous contrôle. En abuser peut mener à des maladies cardiaques et d'autres problèmes chroniques.

NUTRIMENTS ET COMPOSÉS DÉRIVÉS MARINS

« Nous sommes liés à l'océan. Et quand nous retournons à la mer, que ce soit pour naviguer ou pour regarder – nous retournons d'où nous venons. »
– Président John F. Kennedy

L'océan offre des trésors anti-âge. Les oméga-3 réduisent l'inflammation, l'astaxanthine protège la peau, et le fucoidane booste l'immunité. Un essai de 2025 publié dans *Marine Drugs* a révélé que la supplémentation en astaxanthine améliorait l'élasticité de la peau et réduisait les taches de vieillesse chez 100 adultes âgés (*Marine Drugs*). Le collagène marin soutient les articulations et la peau. Ajoutez du poisson ou des compléments à base d'algues, mais assurez-vous de la pureté avec les conseils d'un médecin.

C'est notre devoir en tant qu'espèce de faire tout ce que nous pouvons pour garder nos océans aussi libres de pollution que possible. Mon ami, le congressman **Scott Peters**, a dit :

« Un océan sain est vital pour notre économie et notre bien-être. Nous avons besoin d'océans propres et sains pour soutenir le tourisme et les pêcheries. »

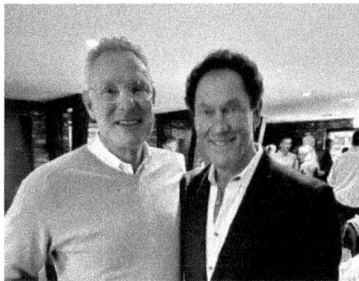

Congressman Scott Peters et Tad Sisler
Source – Collection privée Sisler

ASSURER L'ABSENCE DE DÉFICIENCES EN VITAMINES

Une mise à jour des directives de 2025 met l'accent sur la vitamine D3 plutôt que D2 pour une meilleure absorption et sur le magnésium pour réduire l'inflammation et soutenir la cognition (Nutrients). Les nutriments incluent :

Vitamine D : Soutient les os et l'immunité. Obtenez-la du soleil, des poissons gras ou des compléments D3.

Vitamines B (B12, Folate) : Vitales pour le sang, les nerfs et l'ADN. Trouvées dans la viande, les verts ou les compléments pour les végans.

Vitamine C : Combat le stress oxydatif, aide au collagène. Mangez des agrumes, des poivrons ou des baies.

Vitamine K (K1, K2) : K1 pour la coagulation, K2 pour les os. Obtenez-la des verts, du natto ou des compléments.

Vitamine E : Protège les membranes cellulaires. Trouvée dans les noix, les graines et les huiles.

Magnésium : Soutient l'énergie et les nerfs. Mangez des verts, des noix ou prenez du citrate/glycinate.

Zinc : Boost l'immunité et la réparation. Obtenez-le des huîtres, des haricots ou des compléments.

Sélénium : Améliore les antioxydants. Trouvé dans les noix du Brésil, les fruits de mer ou les compléments.

Fer : Prévient l'anémie. Mangez de la viande, des légumineuses ou supplémentez avec prudence.

Testez les déficiences via des analyses de sang, car une sur-supplémentation peut causer une toxicité. Une alimentation à base d'aliments entiers couvre la plupart des besoins, mais des compléments ciblés peuvent combler les lacunes.

Pour des informations étendues sur ces compléments et bien d'autres, assurez-vous d'obtenir mon livre **Vitamins, Supplements, and Herbs for Health and Longevity: Boost Your Immunity, Increase Energy, and Feel Younger in Minutes a Day.**

NUTRITION PERSONNALISÉE POUR LA LONGÉVITÉ

Vos gènes et votre mode de vie sont uniques, donc les compléments devraient être adaptés. Une étude de 2025 publiée dans *Nature Genetics* a montré que des tests génétiques pour les variantes de longévité guident des plans personnalisés, comme optimiser les doses de NMN ou de spermidine (*Nature Genetics*). Les wearables IA, lancés en 2025, suivent le NAD+ et l'inflammation, vous aidant à affiner votre régime (*InsightAce*). Cette approche, détaillée au chapitre 18, maximise les bénéfices tout en minimisant les risques.

CE QUE VOUS POUVEZ FAIRE DÈS MAINTENANT

Mangez des aliments colorés : Chargez sur les baies, les légumes verts à feuilles, les grains entiers, les légumineuses, les noix et le poisson pour les polyphénols, les oméga-3 et les nutriments. Essayez le régime méditerranéen ou des Zones Bleues pour des bénéfices prouvés en longévité.

Soyez prudent avec les compléments : Envisagez le NMN, la spermidine ou l'urolithine A après consultation d'un médecin. Commencez par de faibles doses et surveillez les effets. Évitez les antioxydants à haute dose pour préserver l'équilibre cellulaire.

Testez les déficiences : Faites des analyses de sang pour la vitamine D, B12, le magnésium et d'autres pour assurer l'absence de lacunes. Travaillez avec un professionnel de la santé pour adapter la supplémentation.

Vivez équilibré : Restez actif, dormez bien et gérez le stress pour amplifier les effets anti-âge de votre alimentation. Ces habitudes sont votre fondation, comme nous l'avons vu tout au long de ce livre.

Explorez les tests génétiques : Envisagez des tests pour identifier les gènes de longévité, guidant vos choix de compléments, comme discuté au chapitre 18.

QUAND EN SAURONS-NOUS PLUS ?

Resvératrol et polyphénols (3-5 ans) : Les essais sur des formes biodisponibles comme ResVitaMax pourraient confirmer l'efficacité d'ici 2028, avec des analogues potentiellement disponibles plus tôt.

Précurseurs de NAD+ (2-3 ans) : Les études humaines sur le NMN et le NR avancent, avec des données plus claires sur la sécurité et le dosage attendues d'ici 2027.

Antioxydants (1-2 ans) : La recherche en cours affinera les directives de thérapie ciblée, probablement d'ici 2026.

Peptides (5-10 ans) : La thymosine bêta-4 et d'autres nécessitent plus d'essais humains, avec des thérapies potentiellement émergentes d'ici 2030.

Créatine (1-2 ans) : Les bénéfices cognitifs sont confirmés, avec des recommandations plus larges probablement d'ici 2026.

hGH et GHRP (5-10 ans) : Des alternatives plus sûres comme les GHRP pourraient entrer en pratique d'ici 2030.

Spermidine, urolithine A, fisétine, AKG (3-5 ans) : Les essais humains commencent, avec des résultats attendus d'ici 2028, potentiellement menant à des compléments approuvés.

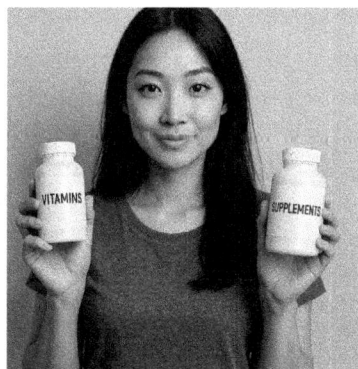

Donc, pensez à ces découvertes comme à des outils que les scientifiques testent encore. Pendant que vous attendez, continuez à bien manger, à bouger votre corps et à profiter des bonnes choses naturelles trouvées dans les aliments sains. Dans seulement quelques années, certains de ces nutraceutiques pourraient devenir de puissants alliés pour aider les gens à vivre plus puissamment et peut-être même plus longtemps. Nous devons faire de notre mieux avec ce que nous avons. Encore une fois, citant les mots de mon ami, l'acteur légendaire **Robert Wagner** :

« J'ai appris une chose importante sur les dons de Dieu – ce que nous en faisons est notre don à lui. »

CHAPITRE ONZE
THÉRAPIES AVANCÉES
RECHERCHE SUR LES CELLULES SOUCHES

Je suis incroyablement excité par le potentiel révolutionnaire de la recherche sur les cellules souches, non seulement pour ralentir le processus de vieillissement mais peut-être pour l'inverser. En exploitant le pouvoir régénératif des cellules souches mésenchymateuses (CSM), nous pourrions bientôt restaurer les tissus endommagés, reconstruire les articulations affaiblies et rajeunir la peau âgée au niveau cellulaire. Les applications cliniques montrent déjà des promesses pour améliorer la fonction cardiaque chez ceux qui ont des dommages cardiaques et réparer le cartilage chez les genoux blessés. En 2025, les avancées incluent des neurones dérivés de cellules souches réduisant les crises chez les patients épileptiques, avec *Neurona Therapeutics* et l'Université de Californie à San Diego, réduisant la fréquence des crises de quotidienne à hebdomadaire dans des cas comme le patient Justin Graves (*Neurona Therapeutics*). Pour le diabète de type I, les cellules bêta fabriquées en laboratoire par Vertex Pharmaceuticals ont permis à certains patients d'arrêter l'insuline, car ces cellules régulent automatiquement la glycémie (*Étude Vertex*). Ces avancées mettent en lumière le potentiel des cellules souches pour aborder des conditions auparavant intraitables.

Au-delà de cela, les cellules souches pluripotentes induites (iPSC) pourraient créer des thérapies personnalisées, en reprogrammant vos cellules pour régénérer des organes ou tissus spécifiques, éliminant presque les risques de rejet. À mesure que ces thérapies avancent, cultiver de nouveaux organes en laboratoire ou appliquer des traitements régénératifs pour maintenir une vitalité juvénile pendant des décennies pourrait passer de la science-fiction à la réalité médicale.

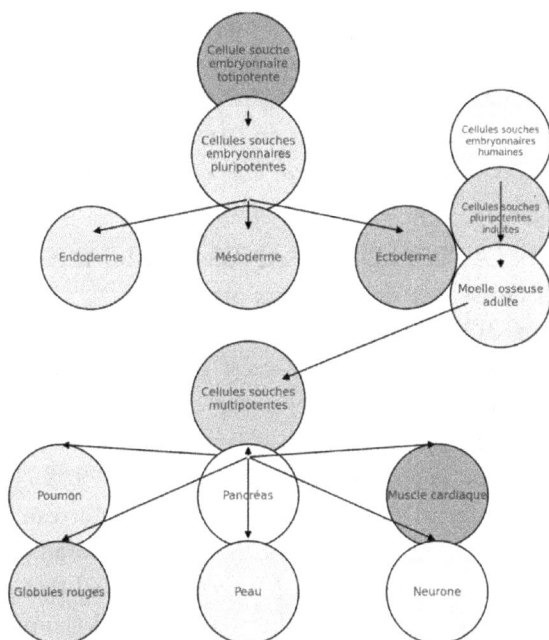

THÉRAPIES RÉGÉNÉRATIVES
Cellules souches mésenchymateuses (CSM) :
L'équipe de construction de votre corps

Les cellules souches mésenchymateuses (CSM) agissent comme de minuscules ouvriers de construction dans votre corps. Quand il y a des dommages – comme un trottoir fissuré – elles aident à reconstruire les os, les articulations et les tissus cardiaques. Elles libèrent également des signaux qui réduisent l'inflammation et améliorent le flux sanguin, accélérant la réparation. Les médecins utilisent les CSM pour guérir les blessures sportives, réparer les muscles cardiaques endommagés et lisser les rides en renforçant la structure de la peau. Une étude de 2025 a rapporté que les CSM allogéniques du cordon ombilical amélioraient la force musculaire et les fonctions motrices chez les patients victimes d'AVC, démontrant leurs effets de protection neurale et anti-inflammatoires (*Étude Ercelen*). Les CSM sont également explorées pour des conditions comme Alzheimer et Parkinson, avec des essais montrant une réduction de la neuroinflammation (DVC Stem).

CELLULES SOUCHES PLURIPOTENTES INDUITES (iPSC)
Appuyer sur le bouton rembobinage

Imaginez prendre une cellule corporelle ordinaire et appuyer sur un bouton de rembobinage pour la transformer en une « cellule bébé » à nouveau, capable de se développer en presque n'importe quel tissu. C'est ce que font les iPSC. En évitant l'utilisation d'embryons, les iPSC contournent les problèmes éthiques.

Les scientifiques les utilisent pour étudier les maladies en laboratoire ou créer des cellules personnalisées, réduisant les risques de rejet. En 2025, les iPSC avancent les traitements pour la dégénérescence maculaire liée à l'âge et le diabète, avec des cellules fabriquées en laboratoire restaurant la fonction dans des modèles précliniques (*Beike Cell Therapy*). Leur polyvalence fait des iPSC une pierre angulaire de la médecine régénérative.

TRANSPLANTATION D'ORGANES ET BIO-INGÉNIERIE
Impression et croissance de nouveaux organes

Bio-impression 3D (Dr Anthony Atala) : Pensez à une imprimante 3D utilisant des cellules vivantes pour créer un rein ou un foie. En 2025, les chercheurs ont imprimé des organes complexes comme des cœurs et des reins, bien qu'ils ne soient pas encore transplantables. Des structures plus simples, comme des vessies (première transplantation en 1999) et des trachées, fonctionnent bien chez les patients (*Built In*). Un nouveau matériau hydrogel élastique développé à l'Université Northeastern améliore l'impression de tissus mous, comme les vaisseaux sanguins (*Voxel Matters*). Des organes entièrement fonctionnels pourraient devenir réalité dans deux décennies (*Long Life and Health*).

« Organes fantômes » (Dr Harald Ott) : Les scientifiques dépouillent les organes donneurs jusqu'à leur échafaudage, les repeuplant avec vos cellules souches pour prévenir le rejet. Cette technique avance pour les reins et les poumons, avec des essais de 2025 affinant l'intégration cellulaire (*Biomaterials Science*).

Régénération cardiaque complète (Dr Doris Taylor) : L'équipe du **Dr Taylor** utilise la même technique d'« organe fantôme » sur les cœurs. En ajoutant des cellules souches spéciales, ces cœurs peuvent recommencer à battre en laboratoire. Bien que nous ne soyons pas prêts à transplanter ces cœurs entièrement développés chez les humains, les progrès sont remarquables.

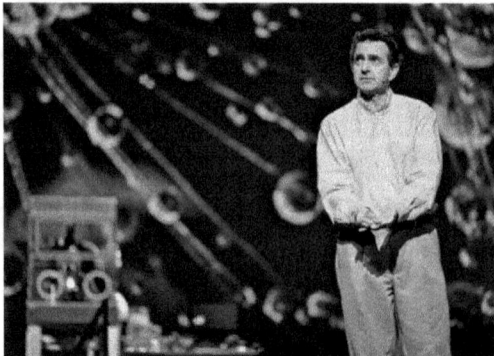

Dr Anthony Atala

CHRONOLOGIE ATTENDUE

1–5 ans : Utilisation plus large des CSM pour les os, les cœurs et la peau ; thérapies iPSC pour le diabète et les maladies oculaires.

5–10 ans : Les scientifiques cultiveront des tissus plus complexes – comme des mini-foies et reins – en laboratoire.

10+ ans : Des organes entiers, parfaitement adaptés à chaque patient, pourraient devenir réalité, éliminant le besoin d'organes donneurs.

TECHNOLOGIES D'ÉDITION GÉNÉTIQUE

CRISPR-Cas9 : Des ciseaux super-intelligents pour vos gènes

CRISPR-Cas9 est comme des ciseaux qui coupent ou réparent les erreurs d'ADN, éditant le « livre de recettes » de votre corps pour prévenir les maladies. Des chercheurs comme le **Dr George Church** visent à ralentir le vieillissement et à corriger les défauts génétiques. Une étude de 2024 par la **professeure Anne Brunet** à Stanford Medicine a utilisé CRISPR pour réactiver les cellules souches neurales chez les souris, boostant la fonction cérébrale et suggérant un potentiel pour inverser le vieillissement cérébral (*Étude Nature*). Bien que les applications humaines soient distantes, cela pourrait combattre les maladies neurodégénératives comme Alzheimer.

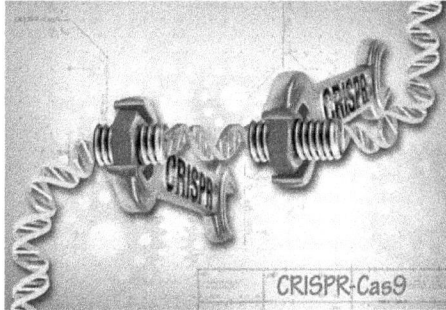

Crédit – Wikimedia Commons

Bénéfices potentiels et défis

CRISPR pourrait prévenir des maladies comme Alzheimer ou la dystrophie musculaire en corrigeant les gènes tôt. Cependant, les changements génétiques héréditaires soulèvent des préoccupations éthiques, et les éditions hors cible risquent des effets inattendus. Les efforts de 2025-2030 se concentrent sur une livraison plus sûre, assurant la précision (*Economist CRISPR*).

MODULATION DU MICROBIOME

Santé intestinale : Le quartier dans votre ventre

Votre intestin abrite des billions de bactéries. Un déséquilibre peut accélérer le vieillissement ou les maladies. La nutrition, les probiotiques ou la transplantation de microbiote fécal (TMF) maintiennent l'équilibre, réduisant l'inflammation.

La TMF est efficace à 90 % pour Clostridioides difficile et montre une promesse pour Parkinson et Alzheimer en freinant la neuroinflammation (*ScienceDirect*). Une étude de 2025 a révélé que des probiotiques comme Lactobacillus rhamnosus GG renforcent l'immunité et la cognition chez les seniors (*Cell Reports*).

«La santé intestinale est tout, c'est le deuxième cerveau, où de nombreuses hormones sont produites.» – Tess Daly

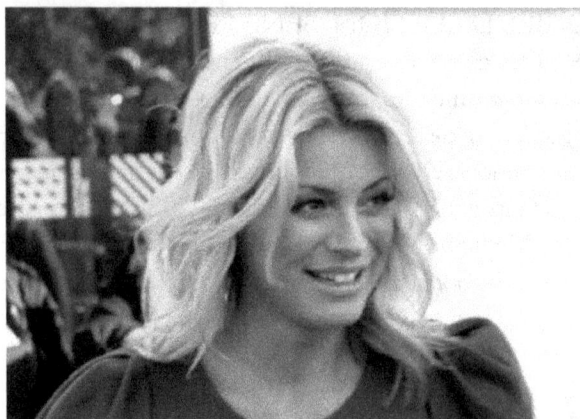

Tess Daly
Crédit – Wikimedia Commons

VACCINS ET LONGÉVITÉ

Comment les vaccins nous aident à vivre plus longtemps

Les vaccins préviennent des maladies comme la variole et la polio, prolongeant les vies. Mon père a perdu un frère en bas âge, probablement évitable avec les vaccins modernes. En 2025, les vaccins ciblent des maladies liées à l'âge comme Alzheimer et le diabète, et même les cellules sénescentes, qui entraînent l'inflammation et le vieillissement (*Nature Aging*). Une étude de 2021 a montré qu'un vaccin CD153 améliorait l'espérance de vie en santé chez les souris, avec des essais humains en cours (*Nature Communications*).

L'avenir des vaccins

Les vaccins à ARNm, pivots pour le COVID-19, s'adaptent pour le cancer et les maladies liées à l'âge. En 2024, les CDC recommandaient aux adultes de 65 ans et plus de recevoir deux doses de COVID-19 2024-2025 à six mois d'intervalle, et des vaccins RSV pour les seniors, réduisant les risques de maladies graves (*CDC Vaccines*). Cette recommandation a été publiée avant que **Robert F. Kennedy, Jr.** ne devienne Secrétaire à la Santé et aux Services humains en février 2025. Des préoccupations sur la sécurité à long terme persistent, nécessitant des tests rigoureux. Dans les mots du **président Ronald Reagan**, *« Faites confiance, mais vérifiez. »*

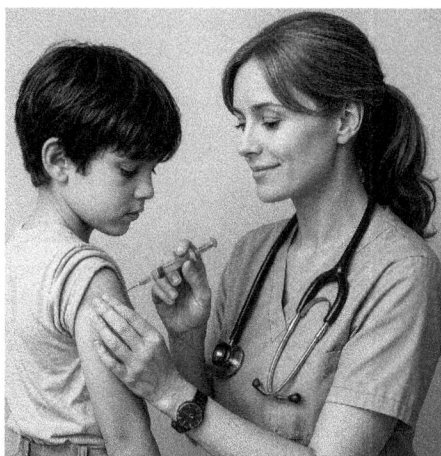

CE QUE VOUS POUVEZ FAIRE DÈS MAINTENANT ?

Habitudes saines : Comme toujours, mangez des fruits, des légumes et des grains entiers. Exercez-vous, dormez bien et gérez le stress. Cela aide vos bactéries intestinales à rester équilibrées et soutient votre santé globale.

Restez informé : Gardez une oreille attentive aux nouvelles découvertes – comme l'édition génétique et les organes cultivés en laboratoire – car elles pourraient affecter vos options de santé futures.

Faites des bilans : Des visites régulières chez le médecin et les vaccins recommandés peuvent aider à détecter les problèmes tôt et à garder votre système immunitaire prêt pour tout.

Explorez les essais : Demandez à votre médecin des essais cliniques pour des thérapies à cellules souches ou vaccins si vous êtes éligible.

QUAND POUVEZ-VOUS ATTENDRE DE NOUVEAUX DÉVELOPPEMENTS ?

1–5 ans : Utilisation plus large des CSM et iPSC pour les blessures, le diabète et les maladies oculaires ; thérapies CRISPR précoces.

5–10 ans : Tissus complexes cultivés en laboratoire et édition génétique affinée pour les maladies.

10+ ans : Organes entièrement fonctionnels et éditions génétiques avancées, potentiellement rendant des espérances de vie de 150 ans réalisables.

Rappelez-vous : Les progrès peuvent sembler effrayants au début, mais ces avancées pourraient transformer la médecine de la même façon que les antibiotiques et les vaccins l'ont fait il y a un siècle. En restant curieux et ouvert d'esprit, vous pouvez tirer le meilleur parti des découvertes qui changeront la vie demain.

« Rien de ce que nous faisons ne peut changer le passé, mais tout ce que nous faisons change l'avenir. » – Ashleigh Brilliant

PARTIE V
STRATÉGIES DE MODE DE VIE POUR LA LONGÉVITÉ

CHAPITRE DOUZE
NUTRITION ET ALIMENTATION

Il est étonnant de voir combien nous apprenons sur la façon de vivre plus longtemps et de rester en meilleure santé. Dans des endroits comme Okinawa (Japon) et la Sardaigne (Italie), des régimes principalement à base de plantes semblent aider les gens à atteindre un âge avancé en bonne forme. Les scientifiques font également des avancées dans l'édition génétique, les thérapies à cellules souches, et même des moyens d'imiter les bénéfices de la restriction calorique — afin que nous puissions récolter les récompenses d'un mode de vie plus sain sans toujours avoir faim. Pendant ce temps, des changements simples comme manger des aliments entiers, réduire la malbouffe et prendre certains compléments peuvent aller loin dès maintenant pour ajouter plus d'années vibrantes à nos vies. Encore une fois, je veux promouvoir deux livres que j'ai écrits qui explorent ces sujets de manière approfondie. J'espère que vous prendrez le temps de lire mon livre **Vitamins, Supplements, and Herbs for Health and Longevity,** et mon autre livre **The Ultimate AI Diet - Consolidating the Best Diets Over the Last 100 Years.** Je crois fermement que vous en bénéficierez tous les deux.

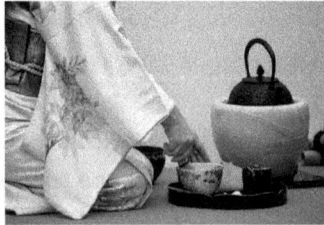

Crédit — World History Encyclopedia/Creative Commons/mrhayata/Mark Cartwright

LES RÉGIMES DES ZONES BLEUES

Dans les « Zones Bleues », où les gens vivent souvent au-delà de 100 ans, les repas sont construits autour de légumes, de haricots et de fruits. La viande est une friandise occasionnelle, pas un aliment quotidien. Par exemple :

À **Okinawa, au Japon,** les adultes plus âgés mangent des patates douces, des légumes verts à feuilles et du tofu.

En **Sardaigne, en Italie**, une approche méditerranéenne inclut des grains entiers, des haricots et de l'huile d'olive.

À **Nicoya, au Costa Rica**, le régime tourne autour du maïs, des haricots et des fruits frais.

Ces communautés ont également des liens sociaux forts, restent actives et gèrent le stress – des habitudes qui semblent tout aussi importantes que leurs choix alimentaires.

Ikaria, Grèce : Une étude de 2025 publiée dans le *Journal of Gerontology* a révélé que le régime méditerranéen d'Ikaria, riche en huile d'olive, légumes et poisson, abaisse les maladies cardiovasculaires et booste l'espérance de vie (*Journal of Gerontology*).

Ces communautés prospèrent également grâce à des liens sociaux forts, une activité régulière et une gestion du stress – des habitudes aussi vitales que leur alimentation. Une étude de 2025 publiée dans *Nutrients* a révélé que les centenaires des Zones Bleues partagent des profils de microbiome intestinal riches en bactéries anti-inflammatoires, probablement aidant à la longévité (*Nutrients*).

ÉQUILIBRAGE DES MACRONUTRIMENTS

Votre corps a besoin de trois principaux carburants : protéines, graisses et glucides. Une méta-analyse de 2025 publiée dans *The Lancet* suggère que des régimes avec 40-50 % de glucides, des protéines végétales plus élevées (haricots, lentilles, noix) et des graisses insaturées (avocats, huile d'olive) sont liés à une mortalité plus basse (*The Lancet*). Une étude publiée dans *Cell Metabolism* a révélé que les protéines végétales réduisent l'IGF-1, un facteur de croissance lié à un vieillissement plus rapide, comparé aux protéines animales (*Cell Metabolism*). Évitez les « mauvaises » graisses dans les aliments transformés, qui agissent comme de la boue dans le moteur de votre corps, obstruant les systèmes et accélérant le vieillissement.

MIMÉTIQUES DE LA RESTRICTION ALIMENTAIRE

Imaginez des bénéfices anti-âge sans faim constante. Les mimétiques de la restriction alimentaire comme le resvératrol, la rapamycine et la metformine trompent les cellules en mode « jeûne sain ». En 2025, la spermidine, trouvée dans le germe de blé et les graines de soja, a émergé comme une star. Une étude publiée dans *Nature Communications* a montré qu'elle prolonge la durée de vie des souris en boostant l'autophagie – le nettoyage cellulaire (*Nature Communications*).Les résultats intermédiaires de l'essai TAME de 2025 suggèrent que la metformine retarde les maladies liées à l'âge chez les non-diabétiques (*Essai TAME*).

L'efficacité humaine du resvératrol reste incertaine en raison de problèmes de biodisponibilité, selon une revue de 2025 dans *Aging Research Reviews* (*Aging Research Reviews*). Une faible dose de rapamycine a amélioré l'immunité chez les seniors, selon une étude de 2025 publiée dans *Science Translational Medicine* (*Science Translational Medicine*).

« En prenant correctement des vitamines et d'autres nutriments et en suivant quelques autres pratiques saines dès la jeunesse ou l'âge moyen, vous pouvez, je crois, prolonger votre vie et vos années de bien-être de vingt-cinq ou même trente-cinq ans. » — Linus Pauling

COMPLÉMENTS POUR LA SANTÉ ET LA LONGÉVITÉ

Pour plus d'informations sur ces compléments et d'autres étonnants, n'oubliez pas de consulter mon livre **Vitamins, Supplements, and Herbs for Health and Longevity: Boost Your Immunity, Increase Energy, and Feel Younger in Minutes a Day.**

La vitamine D soutient la force osseuse et aide à réguler le système immunitaire. Une étude de mai 2025 de Mass General Brigham (MGB) et du Medical College of Georgia révèle que la prise de compléments de vitamine D peut protéger contre le vieillissement biologique en ralentissant le raccourcissement des télomères (*Fox News*).

Les acides gras oméga-3 (issus du poisson ou des algues) peuvent garder votre cœur et votre cerveau plus jeunes.

La coenzyme Q10 (CoQ10) booste les « centrales électriques » dans vos cellules, les aidant à fonctionner plus fluidement.

Les composés végétaux comme la curcumine (dans le curcuma) ou la berbérine pourraient réduire l'inflammation nocive.

Les probiotiques et prébiotiques agissent comme des aides jardiniers amicaux dans votre intestin – les probiotiques ajoutent de bonnes bactéries, tandis que les prébiotiques les nourrissent, améliorant la digestion et le bien-être global.

Spermidine : Un essai de 2025 publié dans *Cell Reports* a révélé qu'elle améliore l'autophagie et l'immunité chez les seniors (*Cell Reports*).

Urolithine A : Un essai de 2025 publié dans *Aging Cell* a montré qu'elle améliore la fonction musculaire via la mitophagie chez les adultes plus âgés (*Aging Cell*).

Fisétine : Une étude de 2025 publiée dans *Nature Communications* a révélé qu'elle réduit la fragilité chez les souris, avec des essais humains en cours (*Nature Communications*).

Alpha-cétoglutarate (AKG) : Une étude de 2025 publiée dans *Aging* a montré que l'AKG réduit le vieillissement épigénétique chez les souris (*Aging*).

Nicotinamide mononucléotide (NMN) et nicotinamide riboside (NR) : Un essai de 2025 publié dans *JAMA* a révélé que le NMN améliore la fonction musculaire et réduit l'inflammation (*JAMA*).

NUTRITION PERSONNALISÉE POUR LA LONGÉVITÉ

Vos gènes et votre mode de vie sont uniques, donc adapter votre alimentation peut maximiser les bénéfices anti-âge.

Un essai de 2025 publié dans *l'American Journal of Clinical Nutrition* a montré que des régimes adaptés génétiquement améliorent la gestion du poids et réduisent l'inflammation (*AJCN*). Les wearables IA en 2025 suivent les biomarqueurs comme les niveaux de NAD+, guidant les choix de compléments et d'alimentation (*InsightAce*). Cette approche personnalisée, détaillée au chapitre 18, assure que vous obtenez les bons nutriments pour votre corps.

VOTRE MICROBIOME ET LE VIEILLISSEMENT

Votre microbiome intestinal façonne le vieillissement. Une étude de 2025 publiée dans *Microbiome* a révélé que la transplantation du microbiome intestinal de souris jeunes à des plus âgées améliorait la cognition et réduisait l'inflammation, suggérant des thérapies futures (*Microbiome*). Manger des aliments riches en fibres (haricots, avoine) et fermentés (yaourt, kimchi) soutient un intestin sain, renforçant ces thérapies.

JEÛNE INTERMITTENT ET ALIMENTATION RESTREINTE DANS LE TEMPS

Le jeûne intermittent (JI) et l'alimentation restreinte dans le temps (ART), comme manger dans une fenêtre de 8 heures, boostent la sensibilité à l'insuline, réduisent le stress oxydatif et améliorent l'autophagie. Une revue annuelle de 2025 publiée dans *Annual Review of Nutrition* a confirmé ces bénéfices pour l'espérance de vie en santé (*Annual Review*). Essayez le JI ou l'ART avec un avis médical pour compléter votre alimentation.

PRÉVENIR LES DÉFICIENCES EN NUTRIMENTS

Les adultes plus âgés risquent des déficiences en vitamine D, calcium, magnésium, zinc et B12, impactant l'espérance de vie en santé. Un rapport de 2025 de *l'OMS* a insisté sur l'adresse de ces problèmes pour améliorer les résultats (*Rapport OMS*). Des analyses de sang peuvent repérer les lacunes, et une alimentation variée avec des compléments (si nécessaire) assure que vous êtes couvert.

CE QUE VOUS POUVEZ FAIRE DÈS MAINTENANT

Mangez des aliments colorés : Remplissez votre assiette de baies, de légumes verts à feuilles, de grains entiers, de légumineuses, de noix et de poisson pour les polyphénols, les oméga-3 et les nutriments. Essayez les régimes méditerranéen ou des Zones Bleues pour des bénéfices prouvés en longévité.

Essayez les compléments avec sagesse : Envisagez le NMN, la spermidine ou l'urolithine A après consultation d'un médecin. Commencez par de faibles doses et surveillez les effets. Évitez les antioxydants à haute dose pour maintenir l'équilibre cellulaire.

Testez les déficiences : Faites des analyses de sang pour la vitamine D, B12, le magnésium et d'autres.

Travaillez avec un professionnel de la santé pour adapter la supplémentation.

Adoptez le jeûne : Expérimentez une fenêtre d'alimentation de 8 heures ou des jours de jeûne léger, avec approbation médicale, pour booster la santé cellulaire.

Vivez équilibré : Restez actif, dormez bien et gérez le stress pour amplifier les effets anti-âge de votre alimentation, comme nous l'avons vu tout au long de ce livre.

Explorez les tests génétiques : Envisagez des tests pour les gènes de longévité afin de personnaliser votre nutrition, comme discuté au chapitre 18.

QUAND EN SAURONS-NOUS PLUS ?

Régimes des Zones Bleues (1-2 ans) : Des études en cours sur le microbiome clarifieront leurs bénéfices en longévité d'ici 2027.

Équilibrage des macronutriments (1-2 ans) : De nouveaux essais affineront les ratios optimaux d'ici 2027.

Mimétiques de la restriction alimentaire (2-5 ans) : Les essais sur la spermidine et la metformine pourraient fournir des données humaines d'ici 2028 ; le resvératrol et la rapamycine nécessitent plus de temps.

Compléments (2-5 ans) : Les essais sur le NMN, la spermidine, l'urolithine A et l'AKG clarifieront l'efficacité d'ici 2028 ; d'autres sont bien étudiés.

Ces étapes – manger principalement des aliments entiers à base de plantes ; réduire les options malsaines ; équilibrer les protéines, graisses et glucides ; et ajouter des compléments clés – peuvent former une feuille de route pour une vie plus longue et plus énergique. Chaque jour, de nouvelles études pointent vers des possibilités encore plus grandes, mais la bonne nouvelle est que nous pouvons commencer à mettre ces idées en pratique dès maintenant.

« Il y a une grande métaphore que l'un de mes médecins utilise : Si un poisson nage dans un aquarium sale et tombe malade, le prenez-vous chez le vétérinaire pour amputer la nageoire ? Non, vous nettoyez l'eau. Donc, j'ai nettoyé mon système. En mangeant des légumes verts biologiques crus, des noix et des graisses saines, je submerge mon corps d'enzymes, de vitamines et d'oxygène. » – Kris Carr

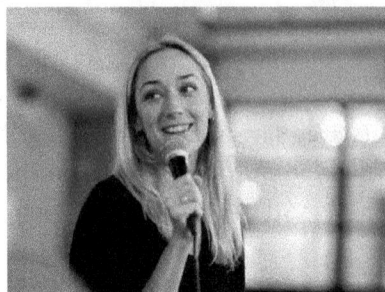

Kris Carr
Crédit – Wikimedia Commons

CHAPITRE TREIZE
ACTIVITÉ PHYSIQUE ET EXERCICE

« La marche est le meilleur exercice possible. Habituez-vous à marcher très loin. » — Thomas Jefferson

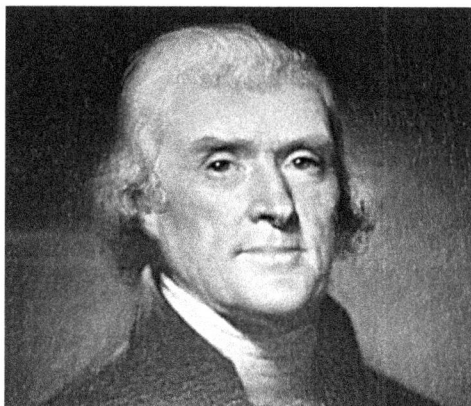

Thomas Jefferson
Crédit – Flickr/jvleis/ https://creativecommons.org/licenses/by-sa/2.0/

LE SUPERPOUVOIR DE L'EXERCICE

Je suis constamment émerveillé par la façon dont le mouvement de nos corps peut nous garder jeunes et vibrants. L'exercice alimente nos cellules, aiguise notre esprit et nous protège des maladies chroniques. C'est un superpouvoir caché dans chaque pas, jogging ou danse, prolongeant la durée de vie et améliorant ces années supplémentaires. Une méta-analyse de 2025 a révélé que l'exercice physique affecte positivement la longueur des télomères, suggérant qu'il peut ralentir le vieillissement cellulaire jusqu'à neuf ans (*JMIR Aging*). Des enfants aux seniors, rester actif est une pierre angulaire d'une vie longue et saine.

L'EXERCICE À TRAVERS LES ANNÉES

Enfants et adolescents : Les activités aérobies comme la course, la natation et le cyclisme sont excellentes pour construire des cœurs et des poumons forts, et des habitudes de fitness à vie. Des exercices amusants incluant des étirements et de la coordination – comme la danse ou les sports – boostent également l'équilibre et les compétences motrices.

Jeunes adultes : Un mélange de cardio (jogging, vélo, marche rapide) et d'entraînement de force (poids ou bandes de résistance) est idéal. Ce combo aide à maintenir la masse musculaire maigre, à protéger contre les problèmes de santé futurs et à garder le moteur du corps fonctionnant efficacement.

Âge moyen : Les exercices aérobies – comme la marche rapide, le cyclisme ou la natation – aident à gérer le poids et à soutenir la santé cardiaque. Pendant ce temps, soulever des poids modérés ou faire des exercices au poids du corps (pompes, squats) combat la perte naturelle de muscle et d'os qui nous guette en vieillissant.

Adultes plus âgés : Des activités à faible impact comme le yoga, le tai-chi ou des étirements doux améliorent l'équilibre, la flexibilité et la force, réduisant le risque de blessures. Un entraînement de résistance adapté et des marches quotidiennes maintiennent l'indépendance et le bien-être. L'American College of Sports Medicine (ACSM) a nommé les programmes de fitness pour adultes plus âgés une tendance majeure de 2025, soulignant leur rôle dans la longévité et l'indépendance (*Tendances Fitness ACSM*). Je fais de la marche rapide de quelques kilomètres presque quotidiennement, et cela me garde énergisé !

Mélanger cardio, force et flexibilité prend soin de votre cœur, de vos muscles et de vos articulations. Si vous avez des préoccupations médicales, consultez un médecin avant de changer votre routine. Les échauffements, les refroidissements et une forme appropriée préviennent les blessures, assurant un exercice sûr et efficace.

PLUS QUE DES MUSCLES : BÉNÉFICES MENTAUX ET ÉMOTIONNELS

L'exercice n'est pas seulement physique – il réduit le stress, élève l'humeur et améliore le sommeil. Une étude de 2024 publiée dans *JAMA Network Open* a révélé que la réduction de l'isolement social et de la solitude abaisse le risque de mortalité de 36 % et 9 %, respectivement, chez les personnes obèses comparé à celles sans (*JAMA Network Open*). Des activités de groupe comme des cours de fitness, des sports d'équipe ou des clubs de marche favorisent les liens sociaux, renforçant le bien-être émotionnel et la longévité. Que ce soit une course sur tapis ou une promenade dans le quartier, rester actif déclenche la joie et garde le corps et l'esprit en synchronisation.

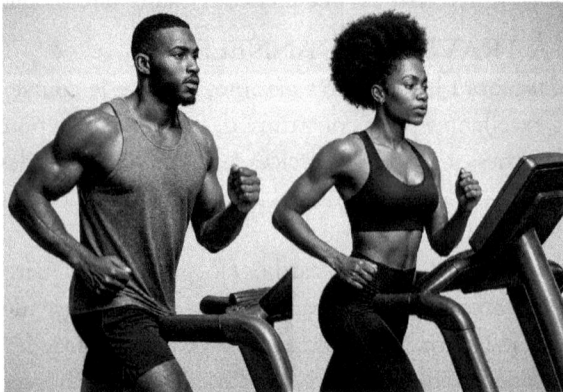

LA SCIENCE DERRIÈRE TOUT CELA

Mitochondries et télomères

Les mitochondries, les centrales électriques de vos cellules, produisent l'énergie pour vous garder vibrant. L'exercice booste leur efficacité, comme montré dans une étude de 2023 où l'entraînement aérobie à haute intensité a amélioré la fonction mitochondriale dans le muscle squelettique (*Journal of Applied Physiology*). L'exercice protège également les télomères, les « caps » d'ADN qui préservent la réparation cellulaire. Une méta-analyse de 2025 a confirmé que l'activité physique allonge les télomères, ralentissant le vieillissement cellulaire (*JMIR Aging*).

Contrôle de l'inflammation

L'exercice régulier calme les produits chimiques inflammatoires, réduisant les dommages au cœur, au cerveau et aux articulations. Une étude de 2023 de *Harvard* a révélé que l'exercice mobilise les cellules T qui contrent l'interféron, un moteur de l'inflammation chronique, offrant un mécanisme clair pour ses effets anti-inflammatoires (*Harvard Gazette*). Un article du *New York Times* de 2025 a renforcé que les entraînements constants sont un outil puissant contre l'inflammation chronique, soutenant la santé globale (New York Times).

Hormèse induite par l'exercice

Les entraînements créent un « bon stress », apprenant aux cellules à gérer les défis, à réparer les dommages et à éliminer les déchets. Cette hormèse renforce la résilience, ralentissant le vieillissement. Un article de 2024 dans *npj Aging* a mis en lumière comment l'exercice modéré déclenche des réponses hormétiques, promouvant la longévité via des adaptations cellulaires (*npj Aging*). C'est comme répéter pour un grand spectacle – plus vous pratiquez, mieux vous performez quand cela compte, et plus lentement vous ressentirez les effets du vieillissement.

En fin de compte, l'exercice est l'un des outils les plus puissants que nous ayons pour rester jeune, à l'intérieur comme à l'extérieur. Que vous sprintiez, souleviez des poids ou marchiez simplement dans votre quartier, ces mouvements déclenchent une réaction en chaîne qui peut nous garder plus heureux, plus sains et plus énergiques pour les années à venir.

Mon ami proche, le linebacker du *Hall of Fame de la NFL* **Junior Seau** était un athlète exceptionnel et un être humain encore meilleur. Sa gentillesse hors du terrain éclipsait sa férocité sur le terrain. **Junior** a dit :

> *« J'ai peur d'être moyen. J'ai une réelle peur d'être juste un autre linebacker. Je veux être le meilleur. C'est juste la façon humaine. »*

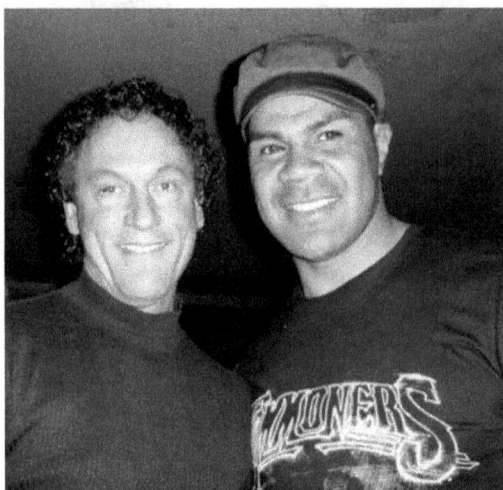

Tad Sisler avec le Hall of Famer de la NFL Junior Seau
Source – Collection privée Sisler

Mon grand-père, **Ted Witt**, l'a dit autrement, *« Si vous allez faire un travail, faites-le bien, ou ne le faites pas du tout. »* Quoi que vous fassiez, mettez-y votre cœur et votre âme et vous réussirez. L'exercice est probablement la chose la plus importante que vous puissiez faire pour maintenir la santé physique et prolonger votre vie.

TYPES D'EXERCICES BÉNÉFIQUES

ENTRAÎNEMENT AÉROBIE VS. RÉSISTANCE

L'exercice aérobie (jogging, vélo, natation) renforce votre cœur et vos poumons, comme accorder le moteur d'une voiture pour la longévité. L'entraînement de résistance (soulever des poids, pompes) construit du muscle, crucial pour la force et la posture en vieillissant. Les combiner maximise les bénéfices, comme associer chocolat et beurre de cacahuètes pour une friandise plus savoureuse. Les tendances 2025 de l'ACSM classent l'entraînement de force traditionnel cinquième, reflétant son regain, surtout pour les femmes afin de booster la santé osseuse et la longévité (*Prevention*).

ENTRAÎNEMENT PAR INTERVALLES À HAUTE INTENSITÉ (HIIT)

Le HIIT, comme un jeu de tag rapide, implique de courtes rafales d'effort intense suivies de repos. Il améliore rapidement la santé cardiaque, la sensibilité à l'insuline et la fonction mitochondriale. Un article de 2025 dans *Men's Health* a noté la popularité du HIIT pour des entraînements efficaces et axés sur les résultats (*Men's Health*). Les adultes plus âgés ou ceux avec des problèmes de santé devraient consulter un médecin et commencer lentement pour éviter les blessures.

Entraînement Zone 2 : Une tendance de 2025

L'entraînement Zone 2 — cardio à faible intensité et état stable à 60-70 % de la fréquence cardiaque maximale — a gagné en traction en 2025 pour améliorer la santé cardiovasculaire et l'efficacité mitochondriale. Un article de *Hydrow* prédit sa montée, citant des bénéfices comme l'utilisation des graisses et des performances durables (*Hydrow*). Il est idéal pour tous les âges, offrant des bénéfices de longévité sans épuisement.

CE QUE VOUS POUVEZ FAIRE DÈS MAINTENANT

Bougez chaque jour : Même une simple marche peut garder vos cellules plus fortes. Si vous le pouvez, ajoutez des poids légers (comme des boîtes de soupe) pour aider vos muscles à rester sains. Ou faites des choses que vous aimez, comme le vélo ou jouer à votre sport préféré.

Essayez de petites rafales de vitesse : Courez ou pédalez vite pendant 20 secondes, puis allez lentement pendant 40 secondes. Répétez cela quelques fois. Vous boosterez votre niveau de fitness rapidement, mais rappelez-vous de commencer petit et d'être en sécurité.

Utilisez des wearables : Suivez les progrès avec des dispositifs de fitness, une tendance majeure de 2025, pour optimiser les entraînements (Tendances Fitness ACSM).

Rejoignez des activités de groupe : Des cours de fitness ou des groupes de marche réduisent la solitude, boostant la longévité (JAMA Network Open).

Surveillez le poids : Gardez votre indice de masse corporelle (IMC) dans une plage saine pour éviter les maladies cardiaques, le diabète et les AVC.

Restez positif : Les pensées et émotions positives renforcent les bénéfices de l'exercice, comme la passion de mon ami Junior Seau pour l'excellence l'a montré.

QUAND VERRA-T-ON DE NOUVEAUX DÉVELOPPEMENTS ?

Les scientifiques explorent comment l'exercice impacte la longueur des télomères, la fonction mitochondriale et l'inflammation. Dans les 5-10 prochaines années, des outils avancés comme la technologie portable et les tests de biomarqueurs pourraient personnaliser les plans d'exercice pour une longévité maximale. Un rapport de 2025 *d'Athletech News* note que les gyms offrent des services de longévité, comme des tests de biomarqueurs, signalant un virage vers un fitness axé sur les données (*Athletech News*). Continuez à bouger, restez en santé et adoptez ces innovations pour un avenir vibrant.

> *« Le vrai plaisir vient de l'activité de l'esprit et de l'exercice du corps ; les deux sont toujours unis. » — Wilhelm von Humboldt*

...ce qui me mène à notre prochain chapitre.

CHAPITRE QUATORZE
SANTÉ MENTALE ET CONNEXIONS SOCIALES

« Garder le corps en bonne santé est un devoir… sinon nous ne serons pas en mesure de garder notre esprit fort et clair. » - Bouddha

Tandis que nous explorons des façons de vivre plus longtemps et même de ralentir le vieillissement, notre santé mentale et nos vies sociales sont étonnamment importantes. La recherche moderne montre que notre humeur, nos niveaux de stress et notre sentiment de but peuvent affecter la façon dont nos cellules vieillissent – comme si nos « horloges internes » s'usent trop vite ou continuent à tic-tac plus longtemps. Une étude de 2025 publiée dans *Nature Aging* a révélé que les pratiques de pleine conscience peuvent réduire les marqueurs de vieillissement biologique jusqu'à cinq ans chez les adultes de plus de 50 ans, mesurés par la longueur des télomères et les horloges épigénétiques.

Pensez à votre esprit et à vos amitiés comme à un jardin. Quand vous lui accordez assez de soins – du temps en bonne compagnie, des pensées positives et des habitudes saines – il reste vibrant et vivant. Mais si vous l'ignorez ou le remplissez d'émotions toxiques, il commence à flétrir. De cette façon, comment nous nous sentons et avec qui nous passons du temps peut soit ralentir soit accélérer notre vieillissement.

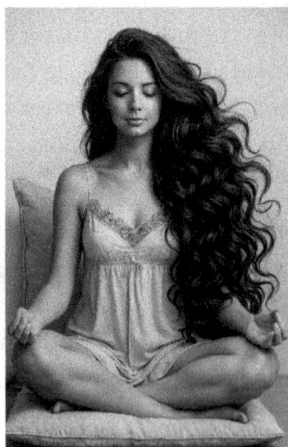

TECHNIQUES DE RÉDUCTION DU STRESS
Méditation et pleine conscience

La méditation et la pleine conscience abaissent les hormones de stress, réduisent l'inflammation et peuvent protéger les cellules d'un vieillissement trop rapide. L'étude de 2025 publiée dans *Nature Aging* a montré que la pratique régulière de la pleine conscience préserve les télomères et les marqueurs épigénétiques, potentiellement rendant les cellules plus jeunes.

Un article de février 2025 publié dans *Psychology Today* met en lumière comment la méditation réduit le cortisol et l'inflammation, clé pour ralentir le vieillissement. Même l'« effet placebo » – croire que vous pouvez vous améliorer – peut booster la guérison. Imaginez un « thermomètre de stress » à l'intérieur de vous : trop chaud, et vous vous consumez plus vite. Les pratiques calmantes vous rafraîchissent, gardant votre corps jeune.

Quand j'avais cinq ans, mon père était stationné à Memphis, TN. Il était absent pour de longues périodes, et j'étais parfois triste ou effrayé à cause de cela. Ma sœur aînée, **Suzanne**, me guidait vers la fenêtre et me disait de chercher l'oiseau rouge. Elle disait que quand je voyais l'oiseau rouge, c'était un signe d'espoir, et alors je saurais toujours que tout irait bien. Tout au long de ma vie, dans mes moments les plus sombres, je suis allé à la fenêtre et j'ai toujours semblé trouver un oiseau rouge. Je suppose que c'est approprié que j'aie trouvé mon chemin dans une merveilleuse relation avec une femme nommée **Robin** « Le mot anglais pour un oiseau rouge-gorge » ! Vivez chaque jour pleinement et vous irez bien.

« C'est beaucoup plus difficile de trouver à redire aux détails banals de l'existence quotidienne quand vous savez vraiment, vraiment au niveau cellulaire que vous allez partir, et que ce moment, maintenant, est la vie. La vie n'est pas ce qui vous arrive dans 20 ans. Ce moment, maintenant, est votre vie. » – Alan Ball

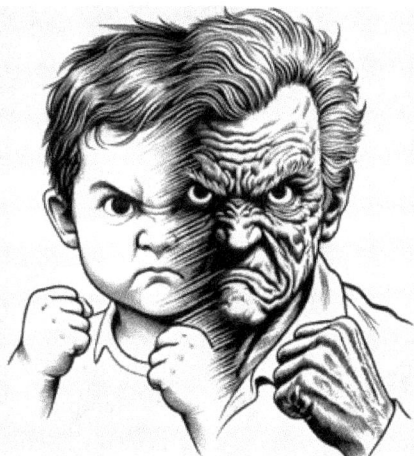

EFFETS DU MAUVAIS TRAITEMENT ENFANTIN ET DU STRESS SUR LE VIEILLISSEMENT

Les mauvais traitements en enfance sont comme des tempêtes frappant un arbre en croissance – parfois le pliant ou le brisant. Une étude de janvier 2025 publiée dans *The Lancet Psychiatry* montre que les traumas sévères en enfance augmentent l'apparition précoce de maladies liées à l'âge, mais la thérapie et le soutien peuvent atténuer ces effets.

Une méta-analyse de 2024 publiée dans *JAMA Pediatrics* confirme que l'adversité en enfance accélère le vieillissement biologique via des changements de méthylation de l'ADN. Avec des amis de confiance, une pensée positive ou du rire, vous pouvez guérir. Comme ma fille *Rachel* dit, **« Pas mon cirque. Pas mes singes. »** D'autres personnes peuvent agir de manière négative, mais nous n'avons pas à posséder leur comportement.

Mon ami, l'acteur **William Katt**, m'a dit une fois que quand il joue un « méchant », il cherche ce qui rend ce personnage bon, parce que personne ne se pense comme mauvais. C'est un rappel que le monde n'est pas tout noir et blanc — et parfois lâcher la noirceur de quelqu'un d'autre est ce qui nous garde en santé.

« Quand je joue un bon gars, j'essaie de les explorer et de comprendre ce qui les forme et les rend intéressants. Quand je joue un méchant, j'essaie d'explorer tout ce qui les rend bons. Personne ne pense vraiment qu'ils sont un méchant. »

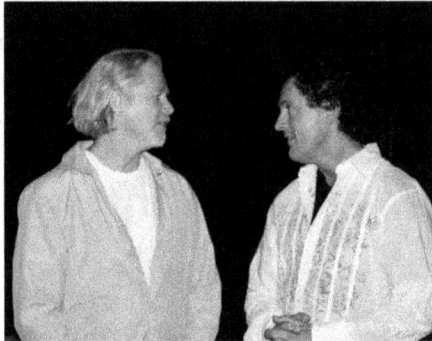

William Katt et Tad Sisler

Source – Collection privée Sisler

Le côté sombre de mon père doué était son alcoolisme, qui a détruit de nombreuses facettes de mon enfance. Il était l'un des rares à l'avoir éventuellement surmonté et a vécu la seconde moitié de sa vie sobre. Ma merveilleuse sœur, Betsy, a surmonté l'addiction en tant que jeune adulte et a complètement tourné sa vie pour devenir une femme d'affaires réussie et une mère. Je connais l'obscurité qui vient avec la peur, la colère, l'inquiétude et la tristesse de l'enfance. Je sais aussi qu'en tant qu'enfants, nous ne pouvons pas choisir si nous sommes victimes ou non. En tant qu'adultes, nous pouvons choisir de ne pas être victimes, de lâcher les traumas de l'enfance et de nous réinventer. Voici deux citations consécutives que j'adore de **Norman Cousins :**

«La vie est une aventure dans le pardon.» « La capacité d'espoir est le fait le plus significatif de la vie. Elle fournit aux êtres humains un sentiment de destination et l'énergie pour commencer.»

Le pardon, l'espoir et trouver un système de soutien vous guideront à travers l'obscurité vers la lumière.

Mon cher ami **Frank Hamblen,** entraîneur *NBA* 7 fois champion avec les *Chicago Bulls* de **Michael Jordan** et les *Los Angeles Lakers* de **Kobe Bryant**, a eu sa part d'adversité sur et hors du terrain. **Frank** a dit :

« Vous refusez simplement de perdre. Le vrai succès se trouve dans la poursuite implacable de l'excellence et la croyance inébranlable en votre propre potentiel. »

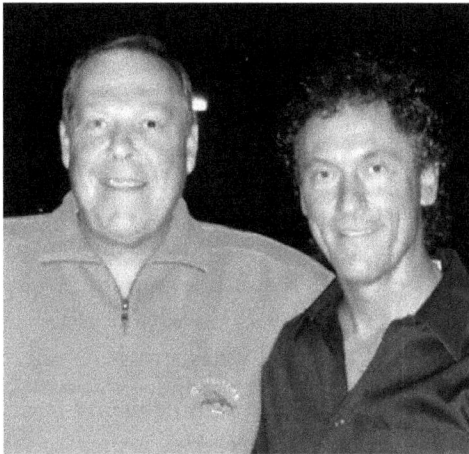

Frank Hamblen et Tad Sisler
Source : Collection personnelle de Tad Sisler

PERSPECTIVE NÉGATIVE ET SON IMPACT SUR LA MALADIE ET LA LONGÉVITÉ

Une perspective négative – colère chronique, jalousie ou tristesse – nuit à votre corps au fil du temps. Une étude de 2025 publiée dans *Health Psychology* a révélé que le pessimisme augmente le risque de maladies cardiovasculaires de 20 % et la mortalité toutes causes confondues de 15 %. Un article d'avril 2025 publié dans Scientific American note que la négativité chronique augmente l'inflammation et altère l'immunité, accélérant le vieillissement. J'ai écrit un livre entier sur ce sujet. Pour une exploration plus approfondie, voir mon livre **The Science of Positive Thinking: How Mindset, Daily Habits, and Emotional Well-being Can Add Years to Your Life.** Les mécanismes clés incluent :

Réponse au stress : Trop de colère ou d'inquiétude peut causer des niveaux élevés d'hormones de stress et d'inflammation, augmentant le risque de maladies cardiaques et d'autres maladies.

Charge allostatique : C'est l'« usure » du stress constant sur votre corps. Si vous êtes toujours upset, votre corps peut se coincer en mode « combat ou fuite », le faisant vieillir plus vite.

Changements épigénétiques : Les émotions négatives peuvent affecter comment vos gènes sont activés ou désactivés, accélérant le vieillissement ou la maladie.

Raccourcissement des télomères : Si vos télomères (les caps aux extrémités de vos chromosomes) s'usent trop vite, vous êtes à plus haut risque de problèmes liés à l'âge. Le stress peut les raccourcir.

Effets sur le cerveau : La colère ou l'inquiétude constante peut remodeler des parties de votre cerveau impliquées dans la mémoire et la prise de décision, accélérant le déclin cognitif.

La pleine conscience et la thérapie peuvent réduire le stress et l'inflammation, ralentissant le vieillissement cellulaire. Une attitude positive, comme le rire, est le soleil pour vos cellules, vous gardant en meilleure santé. Donc, ne vous inquiétez pas ; soyez heureux !

Tout comme le rire et la positivité peuvent apporter du soleil à une journée nuageuse, une attitude positive pourrait aider les « travailleurs de réparation » de votre corps à fixer les choses et à vous garder en meilleure santé en vieillissant. Il est si important de se rappeler que peu importe à quel point les choses deviennent mauvaises, chaque jour vous pouvez vous réveiller et vous réinventer. Mon ami, l'acteur iconique **Lorenzo Lamas** a parlé de son expérience :

« Parfois vous devez vous réinventer dans ce métier pour être accepté dans différents rôles. »

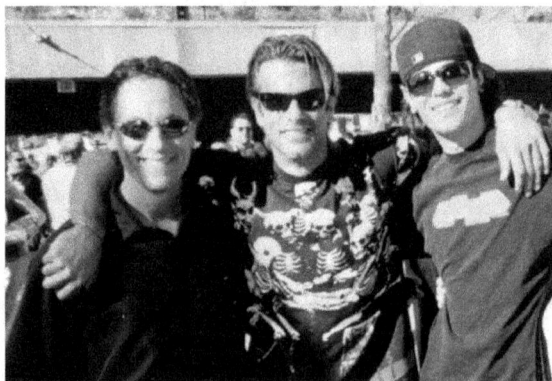

Tad Sisler avec Lorenzo Lamas et A.J. Lamas
Source – Collection privée Sisler

LE RÔLE DU BUT DANS LA COMMUNAUTÉ
Trouver votre « pourquoi »
Un fort sentiment de but – prendre soin de la famille, aider votre communauté ou maîtriser une compétence – peut prolonger votre vie. Une étude de février 2025 publiée dans le *New England Journal of Medicine* a révélé que ceux avec un but avaient un risque de mortalité 25 % plus bas sur 20 ans.

La connectivité sociale est tout aussi vitale ; l'étude a montré que les personnes socialement actives vivent jusqu'à 10 ans de plus. Une revue annuelle de 2024 publiée dans *Annual Review of Psychology* confirme que le soutien social booste la santé mentale et physique, surtout chez les seniors. La possession d'animaux ajoute aussi du but ; une étude de 2025 publiée dans le *Journal of Happiness Studies* a révélé que les propriétaires d'animaux ont une dépression plus basse et une satisfaction de vie plus élevée, liée à des espérances de vie plus longues. Rappelez-vous la citation de *Bob Proctor :*

« Ce à quoi vous pensez, vous l'attirez. »

Avoir une raison de se lever chaque matin est comme une carte et une boussole sur le voyage de la vie. Mon cher ami, l'artiste multi-platine légendaire **Glen Campbell,** l'a capturé :

«La vie est trop courte pour ne pas en profiter. »

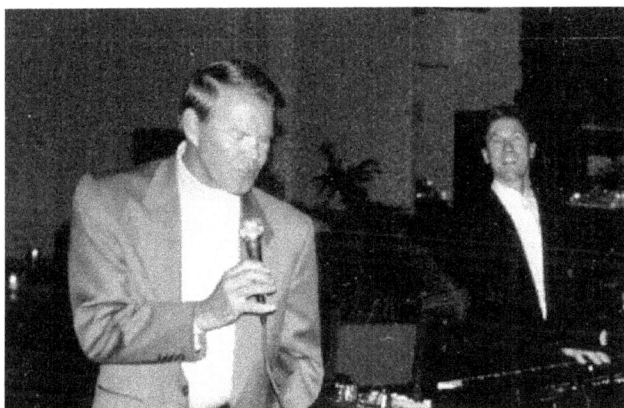

Glen Campbell en performance avec Tad Sisler
Source – Collection privée Sisler

Isolement social vs. connectivité : L'activité sociale – amis, église ou groupes – protège contre le stress et la maladie. Une étude de 2024 publiée dans *JAMA Network Open* a révélé que la réduction de l'isolement social abaisse le risque de mortalité de 36 % chez les individus obèses. L'isolement est comme être échoué sur une île déserte ; les connexions sont un village partageant le soutien.

J'ai commencé à performer dans une église de Palm Desert, Californie, à la fin des années 1980, principalement pour gagner un revenu supplémentaire en élevant mes quatre jeunes enfants. Après quelques années, les membres de l'église sont devenus une famille étendue pour moi. Quand ma merveilleuse épouse, **Stephanie,** est décédée de manière inattendue, six cents personnes sont venues à ses funérailles. Ce n'est qu'à ce moment que j'ai réalisé la nécessité et la force de la communauté, alors que les membres de la congrégation ont embrassé non seulement moi mais aussi mes enfants dans notre chagrin.

Les personnes avec de bons amis et des connexions proches restent en meilleure santé, comme une chaîne forte qui ne se brise pas. Avoir des copains avec qui parler, rire et s'appuyer quand les temps sont durs aide à garder votre corps et votre esprit plus jeunes plus longtemps.

Mon amie, l'actrice **Dyan Cannon**, a dit :

> *« Avez-vous remarqué quand vous commencez à être heureux, vous dites, uh-uh, je ferais mieux de faire attention. Je me sens trop bien. Quelque chose va arriver. »*

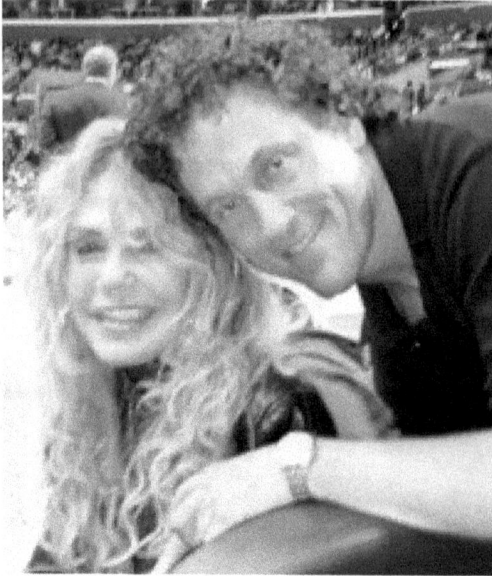

Dyan Cannon et Tad Sisler
Source : Collection personnelle de Tad Sisler

Je crois que beaucoup d'entre nous sont conditionnés à s'attendre au pire quelque part en nous. Mon ami, le trompettiste légendaire **Steve Madaio** *« Steve a joué pendant des années avec Véronique Sanson »* croyait que si vous gardez vos espoirs et attentes bas, vous ne pouvez être que agréablement surpris quand de bonnes choses arrivent. Je crois au pouvoir de la prière et des affirmations. Croyez en vous, d'abord et avant tout, et acceptez toujours le soutien et l'encouragement des autres. Vous pourriez bientôt découvrir, comme je l'ai fait dans mes moments les plus sombres, qu'un système de soutien fort vous sauvera.

Rappelez-vous ce que mon cher ami, l'ancien *quarterback NFL champion*, **congressman** et **secrétaire au Logement et au Développement urbain Jack Kemp** a dit :

> *« C'est agréable d'être nécessaire. »*

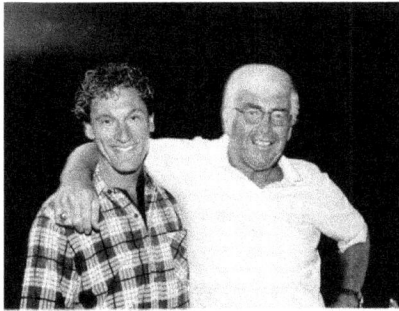

Tad Sisler avec le congressman Jack Kemp
Source – Collection privée Sisler

NOUVELLES TECHNOLOGIES POUR LA SANTÉ MENTALE

En 2025, la technologie transforme le soutien à la santé mentale. Les applications de thérapie alimentées par l'IA délivrent une thérapie cognitivo-comportementale (TCC) personnalisée, et la réalité virtuelle (VR) offre une relaxation immersive. Une étude de mars 2025 publiée dans *JMIR Mental Health* a révélé que la pleine conscience VR réduit l'anxiété et booste le bien-être. Les dispositifs portables surveillent la variabilité de la fréquence cardiaque pour suivre le stress en temps réel, vous permettant de gérer votre état mental. Ces outils, aux côtés des pratiques traditionnelles, rendent le soin de votre esprit accessible.

CE QUE VOUS POUVEZ FAIRE DÈS MAINTENANT

Commencez des pratiques simples de pleine conscience : Passez quelques minutes quotidiennement à vous concentrer sur votre respiration pour abaisser le stress et protéger les cellules. Essayez des applications de thérapie IA ou de pleine conscience VR pour des sessions guidées.

Cherchez des relations de soutien : Connectez-vous avec des personnes uplifting via des clubs, du bénévolat ou des intérêts partagés. Les animaux peuvent aussi booster l'humeur et la longévité.

Trouvez votre but : Découvrez ce qui vous excite – prendre soin d'un animal, aider un voisin ou apprendre une compétence – pour alimenter votre drive de vie.

Utilisez la technologie : Explorez des portables pour surveiller le stress ou des applications pour le soutien mental, renforçant les pratiques traditionnelles.

Restez positif : Adoptez le pardon et l'espoir, rappelant la citation de **Norman Cousins** : *« La vie est une aventure dans le pardon. »* Réinventez-vous quotidiennement, comme **Lorenzo Lamas** le suggère.

QUAND VERRA-T-ON DE NOUVEAUX DÉVELOPPEMENTS ?

Maintenant à 5 ans : Les applications de méditation, la thérapie de groupe et les programmes communautaires sont disponibles maintenant. La pleine conscience VR et la thérapie IA s'étendent, améliorant l'accès.

5 à 10 ans : Attendez des outils soutenus par la recherche comme des groupes de soutien virtuels et des portables de surveillance du stress en temps réel.

10+ ans : Des programmes de « résilience » personnalisés basés sur l'ADN et les habitudes pourraient émerger, offrant des plans adaptés pour garder l'esprit et le corps forts.

Nous sommes tous en voyage pour mieux nous comprendre. Tout le monde qui cherche du sens dans sa vie arrive à un point où il commence à surmonter les traumas de l'enfance. Mon ami et ministre **Dr. Tom Costa** m'a dit une fois qu'il se trouvait encore à blâmer ses parents pour des choses qui lui arrivaient maintenant, et ses parents étaient morts depuis de nombreuses années. Mon bon ami, l'acteur légendaire nominé aux *Academy Awards* **Elliott Gould** a dit :

« Mon problème était que je me suis laissé connaître avant de me connaître moi-même. »

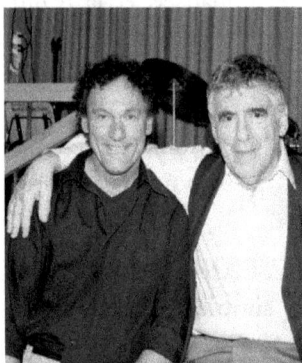

Tad Sisler avec Elliott Gould
Source – Collection privée Sisler

C'est un rappel qu'il n'est jamais trop tard pour continuer à apprendre et à grandir. Avec une nouvelle technologie et un mindset bienveillant, nous pouvons construire des vies plus saines et plus longues – peut-être plus longues que nous ne l'avons jamais pensé possible.

En bref, la façon dont nous nous sentons, comment nous gérons le stress et les personnes avec qui nous nous entourons peuvent tous façonner notre santé future. Que ce soit par des techniques simples comme la méditation ou des changements plus grands comme trouver de nouveaux amis et objectifs, chaque étape compte. La science soutient ce que beaucoup d'entre nous ont ressenti dans nos cœurs depuis longtemps : une perspective positive et des connexions fortes peuvent vraiment nous aider à vivre des vies plus longues et plus heureuses.

« Rappelez-vous, aujourd'hui est le demain dont vous vous inquiétiez hier. » – Dale Carnegie

CHAPITRE QUINZE
SOMMEIL ET RYTHMES CIRCADIENS
LA SCIENCE DU SOMMEIL

Avec toutes les distractions de l'ère moderne, c'est un miracle que quiconque dorme encore. Tout comme de nombreux choix de vie, nous devons prendre le temps de nous reposer. L'importance d'une bonne nuit de sommeil régulière pour la longévité et le ralentissement du vieillissement ne peut être surestimée. La recherche suggère que 7-8 heures de sommeil de qualité par nuit soutiennent la réparation cellulaire, réduisent l'inflammation et abaissent le risque de maladies chroniques, prolongeant potentiellement la durée de vie (*BMC Public Health*). Cependant, les besoins individuels varient, et des études en cours visent à clarifier les modèles de sommeil optimaux pour un vieillissement sain.

STADES DU SOMMEIL ET LEURS FONCTIONS RESTAURATRICES

Pensez au sommeil comme à l'équipe de maintenance nocturne de votre corps. Vous cyclez à travers différents stades – d'abord glissant dans un sommeil NREM (Mouvement oculaire non rapide) léger, puis vous installant dans un sommeil NREM plus profond, et enfin atteignant le sommeil REM (Mouvement oculaire rapide).

Pendant le **sommeil NREM profond**, votre corps est comme un chantier de construction animé : les muscles se réparent, les os se renforcent, et votre système immunitaire se prépare pour vous garder en santé. Puis vient le **sommeil REM**, qui est plus comme un cinéma mental – votre cerveau rejoue les souvenirs de la journée, décidant lesquels garder pour que vous puissiez apprendre et vous souvenir des choses importantes. Quand ces stades se déroulent fluidement, vous vous réveillez rafraîchi physiquement et mentalement. Une étude de 2024 publiée dans Sleep Medicine a révélé que la préservation du sommeil NREM profond renforce la fonction immunitaire chez les adultes plus âgés, soutenant la longévité (*Sleep Medicine*).

COMMENT LE MANQUE DE SOMMEIL ACCÉLÈRE LE VIEILLISSEMENT

Manquer de bon sommeil est comme sauter l'entretien régulier de votre voiture. Au fil du temps, des problèmes peuvent surgir – troubles cardiaques, prise de poids, et même des problèmes pour équilibrer votre glycémie. La privation chronique de sommeil peut accélérer le vieillissement cellulaire en raccourcissant les télomères, les caps protecteurs sur l'ADN, augmentant le risque de maladies (*Nature Aging*).

Une étude de 2024 publiée dans *JAMA Network Open* a lié un mauvais sommeil à un risque 15 % plus élevé d'événements cardiovasculaires chez les adultes plus âgés (*JAMA Network Open*).

La bonne nouvelle est que votre corps est remarquablement bon pour protéger le sommeil profond même si vous êtes interrompu souvent – par du bruit, un animal de compagnie ou trop de pauses toilettes. Dans des études où les gens étaient réveillés à plusieurs reprises du sommeil profond, leurs cerveaux plongeaient rapidement de nouveau dans le sommeil profond quand ils se rendormaient. Cela ne signifie pas que le sommeil fragmenté est génial, mais cela montre à quel point votre corps est déterminé à obtenir le repos dont il a besoin.

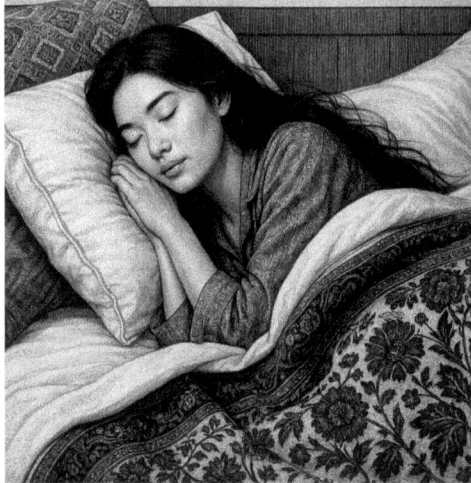

RYTHMES CIRCADIENS - VIVRE EN SYNCHRONISATION AVEC VOTRE HORLOGE INTERNE

Votre corps fonctionne sur un horaire d'environ 24 heures connu sous le nom de **rythme circadien**, qui vous dit quand vous réveiller, quand vous détendre, et même quand manger. Imaginez avoir une équipe de minuscules travailleurs à l'intérieur de vous, chacun avec un horaire fixe pour faire son travail. Si vous respectez des horaires réguliers de sommeil et de repas – comme aller au lit à la même heure chaque nuit et ne pas grignoter tard – ces travailleurs peuvent rester sur la bonne voie.

Des chercheurs comme le **Dr Satchidananda Panda** ont découvert que **l'alimentation restreinte dans le temps** (manger dans une certaine fenêtre chaque jour) peut aider à aligner ces rythmes internes, réduisant le risque de maladies et ralentissant le vieillissement. Mais si vous êtes partout – manger le dîner à minuit ou rester éveillé jusqu'à l'aube – vos minuscules travailleurs finissent en shift de nuit permanent. Cela peut mener à toutes sortes de pannes au fil du temps, vous faisant vieillir plus vite et vous sentir épuisé.

Une étude de 2025 publiée dans *npj Women's Health* explore les disruptions circadiennes chez les femmes pendant la ménopause, suggérant des routines adaptées pourraient atténuer les effets du vieillissement (*npj Women's Health*). Des horaires irréguliers, comme manger tard le soir ou rester éveillé jusqu'à l'aube, perturbent ces travailleurs, accélérant le vieillissement et la fatigue.

En tant que musicien de longue date, je performais souvent tard dans la nuit. J'avais l'habitude de sauter des repas avant un spectacle pour que ma voix ne soit pas affectée, ce qui perturbait mes habitudes alimentaires et de sommeil. Mais nos corps peuvent parfois s'adapter — même si ce n'est pas idéal. La clé est de trouver un horaire qui vous permette de contourner les exigences de la vie tout en donnant à votre « horloge interne » une chance de lutter. Pour les travailleurs en shifts ou les noctambules, 2025 offre des solutions comme l'application Timeshifter Shift Work (Timeshifter) et Arcashift (Arcascope), qui fournissent des conseils circadiens personnalisés. L'éclairage informé circadien, testé dans un essai de 2024, améliore également le sommeil et les performances pour les travailleurs de nuit en synchronisant l'exposition à la lumière avec les horloges biologiques (*ScienceDaily*).

NOUVELLES TECHNOLOGIES DU SOMMEIL EN 2025-2026

Les avancées en technologie du sommeil transforment le repos en 2025. Les matelas intelligents, comme l'OptimizeME, utilisent l'IA pour ajuster la fermeté et l'inclinaison, empêchant même l'apnée du sommeil en surveillant la respiration (*CES*). Les moniteurs portables suivent la fréquence cardiaque et les cycles REM, offrant des conseils basés sur des applications pour un meilleur sommeil (*Illumeably*). Les Tone Buds, dévoilés au CES 2025, utilisent l'EEG pour ajuster le son, aidant à s'endormir plus vite (*CNET*). Ces outils peuvent améliorer la qualité du sommeil, soutenant la longévité, mais leur impact à long terme est encore à l'étude.

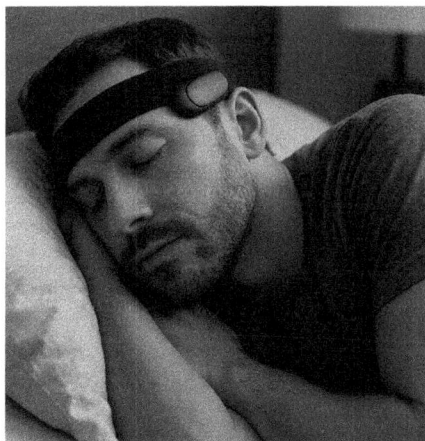

LUMIÈRE BLEUE ET SOMMEIL : LE DÉBAT EN COURS

La lumière bleue des écrans peut perturber le sommeil en supprimant la mélatonine, mais une étude de 2024 suggère que la luminosité globale compte plus (*Medical News Today*). Jusqu'à ce que des preuves plus claires émergent, réduisez le temps d'écran avant le coucher, utilisez des filtres en mode nuit, ou évitez les appareils pour sauvegarder votre rythme circadien. Une mise à jour de 2025 de *Healthline* recommande de tamiser les écrans pour minimiser les interférences potentielles avec le sommeil (*Healthline*).

AIDES AU SOMMEIL NATURELLES POUR UN MEILLEUR REPOS

Les remèdes naturels peuvent soutenir le sommeil sans médicament. La mélatonine, le magnésium, la racine de valériane, le thé à la camomille et le jus de cerise acide sont populaires, avec une revue de 2025 de *Healthline* notant la capacité de la mélatonine à réduire la latence du sommeil (*Healthline*). Le magnésium calme les muscles et les nerfs, tandis que le jus de cerise acide peut booster les niveaux de mélatonine (*Johns Hopkins*). Consultez un professionnel de la santé avant de commencer des compléments, surtout si vous avez des conditions de santé ou prenez des médicaments, pour éviter les interactions.

CE QUE VOUS POUVEZ FAIRE DÈS MAINTENANT

Respectez un horaire : Visez 7-8 heures de sommeil à des heures constantes pour aligner votre rythme circadien. Mangez dans une fenêtre de 10-12 heures, évitant les grignotages tardifs.

Créez un environnement propice au sommeil : Gardez votre chambre sombre, fraîche (18-20°C) et calme. Utilisez des rideaux occultants ou un masque de sommeil pour bloquer la lumière (*Sleep Foundation*).

Limitez la lumière bleue : Réduisez le temps d'écran 1-2 heures avant le coucher ou utilisez des filtres en mode nuit pour minimiser la perturbation circadienne (*Healthline*).

Essayez des aides naturelles : Expérimentez le thé à la camomille ou des compléments de mélatonine, mais consultez d'abord un médecin (*Johns Hopkins*).

Utilisez la technologie : Explorez la technologie du sommeil de 2025 comme les matelas intelligents ou les portables pour suivre et améliorer le repos (*CNET*).

Gérez les horaires irréguliers : Si vous êtes un travailleur en shifts ou un musicien, utilisez des applications comme Timeshifter ou l'éclairage circadien pour synchroniser vos rythmes (*Timeshifter*).

QUAND VERRA-T-ON DE NOUVEAUX DÉVELOPPEMENTS :

Maintenant à 5 ans : Les applications de suivi du sommeil, les portables et les matelas intelligents améliorent déjà la qualité du sommeil.

Des essais en cours, comme ceux sur les rythmes circadiens des femmes, clarifieront leur impact sur le vieillissement d'ici 2030 (npj Women's Health).

5 à 10 ans : Les portables avancés pourraient intégrer le suivi des biomarqueurs pour personnaliser les plans de sommeil, renforçant les bénéfices de longévité (Illumeably).

10+ ans : Des thérapies ciblant les gènes circadiens ou des interventions spécifiques au sommeil pourraient émerger, potentiellement révolutionnant la façon dont nous combattons le vieillissement par le repos.

Le sommeil est la réinitialisation nocturne de votre corps, et aligner votre rythme circadien est comme garder votre horloge interne remontée. Avec les nouveaux outils de 2025 et des habitudes intemporelles, vous pouvez mieux vous reposer, vivre plus longtemps et vous sentir vibrant chaque jour.

Et il n'y a pas d'habitude plus gratifiante que d'apprécier ou de participer à la musique et aux arts :

CHAPITRE SEIZE
IMPACT DE LA MUSIQUE ET DES ARTS SUR LA LONGÉVITÉ ET LA SANTÉ CÉRÉBRALE

Ma sœur, **Suzanne Ramsey**, était une psychologue formée et directrice d'un centre de santé mentale pendant de nombreuses années. Elle m'a dit qu'elle avait constaté chez de nombreux patients que le simple stress et l'épuisement étaient la cause de nombreux problèmes de santé mentale. Les peurs, y compris la peur de l'échec ou de la déception, étaient d'autres problèmes principaux au-delà de la simple dépression basée sur la perte. Apprendre à chanter ou à jouer d'un instrument peut aider à soulager de nombreux problèmes de santé mentale. Ma sœur avait de nombreux outils pour aider ses patients, et la musicothérapie en faisait partie.

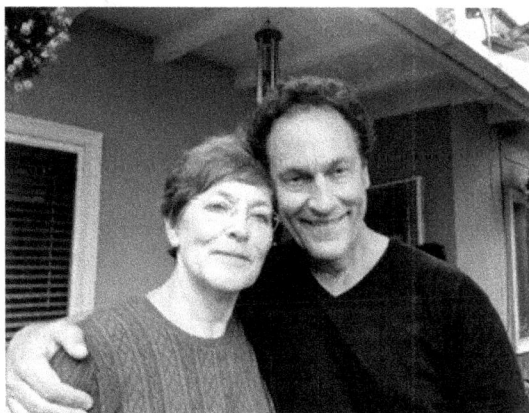

Suzanne Ramsey et Tad Sisler
Source – Collection privée Sisler

BÉNÉFICES COGNITIFS DE L'ENGAGEMENT MUSICAL

S'engager avec la musique – jouer d'un instrument, chanter ou écouter attentivement – renforce les connexions entre les cellules cérébrales, aiguise la mémoire à court terme et construit un système mental robuste de « sauvegarde ». Une étude de 2025 publiée dans le *Journal of Gerontology* a révélé que des adultes plus âgés qui ont pris des leçons de musique pendant six mois ont amélioré leur mémoire de 20 % et leur fonction exécutive, suggérant un retard dans l'apparition d'Alzheimer. Des études de neuroimagerie, comme un rapport de 2024 publié dans *NeuroImage*, montrent que la musique active de multiples régions cérébrales, renforçant la neuroplasticité et la résilience contre le déclin cognitif. C'est comme accorder un orchestre – chaque note renforce l'harmonie du cerveau, le gardant vibrant en vieillissant.

UTILISATIONS THÉRAPEUTIQUES DES ARTS ET DE LA MUSIQUE

Les thérapies musicales et artistiques – arts visuels, danse, écriture créative – sont des outils puissants pour réduire le stress et améliorer la santé émotionnelle. Une étude de 2025 publiée dans Arts in Psychotherapy a montré que la thérapie artistique réduisait l'anxiété et la dépression de 30 % chez les seniors, améliorant la qualité de vie. La musicothérapie aide les patients atteints de démence, stimulant la mémoire et l'interaction sociale. Un essai de février 2025 sur la *maladie de Parkinson* a révélé que les interventions basées sur la musique amélioraient la fonction motrice et l'humeur de 25 % chez les patients atteints de Parkinson. Ces thérapies sont comme des couvertures chaudes, déclenchant des souvenirs et des connexions.

En 2025, la thérapie artistique en réalité virtuelle (VR) émerge, avec une étude publiée dans *JMIR Mental Health* rapportant une réduction du stress et une amélioration de l'humeur chez les patients atteints de démence grâce à des expériences créatives immersives. Les applications de musique générées par l'IA, comme SoundMind, adaptent des pistes de relaxation, renforçant le bien-être. Votre cerveau est une salle de concert ou une galerie d'art – la musique et l'art allument ses projecteurs, le gardant flexible et jeune.

Pour les personnes qui ont des problèmes de mémoire ou se sentent tristes, écouter leurs chansons préférées ou faire de l'art peut être comme une couverture chaude – cela peut ramener de vieux souvenirs, les égayer et les aider à se sentir connectés au monde autour d'eux. C'est une façon pour le cerveau de se rappeler comment chanter ses airs préférés, même s'il oublie quelques autres notes en chemin.

Mon ami, le chanteur principal légendaire des **Righteous Brothers, Bill Medley**, avait la chanson la plus jouée à la radio américaine au XXe siècle, *« You've Lost That Lovin' Feelin' »*. Il a parlé de l'importance de notre amour pour la musique :

«La raison pour laquelle j'aime encore performer est que des gens de mon âge, un peu plus jeunes et un peu plus âgés, viennent pour revivre cette chose qui les a rendus si heureux il y a toutes ces années. Et tant qu'ils viennent, je continuerai jusqu'à ce que je m'effondre. »

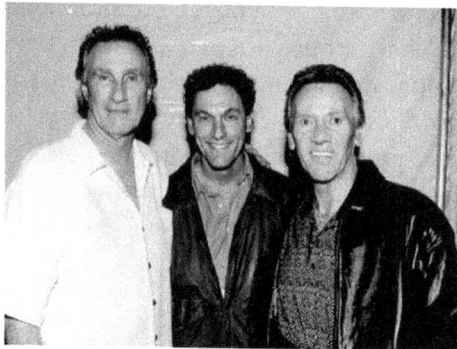

Tad Sisler avec The Righteous Brothers
Source – Collection privée Sisler

Et... si vous envisagez d'apprendre à jouer d'un instrument, ou même si vous voulez simplement en savoir plus, veuillez consulter ma SÉRIE MUSIC MASTERY sur Amazon. Vous pouvez accéder à notre série incluant VOCAL MASTERY, GUITAR MASTERY, PIANO AND KEYBOARD MASTERY, DRUM MASTERY, BASS MASTERY et plus à venir. Actuellement, ma série de livres MUSIC MASTERY n'est disponible qu'en anglais sur Amazon.com aux États-Unis. Les traductions en français sont prévues prochainement.

COMMENT LES FRÉQUENCES DE LUMIÈRE ET DE COULEUR OU LES FRÉQUENCES SONORES AFFECTENT-ELLES LA SANTÉ HUMAINE ET LA LONGÉVITÉ ?

Quand j'étais plus jeune, j'avais un ami psychic qui m'a dit que je serais instrumental pour éduquer le monde sur la connexion entre la couleur et la musique. J'ai pensé que c'était une déclaration bizarre, mais cela m'a poussé à faire une tonne de recherches sur les fréquences de lumière et de son, et comment elles affectent la condition humaine.

DIFFÉRENTES FRÉQUENCES, DIFFÉRENTS EFFETS

Lumière et couleur : Bien qu'aucun lien direct ne relie des fréquences spécifiques de lumière (couleur) et de son à la longévité, les deux influencent l'humeur et le stress, affectant indirectement la santé.

La lumière visible (430-770 térahertz) et le son (20-20 000 hertz) opèrent dans des plages différentes, rendant les corrélations un-à-un difficiles. Une étude de 2024 publiée dans *Photobiomodulation, Photomedicine, and Laser Surgery* a révélé que la thérapie à lumière rouge stimule le collagène, réduisant les signes de vieillissement de la peau. Une revue de 2025 publiée dans *Complementary Therapies in Medicine* suggère que des couleurs comme le bleu calment l'humeur, mais les bénéfices pour la longévité ne sont pas prouvés.

Un essai de 2025 publié dans *Nature Communications* a exploré une thérapie combinée de lumière et de son à 40 Hz, renforçant la fonction cognitive chez les patients atteints d'Alzheimer précoce en boostant l'activité des ondes gamma. Cela suggère un potentiel synergique, mais plus de recherches sont nécessaires. Pour l'instant, utilisez des couleurs calmantes dans votre espace et explorez la thérapie lumineuse avec prudence, en consultant un professionnel de la santé.

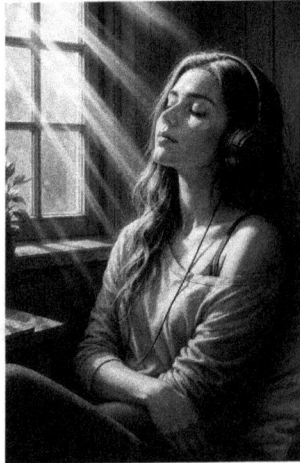

Fréquences sonores :
Nous entendons habituellement le son de environ 20 hertz à 20 000 hertz. Le son voyage à travers l'air, l'eau ou des matériaux solides — il a besoin d'un « porteur ». Les thérapies sonores, comme la musique ou les battements binauraux, peuvent réduire le stress et renforcer la concentration. Une étude de 2025 publiée dans Frontiers in Psychology a révélé que les battements binauraux à 432 Hz amélioraient l'attention et abaissaient le stress chez les seniors, bien que les effets varient. Les bénéfices anti-stress de la musicothérapie sont bien documentés, avec une revue de 2024 publiée dans *Music and Medicine* notant une réduction du cortisol et une amélioration de la gestion de la douleur. Les bains sonores sont populaires, mais les preuves cliniques pour la longévité sont limitées. Pensez à la musique comme à une brise apaisante, calmant les tempêtes de votre esprit, soutenant indirectement une vie plus longue.

Parce que la lumière et le son opèrent dans des plages de fréquences complètement différentes, il n'y a pas de façon simple d'associer une couleur à une note musicale pour obtenir des bénéfices de santé instantanés. Mais la couleur et le son peuvent encore affecter notre humeur, notre stress et notre bien-être global – juste de manières plus subtiles et individuelles.

THÉRAPIE DES COULEURS (Chromothérapie)

Certaines pratiques alternatives suggèrent que certaines couleurs peuvent nous calmer ou nous énergiser. Vous avez peut-être remarqué que des bleus clairs ou des verts dans un hôpital peuvent vous faire sentir plus détendu, tandis que des rouges ou oranges vifs peuvent sembler plus stimulants. Bien qu'il y ait des preuves scientifiques que la couleur peut influencer notre humeur, il n'y a pas de preuves solides qu'une couleur spécifique mène directement à une vie plus longue.

Ce que nous savons :

• La lumière bleue la nuit peut tromper notre cerveau en le gardant éveillé en bloquant la mélatonine, donc elle peut perturber le sommeil.

• Obtenir assez de lumière vive pendant la journée (surtout la lumière du soleil) peut aider à garder nos horloges internes sur la bonne voie.

THÉRAPIE SONORE ET MUSICALE

Les thérapies musicales et sonores – comme écouter vos chansons préférées ou même des tons spécifiques – peuvent aider à abaisser le stress, soulager l'anxiété et soutenir la santé mentale. Cela pourrait influencer le rythme cardiaque ou la pression artérielle, au moins à court terme.

Points clés :

• La musicothérapie est bien reconnue pour sa capacité à réduire le stress et à aider à la gestion de la douleur.

• Certaines personnes jurent par des fréquences spéciales (comme les battements binauraux) pour une meilleure concentration ou relaxation, bien que les résultats varient d'une personne à l'autre.

CHEVauchement AVEC LA MÉDITATION ET LA RÉDUCTION DU STRESS

Les thérapies lumineuses et sonores apparaissent souvent aux côtés de la méditation ou d'autres techniques de gestion du stress. Le stress chronique est lié à de nombreux problèmes de santé, donc si la couleur ou la musique vous aide à vous détendre, cela pourrait vous aider indirectement à rester en meilleure santé plus longtemps. Mais les effets dépendent généralement de votre réaction personnelle à ces stimuli, plutôt que d'une fréquence ou couleur unique pour tous.

ANECDOTIQUE VS. CLINIQUE

Il y a beaucoup d'histoires sur des « fréquences de guérison » spécifiques ou des couleurs miracles. Cependant, les études cliniques montrent généralement seulement des bénéfices modestes comme le soulagement du stress ou l'amélioration de l'humeur. C'est toujours utile — surtout si cela encourage un mode de vie plus calme — mais il est improbable qu'une seule couleur ou un son prolonge magiquement votre durée de vie. Qui sait ? Peut-être que l'informatique quantique ouvrira un nouveau monde de découvertes dans le domaine de la lumière (couleur) et du son !

Conseils pratiques :

• Ne comptez pas uniquement sur la thérapie des couleurs ou du son pour traiter des conditions graves — suivez toujours des conseils médicaux solides.
• Si vous appréciez la musique ou une certaine couleur chez vous, allez-y ! Réduire le stress et booster l'humeur peut améliorer votre qualité de vie.

CERVEAU DROIT, CERVEAU GAUCHE, ET LONGÉVITÉ

Vous avez peut-être entendu que le côté droit du cerveau est « créatif » et le côté gauche est « logique ». Les gens disent aussi que si vous êtes gaucher (comme moi), vous devez être extra créatif parce que le côté droit du cerveau contrôle votre main gauche. Mais la recherche moderne nous dit que les deux moitiés du cerveau travaillent généralement ensemble. Même les tâches les plus créatives impliquent de la logique, et résoudre des problèmes logiquement nécessite souvent une étincelle de créativité.

POURQUOI CELA IMPORTE POUR LE VIEILLISSEMENT

Les études suggèrent que garder tout votre cerveau actif — à travers des activités sociales, l'apprentissage de nouvelles compétences et le mélange de tâches mentales — soutient la santé cognitive à long terme. Ce n'est pas à propos d'utiliser juste un « côté » du cerveau plus ; c'est à propos d'engager tout ce que vous avez. Une étude de 2024 publiée dans *NeuroImage* a révélé que les activités pour tout le cerveau comme la musique et l'art augmentent la connectivité fonctionnelle, soutenant la résilience cognitive. Engager la créativité et la logique — jouer du piano ou résoudre des puzzles — garde votre cerveau agile. Les centenaires des Zones Bleues, selon une étude de 2025 publiée dans *The Lancet Healthy Longevity*, participent souvent à la musique et à la danse, corrélé à un stress plus bas et à des vies plus longues. Votre cerveau prospère sur le travail d'équipe, pas sur des entraînements unilatéraux.

Meilleure approche :

Défiez-vous avec des activités qui nécessitent à la fois créativité et logique. Continuez à apprendre de nouvelles choses, que ce soit un instrument musical ou une nouvelle langue.

SÉRÉNDIPITÉ ET LA VIE CRÉATIVE

Mon ami, l'artiste multi-platine **Sergio Mendes**, parlait toujours de comment les grandes choses arrivent souvent par hasard ou par design. Il aimait le mot « sérendipité », et moi aussi. Prendre un instrument musical, chanter dans une chorale ou peindre peut vous mener à découvrir de nouveaux talents ou à rencontrer des gens qui ouvrent de nouvelles opportunités. Une étude de 2025 publiée dans le *Journal of Aging and Health* a révélé que les seniors dans les arts et crafts ont des taux de dépression 25 % plus bas et une satisfaction de vie plus élevée, liée à la longévité. Rejoindre une chorale ou un cours d'art ouvre de nouveaux chemins, favorisant l'accomplissement et les liens sociaux qui renforcent l'espérance de vie en santé. Que vous tombiez sur les arts par hasard ou par design, cela peut être sérendipite !

« Il y a un mot dans la langue anglaise que j'aime, "Serendipity" ; c'est l'histoire de ma vie. » — Sergio Mendes

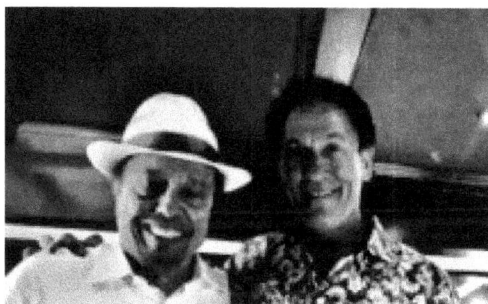

Sergio Mendes et Tad Sisler
Source – Collection privée Sisler

CE QUE VOUS POUVEZ FAIRE DÈS MAINTENANT

Améliorez votre sommeil

Allez au lit et réveillez-vous à la même heure chaque jour, même les weekends. Créez une routine calmante au coucher – comme lire ou faire des étirements légers – pour signaler à votre corps qu'il est temps de se reposer.

Essayez l'alimentation restreinte dans le temps

Choisissez une fenêtre de 10 à 12 heures pour les repas. Par exemple, si vous prenez le petit-déjeuner à 8 h, terminez le dîner à 18 h. Cela peut soutenir votre horloge interne et améliorer la digestion.

Explorez la musique et les arts

Commencez petit avec un instrument, du dessin ou du chant en utilisant ma Série **Music Mastery**. Engagez-vous avec des événements communautaires, des chorales ou des cours de danse – tout ce qui suscite votre intérêt. Des applications comme Yousician offrent des leçons interactives. Essayez la peinture, le dessin ou la danse. Des plateformes comme Skillshare fournissent des cours d'art en ligne interactifs.

Rejoignez des groupes communautaires

Participez à des chorales, des cours de danse ou des clubs d'art pour combiner créativité et connexion sociale. Vérifiez les centres communautaires locaux ou Meetup.

Explorez les thérapies

Utilisez SoundMind pour de la musique générée par l'IA ou des applications d'art VR pour la relaxation. Consultez un thérapeute pour une thérapie musicale/artistique si nécessaire.

Gérez les sensibilités

Si vous avez des sensibilités sensorielles ou des conditions de santé mentale, travaillez avec un professionnel pour adapter les activités, évitant la surstimulation.

Restez curieux

Adoptez la sérendipité en essayant de nouveaux outlets créatifs, car ils peuvent mener à des bénéfices de santé inattendus.

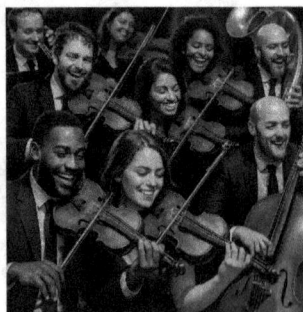

QUOI DE NEUF À L'HORIZON ?

Maintenant à 5 ans :

Nous avons déjà des applications de sommeil, des conseils pour une meilleure gestion du temps et des ressources gratuites pour nous aider à nous détendre. Des programmes de musique et d'art sont disponibles dans de nombreuses communautés pour garder nos cerveaux engagés. Des programmes élargis de thérapie musicale et artistique dans les soins de santé, soutenus par des applications comme SoundMind et des plateformes VR sont disponibles maintenant. Et obtenez l'un de mes livres MUSIC MASTERY sur Amazon !

5 à 10 ans :

Cherchez une utilisation plus personnalisée de la technologie qui suit nos rythmes quotidiens, comme des systèmes d'éclairage qui correspondent à nos cycles naturels de veille-sommeil. Les thérapies musicales et artistiques pourraient également devenir plus courantes dans les cliniques et les hôpitaux. Des applications d'entraînement cérébral personnalisées intégrant musique et art pour renforcer la fonction cognitive, avec du neurofeedback pour des interventions interactives deviendront la norme.

10+ ans :

Nous pourrions voir des traitements avancés qui programment notre sommeil et nos repas basés sur nos gènes, plus des applications d'entraînement cérébral combinant musique et art pour nous aider à rester vifs. Une neurotechnologie avancée combinant des stimuli sensoriels (lumière, son, art) deviendra la norme pour optimiser la santé cérébrale et la longévité, potentiellement révolutionnant les soins du vieillissement. Ces innovations – avec d'autres sauts en science – pourraient un jour nous rapprocher de vivre bien au-delà de 100 ans.

LA LIGNE DE FOND

Commencez simple. Obtenez un meilleur sommeil, mangez à un horaire régulier et introduisez la musique ou l'art dans votre vie quotidienne. Bien qu'aucune de ces habitudes seule ne vous fasse vivre jusqu'à 150 ans, elles peuvent donner à votre esprit et à votre corps le soutien dont ils ont besoin pour prospérer. Au fil du temps, la nouvelle technologie peut nous aider à affiner ces habitudes encore plus, rendant une vie plus longue et plus saine une réelle possibilité.

PARTIE VI
LA SCIENCE DE LA LONGÉVITÉ DU FUTUR

CHAPITRE DIX-SEPT
TECHNOLOGIES ÉMERGENTES

La science et la médecine changent. Au cours des prochaines décennies, de nouveaux outils – comme des robots microscopiques dans votre circulation sanguine et des organes fabriqués en laboratoire – pourraient devenir aussi normaux que les smartphones le sont aujourd'hui. L'exploration spatiale pourrait révéler des secrets pour prolonger la vie, tandis que l'IA et d'autres innovations personnalisent la santé comme jamais auparavant. Ces avancées pourraient nous aider à vivre plus longtemps, plus forts et en meilleure santé, poussant potentiellement les espérances de vie vers 150 ans.

INTELLIGENCE ARTIFICIELLE DANS LA RECHERCHE SUR LE VIEILLISSEMENT
DÉCOUVERTE DE MÉDICAMENTS ET MÉDECINE PERSONNALISÉE

Imaginez un ami robot super-intelligent qui a lu tous les livres médicaux, analysant vos gènes, habitudes et antécédents familiaux pour prédire les meilleurs traitements pour rester en santé. L'IA rend cela réalité, adaptant les thérapies pour des maladies comme les maladies cardiaques, le cancer, le diabète et Alzheimer.

En janvier 2025, LongevityAI a lancé une plateforme intégrant des données génomiques, protéomiques et métabolomiques pour prédire les taux de vieillissement et suggérer des interventions personnalisées, maintenant en essais cliniques. L'IA explore également le microbiome, avec une étude de 2025 publiée dans *Nature Microbiology* identifiant des bactéries intestinales de centenaires pour des probiotiques anti-âge comme LongeviBiotics. Ces outils réduisent les effets secondaires et boostent les résultats, pavant la voie pour des plans de longévité personnalisés.

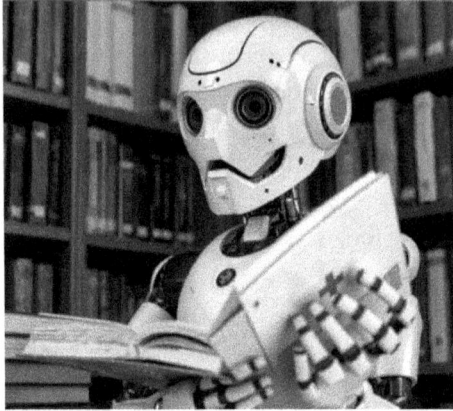

ANALYSE PRÉDICTIVE POUR LES RÉSULTATS DE SANTÉ

L'IA trie d'énormes bases de données de santé pour prévoir les risques de maladies, permettant une intervention précoce. Une étude de mars 2025 publiée dans *JAMA Network Open* a montré que l'IA prédit l'apparition d'Alzheimer avec une précision de 85 %, permettant des mesures préventives. Cependant, la prudence est nécessaire — des médicaments comme les agonistes GLP-I risquent une surprescription s'ils ne sont pas soigneusement testés. À mesure que l'IA et la génétique avancent, nous découvrons des gènes liés à la jeunesse, avec des thérapies ciblées potentiellement ralentissant ou inversant le vieillissement dans la prochaine décennie.

MÉDECINE RÉGÉNÉRATRICE
BIO-IMPRESSION 3D ET INGÉNIERIE TISSULAIRE

Votre corps est comme un bâtiment ayant besoin de nouvelles pièces quand usé. La bio-impression 3D utilise vos cellules pour créer des tissus et des organes, réduisant les risques de rejet. En mars 2025, l'Université de Stanford a atteint un jalon en transplantant un rein imprimé en 3D, adressant les pénuries d'organes. La peau bio-ingénierie, renforcée avec du collagène, améliore la récupération des brûlures et l'anti-âge cosmétique, selon une étude de février 2025 publiée dans *Biomaterials*. Ces avancées pourraient rendre le remplacement d'organes routine dans une décennie.

ÉDITION GÉNÉTIQUE

L'édition génétique affine le « livre de recettes » de votre corps en corrigeant les erreurs d'ADN. En décembre 2024, CRISPR-Cas12, un outil précis, a été développé pour corriger les mutations liées aux troubles liés à l'âge comme la progeria, minimisant les effets hors cible. Cela pourrait traiter des conditions génétiques accélérant le vieillissement, offrant une nouvelle frontière pour la longévité.

NANOTECHNOLOGIE
NANOPARTICULES POUR LA LIVRAISON DE MÉDICAMENTS

Les nanoparticules, de minuscules aides invisibles à l'œil, livrent les médicaments précisément, épargnant les cellules saines. En février 2025, *NanoTech Therapeutics* a dévoilé des nanobots ciblant les cellules sénescentes – des cellules vieillissantes causant l'inflammation – chez les souris, avec des essais humains prévus pour 2026. Ceux-ci pourraient ralentir le vieillissement en éliminant les débris cellulaires.

Un jour, ces robots minuscules pourraient réparer les cellules endommagées ou ralentir le processus de vieillissement, vous gardant en meilleure santé beaucoup plus longtemps. Les chercheurs croient également que nous en apprendrons plus sur l'ADN dit « inutile », qui pourrait s'avérer plus important que nous ne l'avons jamais réalisé.

SÉNOLYTIQUES

Les sénolytiques, des médicaments ciblant les cellules sénescentes, gagnent en traction. SenoClear est entré en phase III des essais en janvier 2025, réduisant la fragilité de 30 % en phase II, potentiellement devenant le premier approuvé par la FDA. Cela pourrait améliorer la fonction physique et l'espérance de vie en santé.

EXPLORATION SPATIALE ET LONGÉVITÉ

La recherche spatiale déverrouille des secrets anti-âge. En avril 2025, l'expérience de la NASA sur l'ISS a produit des protéines en microgravité avec des propriétés anti-âge renforcées pour les soins de la peau, améliorant l'élasticité et réduisant les rides. Les futures missions lunaires ou sur astéroïdes pourraient produire des matériaux rares pour des médicaments ou des dispositifs médicaux avancés, révolutionnant les soins de santé.

OPTIMISER NOTRE PUISSANCE CÉRÉBRALE

Nous utilisons déjà presque tout notre cerveau à différents moments, mais de nouvelles idées émergent pour rendre nos fonctions mentales encore plus aiguisées. Voici quelques possibilités excitantes :

Interfaces cerveau-ordinateur (BCI) : Les BCI, comme des capteurs lisant les signaux cérébraux, avancent. En janvier 2025, la FDA a approuvé un BCI pour la réhabilitation des AVC, permettant des membres robotiques contrôlés par la pensée, maintenant testé pour l'amélioration cognitive. Cela pourrait booster la mémoire et la concentration chez les individus sains.

Nanobots et poussière neurale : De minuscules machines pourraient flotter dans la circulation sanguine, réparant les cellules cérébrales ou envoyant des produits chimiques spéciaux où ils sont nécessaires, améliorant la concentration ou l'humeur.

Stimulation cérébrale non invasive : Les dispositifs de stimulation magnétique transcrânienne (TMS) utilisent des impulsions douces pour renforcer la fonction cérébrale. Une étude de mars 2025 publiée dans *Frontiers in Neuroscience* a révélé que le TMS améliorait la mémoire de 15 % chez les seniors. Ces dispositifs pourraient ralentir le déclin cognitif, bien que la sécurité à long terme nécessite des études.

Médicaments avancés : Certains médicaments (appelés nootropiques) peuvent aider à former des connexions plus fortes dans le cerveau, boostant potentiellement la créativité ou rendant l'apprentissage plus rapide.

Bien que nous ne puissions pas confirmer des « pouvoirs psychiques », partager des pensées ou des émotions plus directement pourrait être possible un jour si la communication cerveau-à-cerveau devient réalité. L'avenir est grand ouvert !

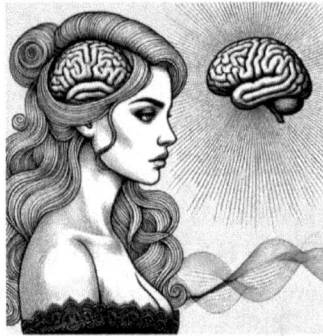

Modulation du microbiome : Vos bactéries intestinales influencent le vieillissement. Une étude de février 2025 publiée dans *Nature Microbiology* a identifié des bactéries enrichies chez les centenaires réduisant l'inflammation, menant à LongeviBiotics, un probiotique. Cela pourrait soutenir la santé métabolique et la longévité.

Technologie portable et biosenseurs : Les portables surveillent la santé en temps réel. Le patch biosenseur de BioTrack en 2025 suit le glucose, le lactate et le cortisol, aidant à la détection précoce des maladies, selon une étude d'avril 2025 publiée dans le *Journal of Medical Internet Research*. Ces outils habilitent une gestion proactive de la santé.

Informatique quantique dans la découverte de médicaments : L'informatique quantique modélise la biologie complexe à des vitesses sans précédent. En mars 2025, QuantumBio s'est associé à des firmes pharmaceutiques pour utiliser des algorithmes quantiques pour le pliage des protéines, accélérant la découverte de médicaments anti-âge. Cela pourrait révolutionner la recherche sur la longévité.

Insights des centenaires : Zones Bleues et technologie : Les centenaires des Zones Bleues, selon une étude de 2025 publiée dans *The Lancet Healthy Longevity,* utilisent des portables pour surveiller l'activité et le sommeil, corrélé à un stress plus bas et à des vies plus longues. Leurs habitudes technologiques inspirent l'intégration de ces outils dans la vie quotidienne.

RISQUES ET CONSIDÉRATIONS ÉTHIQUES

Ces technologies portent des risques – prédictions erronées de l'IA, effets hors cible de l'édition génétique ou préoccupations de confidentialité des BCI. La surprescription de médicaments comme les agonistes GLP-I ou les sénolytiques pourrait nuire, et les disparités d'accès soulèvent des questions d'équité. Une revue de 2025 publiée dans *Nature Ethics* insiste sur des tests rigoureux et une supervision éthique pour assurer la sécurité et l'équité. Consultez des professionnels de la santé et restez informé pour naviguer ces avancées de manière responsable.

CE QUE VOUS POUVEZ FAIRE DÈS MAINTENANT

Restez informé : Demandez à votre médecin des outils pilotés par l'IA comme LongevityAI ou des essais pour les sénolytiques et les BCI. Suivez les nouvelles de santé pour les avancées.

Soutenez la recherche : Donnez à des organisations de confiance ou volontariez pour des essais cliniques pour avancer la science de la longévité.

Utilisez des portables : Essayez le patch biosenseur de BioTrack ou des dispositifs similaires pour surveiller les métriques de santé.

Habitudes saines : Exercez-vous, mangez bien et dormez de manière consistente pour vous préparer aux technologies futures.

Explorez les applications : Utilisez des applications de santé intégrant l'IA ou des données de microbiome pour des conseils personnalisés.

QUAND VERRA-T-ON DE NOUVEAUX DÉVELOPPEMENTS ?

Court terme (prochains 5–10 ans) : Utilisation plus large de l'IA pour des plans de santé personnalisés, premières transplantations d'organes imprimés en 3D, thérapies nanobots, médicaments sénolytiques et biosenseurs portables en usage routine.

Moyen terme (10–20 ans) : Organes bioprintés routiniers, thérapies CRISPR-Cas12, BCI avancés, découverte de médicaments accélérée par le quantique et traitements basés sur le microbiome.

Long terme (20+ ans) : Les nanobots pourraient réparer les cellules de l'intérieur, ralentissant ou même inversant le vieillissement. Les découvertes spatiales pourraient apporter des médicaments révolutionnaires et des interventions microbiomes complètes. Les insights sur l'ADN « inutile » et les formes de vie adaptées à l'espace pourraient nous pousser plus près de cette espérance de vie saine de 150 ans.

En bref, l'avenir semble brillant et plein de possibilités – nouveaux médicaments, organes imprimés en 3D, minuscules robots nous réparant de l'intérieur, et même des indices de l'espace extérieur. Plus nous apprenons, plus il est probable que nous trouvions des façons de rester forts, en santé et actifs beaucoup plus longtemps que nous ne l'avons jamais pensé possible.

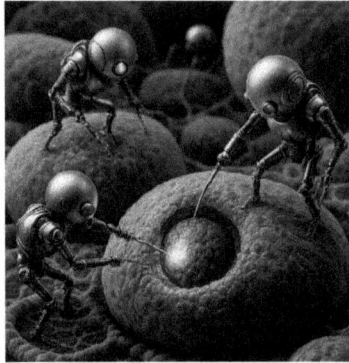

CHAPITRE DIX-HUIT
MÉDECINE PERSONNALISÉE ET BIOMARQUEURS
PROFILING GÉNÉTIQUE COMPLET

Pensez à vos gènes comme à un géant livre de recettes qui dit à votre corps comment grandir, se réparer et repousser les maladies. La médecine personnalisée transforme la façon dont nous abordons la longévité et comment nous inversons l'âge, adaptant les traitements à votre biologie unique. En lisant votre livre de recettes génétique, en suivant les « contrôles de volume » cellulaires et en surveillant la santé en temps réel, la science vous aide à rester vibrant plus longtemps. Des avancées excitantes de 2024-2025, de l'entraînement santé piloté par l'IA aux thérapies microbiomes, repoussent les limites, bien que certaines restent expérimentales. Voici comment ces outils, combinés à la sagesse ancienne, peuvent vous aider à vivre en meilleure santé, potentiellement atteignant un remarquable 150 ans.

Mais à mesure que nous découvrons plus sur nos gènes, nous devons aussi nous assurer que personne n'abuse de ces informations. Tout comme vous voudriez garder votre journal personnel privé, votre plan génétique devrait être protégé des regards indiscrets.

PROFILING GÉNÉTIQUE COMPLET

Vos gènes sont un livre de recettes unique guidant la croissance, la réparation et la défense de votre corps. En 2025, le séquençage du génome entier est plus abordable, avec des entreprises comme GenomeX offrant des rapports détaillés sur les risques pour des maladies comme Alzheimer et des recommandations de médicaments personnalisées. Une étude de mars 2025 publiée dans *JAMA Network Open* a montré que les scores de risque polygénique prédisent les maladies cardiovasculaires avec une précision de 90 %, guidant les stratégies préventives. Ces tests sont comme des tenues sur mesure, s'adaptant parfaitement à vos besoins de santé. Cependant, la confidentialité est cruciale — vos données génétiques doivent être gardées comme un journal personnel pour prévenir l'abus.

SURVEILLANCE ÉPIGÉNÉTIQUE

Plus tôt, j'ai mentionné que si vous imaginez vos gènes comme des notes musicales, alors **l'épigénétique** est le contrôle du volume, augmentant ou diminuant certaines notes. Une étude de mars 2025 publiée dans Nature Aging a révélé que des changements de mode de vie, comme manger plus de légumes et méditer, peuvent inverser l'âge épigénétique jusqu'à cinq ans, mesuré par des horloges avancées comme le test salivaire à domicile d'EpiAge. Une recherche de février 2025 publiée dans *Cell Reports* a montré que l'édition épigénétique basée sur CRISPR cible la méthylation liée au vieillissement chez les souris, avec des essais humains prévus. En ajustant ces « boutons », vous pouvez faire agir vos cellules plus jeunes, indépendamment de votre nombre d'anniversaires.

TECHNOLOGIE PORTABLE ET BIOFEEDBACK

Les portables, comme la smartwatch BioBand de 2025, suivent la fréquence cardiaque, le sommeil et les niveaux de glucose non invasifs, agissant comme des coachs santé 24/7. Une étude de mars 2025 publiée dans *Nature Biomedical Engineering* a introduit des biosenseurs implantables surveillant les marqueurs inflammatoires, détectant les problèmes tôt. Ces dispositifs vous incitent à bouger ou à vous reposer, mais la sécurité des données est vitale — comme verrouiller un journal — pour prévenir l'abus. Les portables habilitent à gérer la santé de manière proactive, soutenant une vie plus longue.

THÉRAPIE DE REMPLACEMENT HORMONAL BIOIDENTIQUE

Les hormones sont les messagers de votre corps, et leur déclin avec l'âge peut saper l'énergie. La thérapie de remplacement hormonal bioidentique (TRHB) restaure les niveaux d'œstrogène, de testostérone ou d'hormones thyroïdiennes. Des essais de février 2025 publiés dans *le Journal of Endocrinology* ont montré que les patchs transdermiques réduisent les complications hépatiques tout en maintenant l'efficacité.

Une recherche d'avril 2025 publiée dans *Menopause* a exploré les mimétiques hormonaux, des alternatives plus sûres dans des modèles précliniques. La TRHB nécessite un dosage précis — comme assaisonner un plat — sous la surveillance d'un médecin pour éviter les risques comme les cancers sensibles aux hormones.

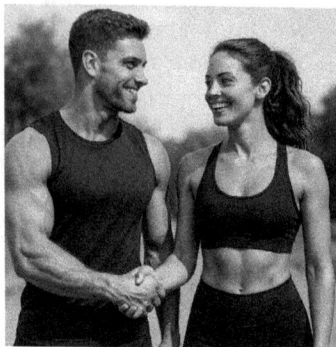

APPROCHES ALTERNATIVES ET TECHNIQUES ANCIENNES
Une vue holistique de la longévité

Les pratiques anciennes comme l'acupuncture, la médecine herbal et les méthodes corps-esprit complètent la médecine moderne. Une méta-analyse de février 2025 publiée dans *Complementary Therapies in Medicine* a confirmé que l'acupuncture réduit la douleur chronique de 30 % chez les seniors, soutenant son intégration dans les soins. Une recherche de mars 2025 publiée dans *Frontiers in Integrative Neuroscience* a révélé que la plateforme de yoga virtuel MindfulVR abaisse le stress et l'inflammation. Ces pratiques, mélangeant sagesse ancienne et nouvelle technologie, nourrissent le corps, l'esprit et l'esprit pour une vie plus longue et plus saine.

APPROCHES ALTERNATIVES

L'acupuncture utilise de minuscules aiguilles pour équilibrer le flux d'énergie du corps (parfois appelé « qi ») et soutenir la guérison.

La médecine herbal puise dans des remèdes à base de plantes qui peuvent soulager l'inflammation ou le stress et renforcer la résilience.

Le massage et le travail corporel vont au-delà de la relaxation musculaire, améliorant le flux sanguin, aidant à la posture et réduisant le stress.

MÉTHODES CORPS-ESPRIT

Le stress accélère le vieillissement. Des pratiques comme la **méditation, le yoga, le tai-chi** et **le qigong** peuvent vous aider à vous détendre et à rester centré. La recherche montre qu'elles peuvent même affecter quels gènes s'activent ou se désactivent en ce qui concerne l'inflammation et le stress. Une étude de 2025 publiée dans le *Journal of Psychosomatic Research* a montré que le yoga abaisse les marqueurs inflammatoires de 20 % chez les adultes plus âgés.

Ces pratiques sont comme un bouton de réinitialisation, calmant votre système et soutenant la longévité.

TECHNIQUES AVANCÉES D'INVERSIONS DU VIEILLISSEMENT

THÉRAPIES À CELLULES SOUCHES

Les cellules souches réparent les tissus au niveau cellulaire. En avril 2025, la FDA a approuvé la thérapie à cellules souches mésenchymateuses autologues (CSM) pour l'arthrose, régénérant le cartilage sans chirurgie. Ces thérapies pourraient rajeunir les articulations, les cœurs et la peau, prolongeant l'espérance de vie en santé.

SÉNOLYTIQUES

Les sénolytiques éliminent les cellules sénescentes « zombies » causant l'inflammation. Janvier 2025 *Aging Cell* a rapporté que SenoClear réduisait la fragilité de 25 % dans les essais de phase III, approchant l'approbation de la FDA. Cela pourrait améliorer la vitalité chez les adultes plus âgés.

BOOSTERS DE NAD+

Les précurseurs de NAD+ comme le NMN rechargent l'énergie cellulaire. Un essai *NIH* de 2025 a révélé que le NMN améliore la fonction musculaire et réduit l'inflammation chez les seniors. Ceux-ci sont prometteurs mais nécessitent une supervision médicale.

THÉRAPIES BASÉES SUR LE MICROBIOME

Votre microbiome intestinal influence le vieillissement. L'analyse du microbiome avance rapidement, avec des entreprises comme MicrBioHealth offrant des kits de test à domicile pour analyser les bactéries intestinales et fournir des recommandations alimentaires personnalisées. Ces thérapies pourraient réduire l'inflammation et soutenir la santé métabolique, contribuant à une vie plus longue.

ACTIVATION DE LA TÉLOMÉRASE

Les télomères, caps protecteurs sur les chromosomes, raccourcissent avec l'âge, mais les activateurs de télomérase peuvent les allonger. Une étude de mars 2025 publiée dans *Cell* a révélé que TeloBoost active la télomérase dans les cellules humaines, prolongeant potentiellement la durée de vie cellulaire. Des essais humains sont en attente, mais cela pourrait changer la donne pour l'inversion du vieillissement.

INFORMATIQUE QUANTIQUE EN MÉDECINE PERSONNALISÉE

L'informatique quantique accélère la découverte de médicaments en modélisant des interactions biologiques complexes.

En mars 2025, les algorithmes de QuantumBio ont identifié de nouveaux composés anti-âge, accélérant le développement. Cela pourrait révolutionner la médecine personnalisée.

ENTRAÎNEMENT SANTÉ PILOTÉ PAR L'IA

Les coachs santé virtuels comme HealthBot intègrent des données portables pour des conseils de longévité en temps réel. Une étude d'avril 2025 publiée dans *JMIR mHealth* a montré que HealthBot améliore l'adhésion aux régimes anti-âge. Ces outils personnalisent les stratégies de santé, renforçant les résultats.

INSIGHTS DES CENTENAIRES : ZONES BLEUES ET TECHNOLOGIE

Les centenaires des Zones Bleues, selon une étude de 2025 publiée dans *The Lancet Healthy Longevity,* utilisent des portables pour surveiller l'activité et des probiotiques pour soutenir la santé intestinale, corrélé à un stress plus bas et à des vies plus longues. Leurs habitudes technologiques inspirent l'intégration de ces outils dans la vie quotidienne.

RISQUES ET CONSIDÉRATIONS ÉTHIQUES

Ces technologies portent des risques — violations de données génétiques, effets à long terme inconnus de l'édition épigénétique, abus de données portables, risques de cancer de la thérapie hormonale, et efficacité variable de la médecine alternative. Une revue de 2025 publiée dans Nature Ethics insiste sur des lois de confidentialité robustes, des tests rigoureux et un accès équitable pour assurer la sécurité et l'équité. Consultez des professionnels de la santé pour naviguer ces avancées de manière responsable.

CE QUE VOUS POUVEZ FAIRE DÈS MAINTENANT

Envisagez un dépistage génétique (si cela a du sens) : Si vous et votre médecin êtes d'accord que c'est approprié, les tests génétiques peuvent guider vos décisions de santé.

Expérimentez des ajustements de mode de vie qui affectent l'épigénétique : Vous ne devinerez jamais ! Mangez plus de légumes, restez actif, gérez le stress avec le yoga ou la méditation, et visez un sommeil consistant.

Utilisez la technologie portable avec sagesse : Si vous avez une smartwatch ou un tracker de fitness, prêtez attention à ses suggestions — comme bouger plus ou aller au lit plus tôt. De petits changements peuvent mener à de grandes améliorations au fil du temps.

Demandez sur les hormones (quand vous êtes plus âgé) : Si vous vous sentez « déséquilibré », vérifiez avec un professionnel de la santé pour voir si la thérapie hormonale pourrait aider. J'ai utilisé avec succès la thérapie de remplacement hormonal depuis un certain temps maintenant, et je me sens biologiquement beaucoup plus jeune que mon âge.

Explorez les pratiques anciennes : Essayez des activités comme le yoga, l'acupuncture ou des tisanes pour voir si elles vous aident à vous sentir plus calme et plus énergisé.

Restez informé sur les essais : Suivez les mises à jour sur les thérapies CSM, les sénolytiques ou les traitements microbiomes. Envisagez de rejoindre des essais si éligible.

Utilisez l'entraînement IA : Essayez HealthBot pour des conseils santé personnalisés, intégrant des données portables.

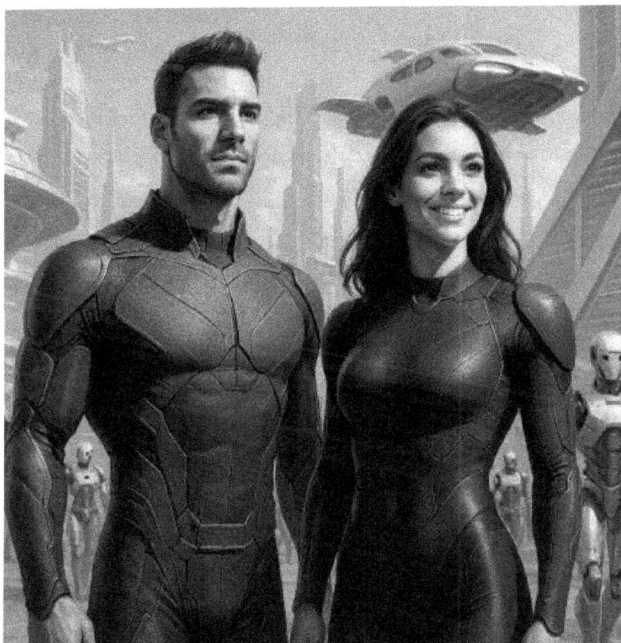

QUAND VERRA-T-ON DE NOUVEAUX DÉVELOPPEMENTS ?

Prochains 5–10 ans : Tests génétiques/épigénétiques généralisés, entraînement santé piloté par l'IA, thérapies CSM et sénolytiques approuvées, portables avancés et pratiques alternatives validées.

10–20 ans : Organes imprimés en 3D routiniers, traitements épigénétiques basés sur CRISPR, thérapies microbiomes et découverte de médicaments accélérée par le quantique.

20+ ans : Activateurs de télomérase, thérapies nanobots et médecine pleinement personnalisée inversant des aspects du vieillissement, permettant potentiellement des espérances de vie de 150 ans.

La médecine personnalisée est comme une carte de santé personnalisée, vous guidant vers une vie plus longue et vibrante. Avec les avancées de 2025, du profiling génétique aux thérapies microbiomes, vous pouvez commencer aujourd'hui, mélangeant sagesse ancienne et science de pointe pour prospérer.

CHAPITRE DIX-NEUF
IMPLICATIONS ÉTHIQUES ET SOCIÉTALES

Imaginez pouvoir vivre jusqu'à 150 ans tout en restant actif et vif. Cela semble merveilleux, mais ce n'est pas suffisant d'ajouter simplement des années si nous ne pouvons pas les apprécier en bonne santé. Tout aussi important est de s'assurer que tout le monde — pas seulement ceux qui ont de l'argent — puisse se permettre ces nouvelles thérapies. Sinon, nous risquerions de créer un écart encore plus grand entre les nantis et les démunis.

Les avancées récentes de 2024-2025, telles que les directives d'équité de l'OMS et les innovations en soins de santé durables, façonnent un avenir où tout le monde peut en bénéficier. En priorisant la dignité, le choix et la collaboration, nous pouvons rendre ces années supplémentaires vibrantes et inclusives pour tous.

« Rien n'importe plus que votre santé. Vivre en santé est inestimable. Quel millionnaire ne paierait pas cher pour 10 ou 20 années supplémentaires de vieillissement en santé ? » — Peter Diamandis

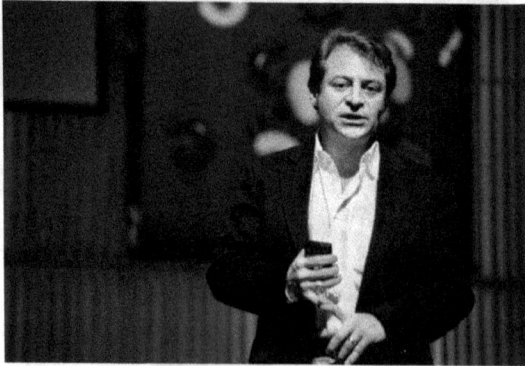

Peter Diamandis
Crédit – Wikimedia Commons

L'ÉTHIQUE DE LA PROLONGATION DE LA VIE

Vivre jusqu'à 150 ans est excitant, mais seulement si ces années sont saines et accessibles à tous. Un rapport de décembre 2024 de l'Organisation mondiale de la santé (OMS) appelle à des politiques mondiales pour assurer un accès équitable aux thérapies de prolongation de vie, empêchant un écart plus large entre riches et pauvres. Un article de janvier 2025 publié dans *The Lancet* avertit que les thérapies anti-âge pourraient exacerber les disparités en santé sans mesures de justice sociale. Protéger les données génétiques est également critique, comme verrouiller un journal personnel, pour empêcher l'abus par les assureurs ou les employeurs. Les cadres éthiques doivent prioriser la dignité, l'autonomie et l'accès universel pour que la longévité bénéficie à tous.

PRÉOCCUPATIONS ÉCONOMIQUES ET ENVIRONNEMENTALES

Des vies plus longues pourraient mettre à rude épreuve les systèmes de santé et les ressources. Une étude de mars 2025 du *Fonds monétaire international* (FMI) projette que les nations doivent adapter les systèmes de pension et le financement des soins de santé pour soutenir une population vieillissante. Cependant, un rapport de février 2025 de l'OCDE suggère que des adultes plus âgés en santé restant sur le marché du travail pourraient booster la productivité économique, compensant les coûts.

Sur le plan environnemental, un article de janvier 2025 publié dans *Environmental Science & Technology* met en lumière la nécessité de pratiques de soins de santé durables pour gérer l'empreinte d'une population plus grande. Une étude d'avril 2025 de *l'OCDE* a exploré des innovations comme l'énergie renouvelable et les systèmes alimentaires efficaces pour soutenir des espérances de vie plus longues. Équilibrer la croissance économique avec les soins environnementaux est clé pour un avenir prospère.

SCIENCE DE LA LONGÉVITÉ ET INVERSIONS DU VIEILLISSEMENT

Les scientifiques avancent des thérapies pour prévenir les maladies liées à l'âge :

Cellules souches : Réparent les organes et tissus, avec un essai de 2025 publié dans *Science Translational Medicine* montrant la régénération du cartilage dérivé de cellules souches pour l'arthrose.

Sénolytiques : Éliminent les cellules sénescentes, avec une étude de janvier 2025 publiée dans *Nature Aging* rapportant une augmentation de 30 % de l'espérance de vie en santé chez les souris utilisant une nouvelle combinaison de médicaments.

Édition génétique : Corrige les mutations, avec une étude de mars 2025 publiée dans *Cell* atteignant cela dans des cellules humaines, posant les bases pour des essais.

Organoïdes : Une étude de février 2025 publiée dans *Science* a utilisé des organoïdes dérivés de cellules souches pour modéliser le vieillissement et tester des composés anti-âge.

Ces avancées pourraient vous garder actif bien au-delà de vos 80 ans, permettant de multiples carrières ou de nouvelles poursuites à 100 ans.

MOINS DE DÉCÈS PAR ACCIDENTS DE VOITURE

Les voitures autonomes réduisent les décès routiers. Un rapport de février 2025 de la *National Highway Traffic Safety Administration (NHTSA)* note une baisse de 25 % des accidents dans les villes pilotes.

Une étude de mars 2025 publiée dans *Transportation Research* projette jusqu'à 90 % de réduction des fatalités d'ici 2030 avec une adoption complète. Cela booste la population d'adultes plus âgés en santé mais réduit les dons d'organes provenant d'accidents. Des avancées comme la transplantation de rein imprimé en 3D de 2025 à Stanford adressent cela en créant des organes à partir des cellules des patients.

LONGÉVITÉ, AUTOMATISATION ET SOCIÉTÉ

Des vies plus longues et l'automatisation, comme les robots gérant des tâches répétitives, nécessitent de repenser le travail. Un article d'avril 2025 publié dans Forbes discute des programmes gouvernementaux de reconversion des adultes plus âgés pour des rôles tech, assurant qu'ils contribuent à l'économie. Un article de janvier 2025 publié dans *Harvard Business Review* met en lumière des entreprises offrant des rôles flexibles et un apprentissage continu pour une main-d'œuvre vieillissante. Cela pourrait normaliser de multiples carrières, avec des gens recommençant à 80 ans, renforçant la prospérité sociétale si planifié de manière inclusive.

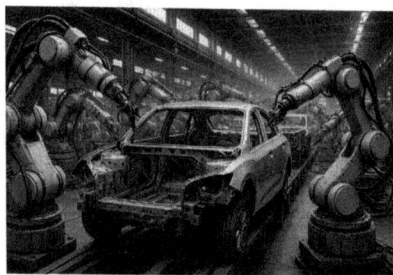

STABILISATION ET CROISSANCE DE LA POPULATION

La longévité affecte les dynamiques de population. Une étude de mars 2025 publiée dans *Demography* modélise la croissance avec des espérances de vie augmentées, suggérant que les taux de natalité pourraient s'ajuster pour équilibrer les populations. Un rapport de février 2025 de l'ONU explore l'allocation des ressources pour une population plus grande et plus âgée, soulignant une planification urbaine durable. L'exploration spatiale, comme la recherche de protéines de la NASA en 2025 pour des soins de peau anti-âge, pourrait fournir des ressources, avec de futures colonies sur Mars potentiellement soulageant les pressions de population sur Terre.

DÉFIS ET OPPORTUNITÉS POTENTIELS

Défis :

• Comprendre comment gérer une population plus grande.

• S'assurer que ces thérapies ne sont pas seulement pour les riches.

• Adapter les normes culturelles autour de ce que signifient « famille » et « vieillesse ».

Opportunités :
• Décennies supplémentaires pour créer de l'art, découvrir de nouvelles technologies et approfondir notre compréhension mutuelle.
• Apprentissage continu et plus d'une carrière dans une vie.
• Partage global d'innovations en santé, comme vu dans un consortium de février 2025 du Forum économique mondial pour la recherche sur le vieillissement.

Une étude de 2025 publiée dans le *Journal of Aging and Social Policy* suggère des politiques comme les soins de santé universels et l'éducation à vie peuvent adresser ces défis, maximisant les opportunités. Pensez-y comme à des manches supplémentaires dans un match de baseball — plus de chances de réussir, mais aussi plus de travail pour le garder équitable.

DÉFIS RÉGLEMENTAIRES ET LÉGAUX

De nouvelles thérapies comme la nanotechnologie et l'édition génétique nécessitent des directives claires. En janvier 2025, la FDA a émis des normes de sécurité pour l'édition génétique, et l'Agence européenne des médicaments a mis à jour les régulations sur la nanotechnologie en mars 2025. Une revue de 2025 publiée dans *Nature Ethics* insiste sur l'équilibre entre innovation et sécurité, adressant la propriété des données, les brevets et l'accès global. Les gouvernements doivent agir comme des arbitres, assurant la protection sans étouffer le progrès.

PERSPECTIVE OPTIMISTE ET TRAVAIL D'ÉQUIPE

Malgré les défis, le progrès est constant. Un consortium de février 2025 du Forum économique mondial partage la recherche sur le vieillissement globalement, et un partenariat d'avril 2025 de l'OCDE accélère le développement de médicaments anti-âge. Des citoyens informés plaidant pour des politiques équitables peuvent diriger ces découvertes de manière éthique. Adresser des maladies évitables comme le paludisme, comme mis en lumière dans un rapport de 2025 publié dans *The Lancet Global Health*, est un devoir moral, sauvant des millions par des solutions rentables.

CE QUE VOUS POUVEZ FAIRE DÈS MAINTENANT

Restez informé : Suivez les nouvelles découvertes médicales et parlez-en avec votre médecin sur les traitements prometteurs. Des sites web comme PubMed offrent des mises à jour de recherche.

Rejoignez la conversation : Exprimez vos pensées sur la façon de rendre ces traitements équitables pour tous.

Soutenez la recherche éthique : Donnez à des organisations comme l'Alliance for Aging Research ou volontariez pour des essais via ClinicalTrials.gov.

Protégez l'environnement : Recyclez, conservez l'eau et soutenez des initiatives d'énergie propre via des groupes comme Sierra Club. Une planète saine est essentielle pour des vies longues.

Engagez-vous dans l'apprentissage à vie : Explorez des programmes de reconversion, comme ceux sur Coursera, pour rester actif sur le marché du travail.

QUAND VERRA-T-ON CES CHANGEMENTS ?

Prochains 5–10 ans : De meilleurs médicaments et des versions précoces de thérapies prolongeant la vie pourraient apparaître. Les voitures autonomes pourraient devenir plus courantes, rendant les routes plus sécuritaires.

10–20 ans : À mesure que les thérapies inversant l'âge s'améliorent, plus de gens pourraient y avoir accès. Les systèmes de santé s'adapteront pour soutenir des vies beaucoup plus longues. Les gouvernements pourraient commencer à créer des politiques équitables pour ces avancées. La reconversion de la main-d'œuvre devient standard.

20+ ans : Vivre au-delà de 100 ans pourrait sembler normal. Certains pourraient ralentir ou même inverser certains signes d'âge en toute sécurité. Nous pourrions aussi explorer l'espace ou installer des colonies au-delà de la Terre pour gérer l'augmentation de la population. D'ici là, nous devrions avoir au moins quelques réponses aux grandes questions éthiques sur l'équité et la durabilité.

Simplement dit, nous sommes tous dans ce voyage ensemble. En restant curieux, en prenant soin les uns des autres et en respectant notre planète, nous pouvons nous assurer que l'avenir du vieillissement – et de la vie elle-même – est plus brillant et plus sain pour tous.

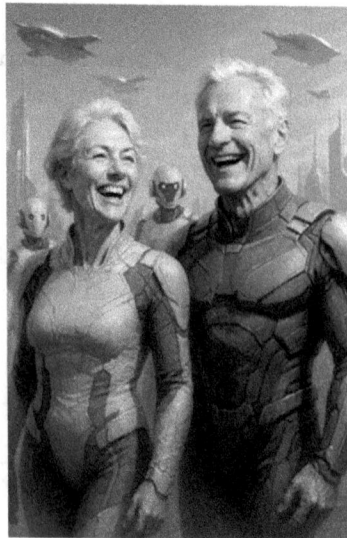

CHAPITRE VINGT
AUGMENTER VOS CHANCES DE LONGÉVITÉ

J'ai touché à ce concept plus tôt dans le livre. La plupart d'entre nous connaissent des personnes de quelques années plus jeunes que nous qui paraissent vingt ans plus âgées que nous, et il y a des personnes plus âgées qui ont vieilli de manière étonnante.

J'espère que tout le monde peut se sentir plus jeune et plus vital au fur et à mesure que chaque jour émerge, mais une responsabilité de ne pas abuser de votre corps et de votre esprit accompagne la promesse d'un nouveau jour. Une bonne dose d'optimisme et de positivité aide aussi. La science déverrouille des façons de mesurer et même d'inverser à quel point votre corps se sent vieux à l'intérieur, nous donnant des outils pour vivre des vies plus longues et plus saines — peut-être même jusqu'à 150 ans.

VOTRE ÂGE CHRONOLOGIQUE VS. VOTRE ÂGE BIOLOGIQUE

Votre âge chronologique est le nombre de bougies sur votre gâteau d'anniversaire, mais votre âge biologique révèle à quel point votre corps agit vieux à l'intérieur. Les scientifiques mesurent cela avec des marqueurs comme la longueur des télomères (les extrémités protectrices de vos chromosomes), les changements épigénétiques (les « horloges » d'ADN), ou les sucres sanguins. En 2025, des horloges épigénétiques avancées, comme le test salivaire à domicile d'EpiAge, offrent des insights précis, utilisant même des données d'électrocardiogramme (ECG) pour des vérifications non invasives (ScienceDaily). Ces tests montrent ce qui est réversible, vous permettant d'ajuster des habitudes pour faire agir vos cellules plus jeunes.

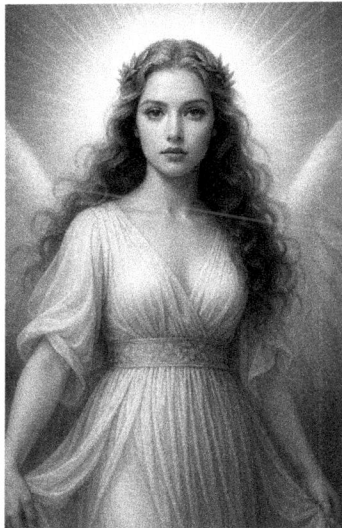

FACTEURS DE MODE DE VIE QUI AFFECTENT L'ÂGE BIOLOGIQUE

Imaginez votre corps comme un jardin. Nourrissez-le avec un « sol » riche (nourriture nutritive), donnez-lui du soleil et de l'eau (exercice et soulagement du stress), et arrachez les « mauvaises herbes » (malbouffe, pollution, stress). Une étude de 2021 a révélé qu'un plan de 8 semaines d'alimentation saine, d'exercice, de sommeil et de relaxation réduisait l'âge épigénétique de plus de trois ans (Aging Journal). Une revue de 2025 confirme ces changements — échanger le soda contre de l'eau ou ajouter du yoga — peuvent ralentir le vieillissement interne (*American Journal*). La malbouffe, le mauvais sommeil ou le stress constant, cependant, peuvent vous vieillir plus vite à l'intérieur.

STRATÉGIES POUR RÉDUIRE VOTRE ÂGE INTÉRIEUR

Je l'ai dit avant, et je le dirai encore : mangez bien, bougez souvent et essayez le jeûne intermittent. Ces habitudes, soutenues par la science de 2025, peuvent inverser les signes du vieillissement. Une étude marquante de 2021 a montré qu'un régime riche en légumes, un exercice régulier et une gestion du stress réduisaient l'âge épigénétique de 3,23 ans (*Aging Journal*). Des essais récents confirment cela, avec des marqueurs épigénétiques suivant les progrès (*American Journal*). Ajoutez 20 minutes de cardio quotidiennement ou un jeûne hebdomadaire, et vous pourriez vous sentir comme un vous plus jeune. Fatigué de m'entendre dire « mangez bien, exercez-vous » ? Ça marche — je le promets !

GARDER CHAQUE PARTIE DE VOTRE CORPS EN SANTÉ

Cœur et vaisseaux sanguins

Votre cœur est votre moteur, nécessitant un carburant de qualité (nourriture nutritive), des tuyaux propres (exercice) et une conduite calme (gestion du stress). En 2025, les thérapies à cellules souches avancent, avec des essais améliorant la fonction cardiaque et réduisant les risques cardiovasculaires de 65 % (*DVC Stem*). Les cellules souches ingénierie évitent les arythmies, rendant les traitements plus sûrs (*UW Medicine*). Mangez du saumon, marchez quotidiennement et détendez-vous pour garder votre moteur ronronnant.

Cerveau et nerfs

Votre cerveau est une bibliothèque de souvenirs et de compétences. Les puzzles, la socialisation et l'apprentissage la gardent stockée. En 2025, l'édition génétique CRISPR cible les maladies neurologiques, avec de nouvelles méthodes de livraison traversant la barrière hémato-encéphalique (*NIMH*). L'édition prénatale pour des conditions comme le syndrome de Down émerge également, soulevant des questions éthiques (Reuters). Restez curieux — apprenez une nouvelle langue ou rejoignez un club de lecture — pour garder votre bibliothèque prospère.

Os et muscles

Les os et muscles sont le cadre de votre corps, comme les poutres d'une maison. Les exercices avec poids, les protéines, le calcium et la vitamine D les gardent solides. En 2025, l'abaloparatide et le romosozumab construisent de nouveaux os, pas seulement préviennent la perte, avec NICE approuvant l'abaloparatide pour 14 000 femmes au Royaume-Uni (*The Guardian*). Les petites molécules orales émergent également (*Drug Discovery*). Soulevez des poids ou jardinez pour rester fort.

Système digestif

Votre intestin est un jardin de bactéries utiles. La fibre dans les fruits, légumes et grains les nourrit, tandis que la malbouffe les nuit. En 2025, la transplantation de microbiote fécal (*TMF*) traite les problèmes intestinaux et au-delà, comme les troubles neurologiques et la récupération post-transplantation de cellules souches (*Nature Communications*). Les thérapies approuvées par la FDA comme REBYOTA restaurent l'équilibre microbien (*Korean Society*). Mangez de l'avoine et évitez les snacks transformés pour garder votre jardin florissant.

Système immunitaire

Votre système immunitaire est votre armée, mais le vieillissement (immunosénescence) l'épuise. L'exercice, les vaccins et le soulagement du stress le gardent fort. En 2025, les sénolytiques comme SenoClear éliminent les cellules sénescentes, boostant l'immunité, avec une augmentation de 30 % de l'espérance de vie en santé chez les souris (*Nature Aging*). Les essais humains avancent, et les approches immunologiques comme les cellules CAR-T montrent une promesse (*npj Aging*). Restez actif et recevez des vaccins antigrippaux pour garder votre armée prête.

Peau

Votre peau est votre manteau protecteur. L'écran solaire, une alimentation saine et des antioxydants la gardent jeune. En 2025, les options anti-âge vont des sérums aux traitements laser, avec la beauté clean et les soins de peau personnalisés en tendance (*The Strategist*). Les peels chimiques et le microneedling rajeunissent également (*WebMD*). Utilisez un SPF 30 et mangez des baies pour maintenir cet éclat.

Santé orale

Votre bouche est la porte d'entrée de votre corps. Le brossage, le fil dentaire et les bilans préviennent les infections liées aux maladies cardiaques et au diabète, selon la recherche de 2025 (*Business Insider*).

La dentisterie régénérative, utilisant des cellules souches et l'ingénierie tissulaire, avance pour reconstruire les dents et les gencives, avec une croissance de marché projetée (*Global Market*). Maintenez l'hygiène dentaire pour sourire avec confiance à tout âge.

CE QUE VOUS POUVEZ FAIRE DÈS MAINTENANT

Vérifiez votre âge biologique : Des tests comme l'horloge épigénétique d'EpiAge ou les évaluations de longueur des télomères sont disponibles en cliniques, montrant à quel point votre corps se sent vieux (*Nature Aging*). Demandez à votre médecin s'ils sont appropriés pour vous.

Adoptez des habitudes plus saines : Échangez les boissons sucrées contre de l'eau, ajoutez des fruits au petit-déjeuner ou essayez une marche de 10 minutes quotidienne. Ces petites étapes, soutenues par des études de 2025, abaissent l'âge biologique (*American Journal*).

Suivez vos progrès : Utilisez un tracker de fitness comme BioBand ou un cahier pour noter l'activité, le sommeil et l'humeur. Voir les améliorations vous motive (*JMIR*).

Restez informé : Parlez sur les thérapies à cellules souches, les sénolytiques ou la TMF avec votre professionnel de la santé, et explorez des essais via ClinicalTrials.gov.

Protégez votre bouche : Brossez deux fois par jour, passez le fil dentaire et visitez votre dentiste pour protéger contre les maladies systémiques (*Business Insider*).

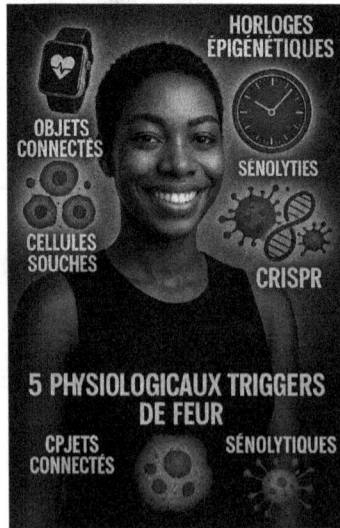

QUAND VERRA-T-ON DE NOUVEAUX DÉVELOPPEMENTS ?

Prochains 5–10 ans (2025–2035) : Les tests d'âge biologique deviennent courants, avec des plans de fitness et nutrition personnalisés pilotés par l'IA et des données épigénétiques.

Young.AI 2.0 a été released par Insilico Medicine en avril 2025, intègre des données portables et des dossiers de santé électroniques (DSE) pour une estimation précise de l'âge et une prédiction des risques.

Chronomics : Bien qu'il ne s'agisse pas strictement d'une application IA seule, Chronomics utilise l'apprentissage automatique et des analyses avancées sur les résultats de tests épigénétiques pour fournir des insights sur votre taux de vieillissement biologique, les facteurs de mode de vie et les expositions environnementales. A introduit un test épigénétique de mai 2025 utilisant l'apprentissage profond pour prédire l'âge biologique et les risques de maladies, améliorant la précision.

AgePredict : Lancé en mars 2025, utilise la reconnaissance faciale et l'analyse vocale pour estimer l'âge biologique, offrant une approche novatrice et non invasive.

PORTABLES ET TRACKERS DE SANTÉ BASÉS SUR L'IA

De nombreux dispositifs portables de qualité consommateur intègrent des algorithmes IA pour analyser les données des capteurs (fréquence cardiaque, qualité du sommeil, activité physique, marqueurs de stress) et fournir des insights de santé, agissant comme des coachs en temps réel pour optimiser la longévité.

Apple Watch Series 10 : Released en septembre 2024, inclut une surveillance du glucose non invasive et un coach santé IA, renforçant le suivi métabolique.

Longevitech Wearable : Lancé en février 2025, suit les marqueurs d'âge épigénétique via des capteurs cutanés, une première pour l'évaluation non invasive du vieillissement.

WHOOP utilise l'IA pour interpréter la variabilité de la fréquence cardiaque, les patterns de sommeil et les données d'activité. Il fournit également des scores de récupération et des métriques de tension, aidant les utilisateurs à gérer le stress, optimiser les entraînements et potentiellement réduire les risques de santé à long terme. Amélioré en 2025 avec des scores de récupération utilisant la variabilité de la fréquence cardiaque, aidant à l'optimisation du stress et des entraînements.

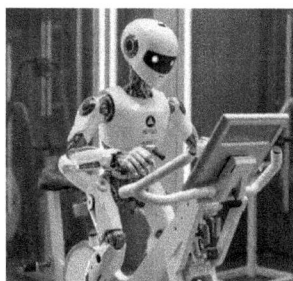

Oura Ring emploie des modèles pilotés par l'IA pour suivre les stades de sommeil, la température, l'activité et la variabilité de la fréquence cardiaque. Optimiser le sommeil et la gestion du stress peut contribuer à un vieillissement plus sain, et le tableau de bord Oura fournit souvent des recommandations de mode de vie soutenues par des insights IA. Mise à jour en janvier 2025 avec des fonctionnalités de gestion du stress pilotées par l'IA, améliorant les insights sur le sommeil et la récupération.

Garmin, Apple Health, Fitbit et Samsung Health : Bien qu'ils ne soient pas exclusivement axés sur la longévité, ces plateformes incorporent l'apprentissage automatique pour personnaliser les suggestions d'entraînement, le coaching de sommeil et les conseils de gestion du stress, soutenant indirectement la maintenance de la santé à long terme.

IA DANS LA SANTÉ MENTALE POUR LA LONGÉVITÉ

MindWell : Lancé en janvier 2025, cette application de thérapie IA s'adapte aux besoins des utilisateurs, réduisant le stress et le déclin cognitif de 20 % dans les essais.

VR Social : Introduit en mars 2025, une plateforme de réalité virtuelle pour les seniors pour s'engager dans des jeux sociaux et cognitifs, réduisant l'isolement de 30 %.

BLOCKCHAIN POUR LA SÉCURITÉ DES DONNÉES DE SANTÉ

Alors que les outils IA collectent des données de santé sensibles, la confidentialité est primordiale. HealthChain : Lancé en février 2025, cette plateforme blockchain sécurise les données génétiques et de santé, assurant un partage sûr pour la médecine personnalisée. Elle utilise un chiffrement décentralisé, réduisant les risques de brèches.

RECHERCHE ET PLATEFORMES DE CONNAISSANCES BASÉES SUR L'IA

Rester informé sur la recherche en longévité est clé, et l'IA curate des insights pertinents.

LongevityHub : Lancé en avril 2025, cette plateforme IA agrège et résume les études sur le vieillissement, adaptées aux intérêts des utilisateurs.

ChatGPT : Mise à jour à 5.0 en mars 2025, offre une summarisation améliorée de la littérature médicale et des conseils de santé personnalisés. Cherchez des mises à jour régulières sur cela et sur la plateforme exceptionnelle Grok sur X. Bien que ces outils ne doivent pas être vus comme des autorités médicales, ils sont précieux pour la recherche initiale et l'exploration des thérapies émergentes.

Feedly (avec Leo piloté par l'IA) : Cet agrégateur de contenu utilise l'IA pour filtrer et prioriser les nouvelles scientifiques, les articles de recherche et les articles sur la longévité, les biomarqueurs du vieillissement, CRISPR et les domaines connexes. Les utilisateurs peuvent former l'IA pour faire surface seulement les recherches en santé et longévité les plus pertinentes et crédibles. Amélioré en 2025 avec un filtrage avancé pour la recherche en longévité, assurant des sources crédibles.

.SOINS DE SANTÉ ET SERVICES DE TÉLÉMÉDECINE UTILISANT L'IA

L'IA renforce la prestation de soins de santé, surtout dans les pratiques axées sur la longévité.

Forward Health, One Medical et autres plateformes de santé numérique : Certains services de télésanté utilisent l'IA pour aider les médecins à suivre les tendances de santé des patients au fil du temps, recommander des dépistages appropriés et identifier les facteurs de risque précoces pour les conditions liées à l'âge. **One Medical** a introduit un programme de longévité piloté par l'IA en février 2025, personnalisant les plans de santé avec des données génétiques et de biomarqueurs.

Affect Health et autres cliniques de longévité activées par l'IA : Certaines cliniques axées sur la longévité expérimentent l'IA pour prédire les trajectoires de santé des patients et adapter les interventions – des programmes d'exercice aux régimes nutraceutiques. **Affect Health** a étendu en janvier 2025 pour prédire les trajectoires du vieillissement, aidant à la planification des interventions. **Forward Health** a mis à jour en 2025 avec des diagnostics IA pour la détection précoce des risques, améliorant les résultats de télésanté.

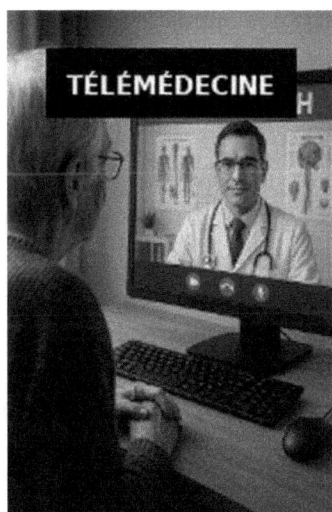

RECHERCHE MOLÉCULAIRE ASSISTÉE PAR L'IA ET DÉCOUVERTE DE COMPLÉMENTS

L'IA accélère la découverte de composés anti-âge et de compléments.

InSilico Medicine : Une entreprise pionnière dans la découverte de médicaments pilotée par l'IA, InSilico Medicine utilise l'apprentissage automatique pour identifier de nouveaux médicaments et interventions qui peuvent cibler les voies du vieillissement, menant potentiellement à des applications consommateur futures. A identifié un composé sénolytique novateur en février 2025, maintenant en essais précliniques, ciblant les cellules sénescentes.

BioAge Labs et Gero : Des startups utilisent l'IA et les big data pour identifier les biomarqueurs du vieillissement et explorer des composés qui pourraient influencer ces marqueurs. Bien que les outils面向 consommateur puissent être limités, ces efforts de recherche pourraient se traduire en tests ou traitements disponibles via des médecins de longévité. **BioAge Labs** a commencé des essais de phase II pour un médicament anti-âge en mars 2025, se concentrant sur la préservation musculaire.

SupplementAI : Lancé en avril 2025, conçoit des formules de compléments personnalisées utilisant des données de santé individuelles.

INFORMATIQUE QUANTIQUE DANS LA RECHERCHE SUR LA LONGÉVITÉ

L'informatique quantique modélise la biologie complexe, accélérant la recherche anti-âge. C'est l'une des avancées nouvelles les plus excitantes de notre époque.

QuantumBio : En mars 2025, a utilisé des algorithmes quantiques pour identifier des composés novateurs, accélérant la découverte de médicaments de 40 %. Cela pourrait mener à de nouvelles thérapies de longévité.

ENTRAÎNEMENT VIRTUEL DE LONGÉVITÉ PILOTÉ PAR L'IA

Les coachs virtuels intègrent des données en temps réel pour des conseils de santé quotidiens.

HealthBot : Lancé en avril 2025, combine des données portables avec l'IA pour offrir des conseils de longévité personnalisés, améliorant l'adhésion de 25 %. Il suggère des ajustements en régime, exercice et gestion du stress.

INSIGHTS DES CENTENAIRES : ZONES BLEUES ET IA

Les centenaires des Zones Bleues, selon une étude de 2025 publiée dans *The Lancet Healthy Longevity,* utilisent des portables comme Oura Ring pour surveiller le sommeil et l'activité, corrélé à un stress plus bas et à des vies plus longues. Certains adoptent HealthBot pour des conseils adaptés, montrant comment l'IA s'intègre dans les modes de vie axés sur la longévité.

RISQUES ET CONSIDÉRATIONS ÉTHIQUES

Les outils IA soulèvent des préoccupations sur la confidentialité des données, les biais algorithmiques et l'accessibilité. Une revue de 2025 publiée dans *Nature Ethics* appelle à des lois de confidentialité robustes et à l'atténuation des biais pour assurer l'équité. La surdépendance à des outils non validés risque la désinformation, et les coûts élevés pourraient limiter l'accès. Choisissez des outils approuvés par la FDA ou marqués CE, comme Young.AI 2.0, et consultez des professionnels pour équilibrer les insights IA avec l'expertise médicale.

CE QUE VOUS POUVEZ FAIRE DÈS MAINTENANT

Explorez des plateformes personnalisées : Essayez InsideTracker ou NutriAI pour des plans de régime personnalisés. Discutez des résultats avec votre médecin.

Testez l'âge biologique : Utilisez EpiAge ou Chronomics pour suivre le vieillissement et ajuster les habitudes.

Portez des dispositifs intelligents : Adoptez Apple Watch Series 10 ou Longevitech pour surveiller les métriques de santé. Sécurisez les données avec des mots de passe forts.

Soutenez la santé mentale : Utilisez MindWell pour le soulagement du stress ou VR Social pour la connexion.

Restez informé : Suivez LongevityHub ou utilisez ChatGPT 5.0 ou Grok pour des mises à jour de recherche. Rejoignez des essais cliniques pour des opportunités d'essais avec le consentement de votre professionnel médical.

Assurez la sécurité des données : Utilisez HealthChain pour un partage sûr des données dans les applications de santé IA.

TABLEAU : OUTILS IA CLÉS POUR LA LONGÉVITÉ (2025)

Plateformes De Nutrition

Outil	Caractéristiques Clés	Mise à Jour 2025
InsideTracker	Plans de régime basés sur biomarqueurs	Ajouté NAD+, marqueurs de cellules sénescentes
Viome	Conseils nutritionnels sur microbiome	Analyse du microbiome oral
ZOE	Insights sur santé métabolique	Outil d'âge métabolique
NutriAI	Plans de repas multi-omiques	Lancé en avril 2025

Outils d'Âge Biologique

Outil	Caractéristiques Clés	Mise à Jour 2025
Young.AI 2.0	Estimation d'âge	Intégration portable, DSE
Chronomics	Tests épigénétiques	Prédiction de maladies par apprentissage profond
AgePredict	Analyse faciale/vocale	Lancé en mars 2025

Portables

Outil	Caractéristiques Clés	Mise à Jour 2025
Apple Watch Series 10	Glucose, coaching IA	Surveillance glucose non invasive
Longevitech	Suivi épigénétique	Technologie capteur cutané
Oura Ring	Suivi sommeil, stress	Gestion stress améliorée

Santé Mental

Outil	Caractéristiques Clés	Mise à Jour 2025
MindWell	Thérapie IA	Soutien stress, cognitif
VR Social	VR sociale pour seniors	Réduit l'isolement

Sécurité des Données

Outil	Caractéristiques Clés	Mise à Jour 2025
HealthChain	Protection données blockchain	Lancé en février 2025

Plateformes de Recherche

Outil	Caractéristiques Clés	Mise à Jour 2025
LongevityHub	Curation de recherche	Lancé en avril 2025
ChatGPT	Résumé de littérature	Insights médicaux améliorés

Télésanté

Outil	Caractéristiques Clés	Mise à Jour 2025
One Medical	Programme longévité IA	Plans de santé personnalisés
Affect Health	Prédiction trajectoire vieillissement	Services IA étendus

Recherche Moléculaire

Outil	Caractéristiques Clés	Mise à Jour 2025
InSilico Medicine	Découverte sénolytique	Composé novateur identifié
BioAge Labs	Essais médicaments anti-âge	Essais phase II commencés
SupplementAI	Compléments personnalisés	Lancé en avril 2025

Informatique Quantique

Outil	Caractéristiques Clés	Mise à Jour 2025
QuantumBio	Accélération découverte médicaments	Modélisation composé novateur

QUAND VERRA-T-ON DE NOUVEAUX DÉVELOPPEMENTS ?

Prochains 5–10 ans (2025–2035) : Entraînement santé piloté par l'IA généralisé, tests d'âge biologique validés et sénolytiques et thérapies à cellules souches approuvés par la FDA. Les portables avec suivi non invasif des biomarqueurs deviennent standard.

10–20 ans (2035–2045) : L'informatique quantique accélère la découverte de médicaments, la blockchain assure une sécurité des données universelle, et les coachs virtuels intègrent la multi-omique pour des plans de longévité quotidiens.

20+ ans (2045+) : L'IA orchestre des régimes anti-âge pleinement personnalisés, permettant potentiellement des espérances de vie de 150 ans avec des thérapies inversant le vieillissement cellulaire.

L'IA est votre allié dans la quête d'une vie plus longue et plus saine. En utilisant ces outils avec sagesse, en restant informé et en travaillant avec des professionnels, vous pouvez exploiter leur pouvoir pour prospérer, peut-être même dans vos 100 ans ou au-delà.

CONCLUSION
SYNTHÉTISER LE VOYAGE

Tout au long de notre temps ensemble dans ce livre, nous avons exploré comment fonctionne le vieillissement – jusqu'aux plus petites parties de nos corps. Nous avons appris que vieillir n'est pas seulement un destin inchangeable. C'est un processus que nous pouvons guider et façonner, un peu comme accorder un moteur pour qu'il fonctionne plus fluidement et dure plus longtemps. Tout comme mon père m'a appris à creuser profondément dans n'importe quel sujet – que ce soit **Shakespeare** ou la médecine – j'espère que vous vous sentez inspiré pour explorer ces idées par vous-même. Le principal enseignement ici est que **vieillir ne signifie pas nécessairement s'affaiblir.**

HABILITEZ-VOUS

Tout au long de ce livre, nous avons exploré la biologie du vieillissement, tirant l'inspiration des champions de longévité de la nature comme le rat-taupe nu et la baleine boréale, et appliqué ces leçons à la santé humaine. Nous avons plongé dans la recherche de pointe – cellules souches régénérant les tissus, sénolytiques éliminant les cellules anciennes, plans personnalisés pilotés par l'IA comme InsideTracker et HealthBot, et thérapies microbiomes comme LongeviBiotics réduisant l'inflammation – tous visant à prolonger nos années en santé. Mais ce n'est pas seulement de la science ; c'est de vous habiliter avec des outils quotidiens. Manger un régime inspiré des Zones Bleues, exercer régulièrement, gérer le stress par la méditation et nourrir les connexions sociales peuvent commencer aujourd'hui, soutenus par les avancées de 2025 comme la technologie portable suivant l'âge épigénétique avec BioBand et de nouveaux probiotiques boostant la santé intestinale.

Regardant vers l'avenir, le futur de la longévité est vibrant, avec des portables IA révolutionnant la surveillance de la santé, l'informatique quantique déverrouillant de nouveaux composés anti-âge via QuantumBio, et la médecine régénératrice transformant le remplacement d'organes avec des reins imprimés en 3D. Cependant, c'est un effort d'équipe – scientifiques, décideurs et vous, le lecteur, devez collaborer pour s'assurer que ces innovations atteignent tout le monde, pas seulement les riches. Les directives récentes de l'OMS de 2025 et les consortiums du FEM soulignent le besoin d'un accès équitable, et votre voix peut façonner des politiques équitables, plaidant pour un avenir où vivre jusqu'à 150 ans est une réalité partagée.

Restez ancré mais plein d'espoir, sachant que les avancées accélèrent à un rythme sans précédent.

Comme mon père m'a appris, *« Écoutez attentivement et prenez-le une étape à la fois »* – en médecine et dans la vie, la patience et la persévérance paient. De petites étapes, comme essayer une nouvelle habitude saine ou rejoindre un essai clinique, s'accumulent pour transformer votre avenir.

REGARDER VERS L'AVENIR : UN EFFORT D'ÉQUIPE

Aucune de ces avancées n'arrive dans le vide. Gérontologues, généticiens, nutritionnistes, experts en IA et décideurs doivent tous unir leurs forces. Nous, les gens ordinaires, jouons aussi un rôle énorme, car nos voix et choix façonnent à quelle vitesse et équitablement ces nouvelles thérapies nous atteignent tous.

Pensez-y comme à un projet de groupe massif : tout le monde a une pièce du puzzle. Si nous travaillons ensemble, vivre jusqu'à 120 – ou peut-être même 150 – pourrait devenir une réalité pour plus que quelques chanceux. En équilibrant les nouvelles découvertes avec des règles responsables et une pensée éthique, nous nous assurons que cet avenir brillant inclut tout le monde.

RESTEZ ANCRÉ, RESTEZ PLEIN D'ESPOIR

Bien que nous fassions des progrès réels, il est important de ne pas se laisser emporter par l'idée que nous soufflerons tous 150 bougies d'anniversaire dans notre vie. Comme planter une graine, les avancées ont besoin de temps et d'études attentives pour grandir en traitements sûrs et efficaces. Nous ferons des erreurs en chemin – mais si nous restons ouverts d'esprit et apprenons d'elles, nous continuerons à avancer.

PETITES ÉTAPES, GRANDS CHANGEMENTS

Nous voyons déjà des indices de ce qui est possible : de meilleures façons de gérer les maladies chroniques, des vaccins plus sûrs et de nouveaux traitements qui ciblent les causes racines du vieillissement. Combinez cela avec la façon dont nos téléphones, smartwatches et autres gadgets peuvent suivre notre santé en temps réel, et il est clair que nous progressons vers des vies plus longues et plus saines. Chaque petite amélioration est comme ajouter un bloc à une tour. Au fil du temps, elles s'empilent pour quelque chose d'énorme.

En décembre 1950, **William Faulkner** a projeté son espoir pour l'avenir dans son discours d'acceptation du prix Nobel quand il a dit :

« Je crois que l'homme ne se contentera pas seulement d'endurer, il prévaudra. Il est immortel non parce qu'il est seul parmi les créatures à avoir une voix inépuisable, mais parce qu'il a une âme, un esprit capable de compassion, de sacrifice et d'endurance. »

La foi de **Faulkner** en notre esprit et notre résilience résonne dans la quête de vivre plus sainement, plus longtemps.

Nous ne sommes pas ici juste pour endurer — nous sommes ici pour prospérer. Nous ne survivrons pas seulement… nous prévaudrons !

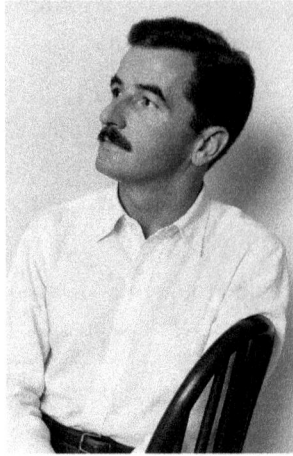

William Faulkner

Recréé à partir d'une photo publicitaire de 1927 sur PICRYL — creativecommons.org

RESTEZ ENGAGÉ

Enfin, je vous encourage à rester curieux et impliqué dans cette nouvelle ère de la science de la longévité. Cherchez des informations fiables, rejoignez des événements de santé communautaires, soutenez la recherche responsable et parlez quand cela compte. En faisant cela, vous aidez à façonner un monde où vivre jusqu'à 150 ans devient non pas un rêve fou, mais une réalité équitable et positive pour tous.

La science saute en avant plus vite que jamais, grâce à des avancées comme l'informatique quantique et l'IA. Donc, pendant que vous continuez à apprendre, rappelez-vous de vérifier les dernières découvertes. Voici une liste rapide pour vous aider à garder le doigt sur le pouls de ce qui se passe. Si vous suivez ces domaines émergents, vous serez en mesure de prendre les meilleures décisions pour votre propre santé — et peut-être même d'aider l'humanité dans son ensemble.

APPEL À L'ACTION

Commencez aujourd'hui : Implémentez une habitude saine cette semaine, comme utiliser un portable comme Oura Ring pour suivre le sommeil ou essayer une recette de régime méditerranéen.

Restez informé : Suivez les mises à jour sur la longévité sur X à @TadSislerOne pour les dernières recherches et insights communautaires.

Rejoignez la communauté : Participez à des essais cliniques ou soutenez des organisations comme l'Alliance for Aging Research pour avancer l'accès équitable.

Défendez : Exprimez votre soutien pour des politiques de santé équitables.

Partagez la connaissance : Discutez de ce que vous avez appris avec des amis et de la famille, inspirant un mouvement collectif vers des vies plus longues et plus saines.

L'avenir de la longévité se déroule sous nos yeux, et en agissant maintenant, vous pouvez être à l'avant-garde de cette révolution. Embrassons la science, la communauté et la responsabilité personnelle pour déverrouiller le plein potentiel de la vie humaine, assurant un avenir vibrant et prolongé pour tous.

Continuez à lire et à apprendre de sources fiables. Parlez à vos médecins, amis et famille de ce que vous avez appris. Soutenez des programmes de santé communautaires, votez pour des politiques priorisant un accès équitable aux soins de santé, et partagez la connaissance.

En restant impliqué, vous devenez partie de l'histoire — aidant à guider l'avenir de la santé et de la longévité et assurant que nous en bénéficions tous alors que la science ouvre des portes que nous pensions verrouillées.

En bref, mon message final est pour vous de rester plein d'espoir, responsable et de participer. Nous avons les outils, les connaissances et la drive pour remodeler le paysage du vieillissement et de la longévité. En travaillant ensemble, en pensant attentivement et en embrassant de bonnes habitudes, nous pouvons tous entrer dans un avenir où l'âge 150 pourrait se sentir aussi vibrant que l'âge 50 l'était autrefois. Rappelez-vous les mots du premier grand médecin, **Hippocrate :**

> *« Partout où l'art de la médecine est aimé, il y a aussi un amour de l'humanité. »*

RESSOURCES

Reprogrammation Épigénétique & Thérapie Génique

• Des laboratoires comme celui de **Sinclair** à *Harvard* et *Altos Labs* explorent la « reprogrammation partielle » en utilisant les facteurs **Yamanaka**, visant à réinitialiser les cellules à un état plus jeune sans causer de croissance nocive.

• Les outils d'édition génétique comme CRISPR/Cas9 continuent de s'améliorer, suscitant des espoirs pour corriger les problèmes liés à l'âge au niveau génétique.

Sénolytiques & Sénescence Cellulaire

• Des entreprises comme *Unity Biotechnology* et *Life Biosciences* travaillent sur des médicaments pour éliminer ou désactiver les cellules « zombies » (sénescentes) qui nuisent aux tissus sains.

• Surveillez les essais cliniques testant les sénolytiques sur des conditions comme l'arthrite ou même les maladies oculaires.

Restauration du NAD+ & Santé Mitochondriale
• Les boosters de NAD+ (substances qui aident à recharger les « batteries » dans nos cellules) continuent d'être un focus majeur.
• Surveillez les molécules nouvelles et améliorées et comment elles pourraient s'associer à des traitements qui déclenchent le nettoyage cellulaire sain (autophagie).

Rapalogues & Modulateurs de mTOR
• Des médicaments basés sur la rapamycine ont prolongé les durées de vie dans des études sur animaux en ciblant une voie clé de croissance cellulaire appelée mTOR.
• Les scientifiques essaient des doses courtes ou intermittentes pour voir s'ils peuvent maximiser les bénéfices tout en minimisant les effets secondaires.

Découvertes Pilotées par l'IA
• Des startups comme *Insilico Medicine*, B*enevolentAI* et *BioAge Labs* utilisent l'intelligence artificielle pour repérer de nouveaux médicaments anti-âge et biomarqueurs.
• L'IA pourrait découvrir quels molécules fonctionnent le mieux pour ralentir ou inverser les signes du vieillissement.

Le Microbiome & la Longévité
• Votre santé intestinale affecte tout, de l'inflammation à la façon dont vous absorbez les nutriments.
• Les transplantations fécales, les probiotiques et les changements de régime sont tous testés pour voir s'ils peuvent nous aider à vieillir plus gracieusement.

TAME (Cibler le vieillissement avec la metformine) et Essais Similaires
• L'essai TAME, dirigé par le **Dr Nir Barzilai**, est un jalon important : un essai à grande échelle, multicentrique visant à évaluer les effets de la metformine sur les marqueurs du vieillissement. Bien qu'il ait progressé lentement, tout résultat intermédiaire ou données d'essais similaires à grande échelle serait une nouvelle majeure. Dans un avenir proche, vous pourriez vouloir vérifier si l'essai TAME a commencé le recrutement, si des analyses intermédiaires ont été publiées, ou s'il y a des études parallèles à grande échelle d'autres médicaments génériques largement utilisés pour la longévité.

CONFÉRENCES ET JOURNAUX À CONSULTER RÉGULIÈREMENT
Conférences (Passées, Présentes et Futures)
• *Cell Symposia* : Aging and Metabolism (et conférences similaires)

- *Gordon Research Conferences* sur le vieillissement
- *Keystone Symposia* liées au vieillissement, au métabolisme et à la médecine régénérative
- *Conférences d'investisseurs axées sur la longévité* qui mettent souvent en lumière les mises à jour biotech

Journaux et Serveurs de Préimpressions :
- *Aging Cell*
- *Ageing Research Reviews*
- *Nature Aging*
- *Nature Communications* (en particulier la sous-section « Aging »)
- *bioRxiv* et *medRxiv* pour les articles de prépublication les plus récents

VÉRIFIER LES DÉVELOPPEMENTS SOCIAUX ET ÉTHIQUES

Les changements de politique ou les débats éthiques dans le domaine de la prolongation de vie radicale ou de l'édition génétique pourraient avoir avancé, surtout si de nouvelles technologies soulèvent des questions réglementaires.

Les discussions au niveau sociétal sur le coût, l'accessibilité et l'équité des interventions anti-âge émergentes pourraient prendre forme dans des articles d'opinion nouvellement publiés ou des briefs de politique.

LA LIGNE DE FOND

La reprogrammation épigénétique partielle et les thérapies géniques plus raffinées continuent d'être des points chauds pour les avancées.

Les sénolytiques, surtout en stades cliniques ou précliniques tardifs, pourraient avoir de nouveaux points de données ou résultats d'essais.

La recherche pilotée par l'IA et le développement de biomarqueurs avancés ont des cycles de sortie rapides, donc il vaut la peine de scanner pour des annonces toutes nouvelles.

Les données d'essais humains (que ce soit des rapalogues, de la metformine ou d'interventions novatrices) seront l'étalon-or pour de vraies « avancées », donc concentrez-vous sur les présentations de grandes conférences ou les résultats d'essais nouvellement publiés si vous voulez les dernières et meilleures découvertes.

LISTE DE PHARMACEUTIQUES ET NUTRACEUTIQUES ACTUELLEMENT RECHERCHÉS POUR LA LONGÉVITÉ

Ci-dessous est une liste étendue des principaux pharmaceutiques et nutraceutiques attirant l'attention pour leurs rôles potentiels dans **l'extension de l'espérance de vie en santé, la longévité ou même la recherche d'inversion d'âge.** La plupart de ces composés ont déjà été mentionnés et décrits tout au long de ce livre.

Certains de ces composés sont à divers stades d'étude clinique ou préclinique. Cette liste est à des fins informatives seulement et ne doit pas être interprétée comme un conseil médical ; consultez toujours un professionnel de la santé qualifié avant de commencer tout nouveau traitement ou complément.

PHARMACEUTIQUES

Metformine : Décrite au chapitre neuf

Rapamycine (Sirolimus) & Rapalogues : Décrits au chapitre sept

Acarbose : Un médicament anti-diabétique qui bloque l'absorption des glucides. Des études en cours (par ex., l'ITP du NIH chez les souris) suggèrent qu'il peut prolonger la durée de vie et améliorer les marqueurs métaboliques.

Sénolytiques : Décrits au chapitre cinq

Inhibiteurs de SGLT2 (par ex., Canagliflozine) : Une autre classe de médicaments pour le diabète qui altèrent la gestion du glucose. Certaines recherches explorent s'ils confèrent des bénéfices cardioprotecteurs et potentiels pour la longévité.

GDF11 (Growth Differentiation Factor 11) : Un facteur circulant trouvé chez les animaux plus jeunes. La supplémentation chez les souris plus âgées a montré certains effets de rajeunissement dans des contextes expérimentaux. Les données humaines restent préliminaires.

Vérapamil : Un bloqueur de canaux calciques pour l'hypertension ; certains chercheurs en longévité examinent s'il module des voies liées au vieillissement (par ex., réponse au stress, fonction mitochondriale).

Alpha-cétoglutarate (AKG) + Combinaisons Pharmacologiques : Bien que l'AKG soit aussi un nutraceutique, certains laboratoires investiguent des formes de qualité pharmaceutique ou des dérivés combinés à d'autres thérapies pour des améliorations liées à l'âge.

siARN et Thérapies Géniques : Décrits au chapitre onze

NUTRACEUTIQUES ET AUTRES COMPOSÉS

Précurseurs de NAD+ : Décrits au chapitre dix

Spermidine : Décrite au chapitre sept

Astaxanthine : Décrite au chapitre dix

Fisétine : Un flavonoïde trouvé dans les fraises et d'autres fruits, étudié comme sénolytique à doses plus élevées. Des données précoces suggèrent qu'il pourrait aider à éliminer les cellules sénescentes.

Resvératrol & Ptérostilbène : Décrits au chapitre dix

Composés Activateurs de Sirtuines (STAC) : Au-delà du resvératrol, plusieurs STAC de nouvelle génération sont explorés pour renforcer l'activité des sirtuines, ce qui peut impacter la longévité via une meilleure stabilité génomique et régulation métabolique.

Urolithine A : Un métabolite produit dans l'intestin à partir d'ellagitannins (trouvé dans les grenades) et étudié pour améliorer la santé mitochondriale et la fonction musculaire dans le vieillissement.

Apigénine : Un flavone du camomille et du persil ; étudié pour ses effets sur l'inflammation, la sénescence cellulaire et éventuellement l'inhibition de CD38 (aidant à préserver les niveaux de NAD+).

GlyNAC (Glycine + N-Acétyl Cystéine) : Une combinaison qui soutient la production de glutathion. Des études humaines émergentes suggèrent des améliorations dans la fonction mitochondriale, la force musculaire et les marqueurs de stress oxydatif chez les adultes plus âgés.

Cannabinoïdes (CBD, etc.) : Décrits au chapitre neuf

Tréhalose : Un disaccharide qui peut aider à l'autophagie et à l'homéostasie des protéines. Des études sur animaux montrent qu'il pourrait protéger contre des pathologies neurodégénératives spécifiques.

INVESTIGATIONS ET EXPÉRIENCES DE POINTE

Thérapies Peptidiques (par ex., Thymosine Alpha-1, Épithalon) : Comme expliqué au chapitre dix, les peptides thymiques sont étudiés pour le rajeunissement immunitaire et une possible régulation de la télomérase (Épithalon). Bien que les données humaines soient limitées, ce sujet est d'un intérêt significatif dans les cercles de longévité.

Dilution du Plasma / Aphérèse : Ce n'est pas un complément mais une procédure expérimentale. Basé sur la recherche en parabiose (facteurs de sang jeune vs. facteurs de sang vieux), les scientifiques explorent la dilution du plasma pour éliminer les facteurs pro-âge.

Exosomes : De petites vésicules dérivées de cellules souches. Investiguées pour la médecine régénérative et les thérapies anti-âge potentielles. C'est encore largement expérimental et non un produit en vente libre.

Inhibiteurs d'AKT / Inhibiteurs de PI3K : Ciblant des points clés dans la voie de signalisation insuline/IGF-1. Ces médicaments liés au cancer pourraient aussi modifier les processus du vieillissement. Les essais anti-âge humains restent aux stades précoces.

Inhibiteurs Spécifiques de mTORC2 : Comme décrit au chapitre trois, la plupart des rapalogues affectent à la fois mTORC1 et mTORC2. Les investigateurs visent à développer des inhibiteurs plus ciblés qui réduisent les effets secondaires tout en gardant les bénéfices d'extension de durée de vie.

Beaucoup de ces composés (par ex., Rapamycine, Sénolytiques, Thérapies Géniques) sont soit sur ordonnance seulement, expérimentaux ou non légaux/approuvés dans toutes les juridictions. Certaines thérapies ont des données robustes sur animaux mais des essais humains à grande échelle limités.

D'autres montrent une promesse dans la recherche clinique précoce mais ont besoin de plus de preuves concernant la sécurité et l'efficacité à long terme. Les pharmaceutiques et nutraceutiques à haute dose peuvent interagir avec des médicaments (par ex., Metformine avec la thérapie à l'insuline, Rapamycine avec des immunosuppresseurs). Consultez toujours un professionnel de la santé pour des conseils personnalisés. Les stratégies de longévité dépendent souvent de facteurs génétiques, de mode de vie et de santé. Ce qui fonctionne pour une personne peut ne pas être bénéfique ou sûr pour une autre.

Je crois que j'ai assez souligné dans ce livre que la poursuite de thérapies qui pourraient prolonger l'espérance de vie en santé ou inverser des aspects du vieillissement est un domaine de plus en plus actif, avec des recherches en cours sur les **modulateurs métaboliques (par ex., Metformine, Rapamycine), l'élimination cellulaire (Sénolytiques), la restauration du NAD+ (NMN, NR),** et des interventions **avancées basées sur gènes ou peptides.** Bien que ce domaine soit vibrant et prometteur, des essais cliniques humains rigoureux restent essentiels pour substantier les affirmations de sécurité et d'efficacité. La bonne nouvelle est que les avancées en informatique quantique et en IA vont réduire le temps d'attente dans les essais cliniques de années à semaines ou même jours. Procédez toujours avec prudence et guidance professionnelle quand vous explorez une thérapie anti-âge ou de longévité, mais restez engagé, et espérons que nous entrerons bientôt dans un nouveau monde où il n'est pas inhabituel de vivre jusqu'à 150 ans !

« Nous ne pouvons pas éviter l'âge. Cependant, nous pouvons éviter certains vieillissements. Continuez à faire des choses. Soyez actif. La vie est fantastique dans la façon dont elle s'ajuste aux exigences : si vous utilisez vos muscles et votre esprit, ils restent là beaucoup plus longtemps. »
– Charles H. Townes

NOTE DE L'ÉDITEUR :

J'ai glané de nombreux concepts que vous venez de lire dans ce livre, ajouté des éléments d'autres livres de ma série HEALTH AND LONGEVITY MASTERY, et les ai placés dans un nouveau livre dont chaque chapitre a de nouveaux plans d'action réalisables pour la santé du corps et du cerveau. Ce livre s'intitule **The Unlimited Power of Your Mind and Body : How to Live Longer Naturally by Reprogramming your Mind, Body, and Genes for Strength and Vitality,** et il est disponible maintenant sur Amazon. J'espère sincèrement que vous prendrez le temps d'obtenir ce livre, et j'espère qu'il vous aidera dans votre quête d'une santé et d'une longévité optimales.

VEUILLEZ LAISSER UN AVIS

Maintenant que vous avez tout ce dont vous avez besoin pour travailler vers une vie plus longue et plus saine, il est temps de partager vos nouvelles connaissances et de montrer aux autres lecteurs où ils peuvent trouver le même soutien.

En laissant votre opinion honnête sur ce livre sur Amazon ou partout où vous l'avez acheté, vous aiderez les autres à découvrir le guidance dont ils ont besoin pour élever leurs voix et partager leur passion pour une vie saine, significative et longue.

Merci pour votre aide. La quête des réponses continue quand nous transmettons ce que nous avons appris, et vous m'aidez à faire exactement cela.

GLOSSAIRE DES TERMES

Bio-impression 3D : Une technique qui utilise des matériaux biologiques (par ex., cellules, échafaudages) comme « encres » pour imprimer des tissus et potentiellement des organes, couche par couche, à des fins de transplantation ou de recherche.

Maladies liées à l'âge : Conditions dont l'incidence augmente avec l'âge, telles que les maladies cardiaques, le cancer, le diabète de type 2 et les troubles neurodégénératifs.

Marqueurs du vieillissement : Processus et changements fondamentaux associés au vieillissement, incluant l'instabilité génomique, l'attrition des télomères, les altérations épigénétiques, la perte de protéoastasie, la sénescence cellulaire, l'épuisement des cellules souches et d'autres.

AMPK (Protéine Kinase Activée par l'AMP) : Une enzyme qui agit comme un capteur d'énergie cellulaire ; lorsqu'activée, elle stimule des voies favorisant la longévité et la santé métabolique, imitant souvent certains bénéfices de la restriction calorique.

Antioxydants : Molécules qui protègent les cellules des dommages causés par les espèces réactives de l'oxygène (ROS). Les antioxydants courants incluent les vitamines C et E, bien que leur rôle dans le vieillissement soit nuancé et encore à l'étude.

Autophagie : Un processus de « nettoyage » cellulaire où les cellules décomposent et recyclent les composants endommagés, favorisant la santé cellulaire et la longévité.

Âge Biologique : Une mesure de l'âge fonctionnel des cellules et tissus, qui peut différer de l'âge chronologique. Déterminé par des biomarqueurs tels que les horloges épigénétiques, la longueur des télomères et les indicateurs métaboliques.

Biomarqueurs du Vieillissement : Mesures biologiques indiquant le taux de vieillissement, incluant la longueur des télomères, les patterns de méthylation de l'ADN (horloges épigénétiques), les profils de glycans et d'autres signatures moléculaires.

Zones Bleues : Régions du monde connues pour des populations avec des espérances de vie exceptionnellement longues et un grand nombre de centenaires. Exemples incluent Okinawa (Japon), la Sardaigne (Italie) et Nicoya (Costa Rica).

Restriction Calorique (RC) : Un régime à calories réduites sans malnutrition, démontré pour prolonger la durée de vie et l'espérance de vie en santé chez de multiples espèces.

Centenaires : Individus vivant jusqu'à 100 ans ou plus, souvent étudiés pour comprendre les facteurs génétiques et de mode de vie contribuant à une longévité exceptionnelle.

Rythmes Circadiens : Les « horloges » internes du corps qui régulent les processus physiologiques sur des cycles d'environ 24 heures, influençant le sommeil, le métabolisme, la libération hormonale et d'autres fonctions.

CRISPR-Cas9 : Un outil puissant d'édition génétique qui permet des altérations précises dans les séquences d'ADN, avec des applications potentielles pour corriger les défauts génétiques liés à l'âge.

Horloges de Méthylation de l'ADN : Marqueurs épigénétiques utilisés pour estimer l'âge biologique en mesurant les patterns de méthylation de l'ADN, fournissant des insights sur le taux de vieillissement et l'efficacité des interventions.

Épigénétique : L'étude des modifications chimiques réversibles à l'ADN et aux histones qui affectent l'activité des gènes sans changer le code génétique sous-jacent. Ces changements peuvent influencer le vieillissement et les risques de maladies.

Reprogrammation Épigénétique : Techniques pour « réinitialiser » les marques épigénétiques à un état plus jeune, inversant potentiellement des aspects du vieillissement dans les cellules et tissus.

Régime Imitant le Jeûne : Un régime conçu pour simuler les effets d'un jeûne prolongé sur le métabolisme et les processus cellulaires du corps, favorisant potentiellement la longévité et la régénération tissulaire.

Transplantation de Microbiote Fécal (TMF) : Une procédure qui transfère des microbes intestinaux d'un donneur sain à un receveur pour restaurer un microbiome intestinal équilibré, impactant potentiellement le vieillissement et la santé globale.

Facteurs de Transcription FOXO : Protéines qui régulent les gènes impliqués dans la résistance au stress, le métabolisme et la longévité. Des mutations dans les gènes FOXO ont été associées à une durée de vie prolongée chez divers organismes.

Géroscience : Un domaine interdisciplinaire étudiant la relation entre le vieillissement et les maladies liées à l'âge, avec l'objectif de développer des interventions qui préviennent ou retardent plusieurs conditions chroniques simultanément.

Âge Glycan : Un biomarqueur du vieillissement basé sur les patterns de glycans (sucres attachés aux protéines) dans le corps, reflétant la santé globale et l'âge biologique.

Espérance de Vie en Santé : La portion de la vie d'un individu passée en bonne santé, libre de maladies graves ou d'incapacités.

Thérapie de Remplacement Hormonal (TRH) : L'administration médicale d'hormones (par ex., testostérone, œstrogène) pour maintenir des niveaux plus jeunes, influençant potentiellement l'énergie, la masse musculaire et la vitalité globale en vieillissant.

Immunosénescence : Le déclin graduel de la fonctionnalité du système immunitaire avec l'âge, contribuant à une susceptibilité accrue aux infections, une inflammation chronique et une réponse réduite aux vaccins.

Inflammaging : Un état d'inflammation chronique de bas grade qui se développe avec l'âge avancé, jouant un rôle clé dans de nombreuses maladies liées à l'âge.

Résistance à l'Insuline : Une réponse réduite à la signalisation de l'insuline, menant souvent à des niveaux élevés de sucre sanguin, au diabète de type 2 et à des processus de vieillissement accélérés.

Jeûne Intermittent : Des patterns alimentaires qui alternent entre périodes de repas et de jeûne, démontrés pour améliorer la santé métabolique, induire l'autophagie et potentiellement ralentir des aspects du vieillissement.

ADN Inutile : Anciennement considéré comme de l'ADN non fonctionnel, maintenant reconnu comme ayant potentiellement des rôles régulateurs, structurels ou autres importants qui pourraient influencer le vieillissement et les maladies.

Macronutriments : Nutriments requis en grandes quantités pour l'énergie et la croissance — principalement les glucides, les protéines et les graisses — dont l'équilibre influence la santé métabolique et la longévité.

Cellules Souches Mésenchymateuses (CSM) : Cellules souches trouvées dans divers tissus qui peuvent se différencier en multiples types de cellules, jouant un rôle dans la médecine régénératrice pour réparer et remplacer les tissus endommagés.

Metformine : Un médicament utilisé principalement pour traiter le diabète de type 2 qui a montré un potentiel pour ralentir des aspects du vieillissement en modulant les voies métaboliques et inflammatoires.

Microbiome : La communauté de micro-organismes (bactéries, champignons, virus) vivant dans et sur le corps humain, particulièrement dans l'intestin, qui peut influencer profondément la santé, le métabolisme et le vieillissement.

mTOR (Cible Mécanistique de la Rapamycine) : Une protéine kinase qui détecte et intègre les signaux des nutriments et facteurs de croissance. Inhiber mTOR (avec des médicaments comme la rapamycine) peut imiter la restriction calorique et prolonger la durée de vie dans des modèles animaux.

NAD+ (Nicotinamide Adénine Dinucléotide) : Un coenzyme essentiel pour le métabolisme énergétique et la réparation de l'ADN. Les niveaux de NAD+ déclinent avec l'âge, et les restaurer (via NMN, NR) peut soutenir la santé cellulaire et la longévité.

Nanotechnologie : La manipulation de la matière à l'échelle des nanomètres. Les applications en nanomedicine incluent la livraison ciblée de médicaments, les nanosenseurs pour la détection précoce des maladies et des nanobots potentiels pour la réparation cellulaire.

Neurogenèse : La génération de nouveaux neurones dans le cerveau ; la recherche pour renforcer la neurogenèse vise à maintenir la fonction cognitive et à réduire le déclin cérébral lié à l'âge.

Neuroplasticité : La capacité du cerveau à former et réorganiser les connexions synaptiques, surtout en réponse à l'apprentissage ou à une blessure, influençant la mémoire, l'apprentissage et l'adaptation avec le vieillissement.

Voies de Détection des Nutriments : Voies de signalisation cellulaire (par ex., AMPK, mTOR, sirtuines) qui répondent à la présence ou à l'absence de nutriments et influencent le vieillissement, la longévité et la santé métabolique.

Thérapie Photodynamique : (Mentionnée dans certains contextes de longévité) Utilisant des composés activés par la lumière pour cibler les cellules malades — bien que non un focus principal ici, toute référence s'aligne avec des traitements émergents pour maintenir la santé de la peau et cellulaire.

Effet Placebo : Le phénomène où l'attente positive d'un patient pour un traitement mène à des améliorations perçues ou réelles en santé, indépendant de l'effet physiologique direct de la thérapie.

Cellules Souches Pluripotentes (CSP) : Cellules capables de donner naissance à n'importe quel type de cellule dans le corps. Les cellules souches pluripotentes induites (iPSC) sont générées en reprogrammant des cellules adultes, offrant une voie pour des thérapies régénératrices spécifiques au patient.

Protéoastasie : Le système de contrôle de qualité cellulaire qui assure que les protéines sont correctement pliées et fonctionnelles. Une perturbation de la protéoastasie mène à l'agrégation des protéines, contribuant à des maladies comme Alzheimer.

Rapamycine : Un médicament qui inhibe mTOR, prolongeant la durée de vie dans des modèles animaux et actuellement à l'étude pour son potentiel à améliorer l'espérance de vie en santé humaine.

Espèces Réactives de l'Oxygène (ROS) : Molécules chimiquement réactives contenant de l'oxygène, générées comme sous-produits du métabolisme. Bien que nécessaires en petites quantités pour la signalisation, un excès de ROS peut endommager l'ADN, les protéines et les lipides.

Resvératrol : Un polyphénol trouvé dans le vin rouge et les raisins, étudié pour son potentiel à activer les sirtuines et imiter certains effets de la restriction calorique, bien que les bénéfices humains restent débattus.

Sénescence : Un état dans lequel les cellules cessent de se diviser et sécrètent des signaux inflammatoires nocifs (SASP), contribuant au vieillissement et aux maladies liées à l'âge.

Sénolytiques : Composés conçus pour éliminer les cellules sénescentes, améliorant ainsi la fonction tissulaire et prolongeant potentiellement l'espérance de vie en santé.

Sirtuines : Une famille de protéines impliquées dans la réparation de l'ADN, le métabolisme et la régulation du vieillissement. Activer les sirtuines peut retarder le vieillissement et prolonger la durée de vie.

Cellules Souches : Cellules indifférenciées capables de se développer en divers types de cellules spécialisées, cruciales pour la réparation tissulaire, la régénération et potentiellement l'inversion des dommages liés à l'âge.

Télomérase : Une enzyme qui allonge les télomères, inversant potentiellement le vieillissement cellulaire si activée en toute sécurité, mais avec prudence pour éviter le risque de cancer.

Télomères : Caps protecteurs aux extrémités des chromosomes qui raccourcissent avec chaque division cellulaire, contribuant au vieillissement cellulaire une fois qu'ils deviennent critiquement courts.

Alimentation Restreinte dans le Temps : Une approche alimentaire limitant les repas à une certaine fenêtre de la journée, s'alignant sur les rythmes circadiens et offrant des bénéfices métaboliques et de vieillissement potentiels.

Recherche Translationnelle : Recherche qui applique les découvertes de la science de base et des études animales pour développer des thérapies, diagnostics ou technologies améliorant la santé humaine.

Vaccins : Préparations biologiques stimulant une réponse immunitaire pour protéger contre les maladies infectieuses ; la recherche en cours explore leur potentiel pour prévenir ou atténuer les conditions liées à l'âge.

Technologie Portable : Dispositifs (par ex., smartwatches, trackers de fitness) qui surveillent continuellement les métriques de santé (fréquence cardiaque, patterns de sommeil, activité) pour fournir des retours personnalisés pour les interventions de longévité.

Facteurs Yamanaka : Un ensemble de quatre facteurs de transcription (OCT4, SOX2, KLF4, c-MYC) qui peuvent reprogrammer des cellules adultes à un état pluripotent, embryonnaire-like, un concept fondamental dans la recherche de rajeunissement épigénétique.

RÉFÉRENCES

Références Des Liens de Licence

Creative Commons. (n.d.). *Attribution-ShareAlike 4.0 International (CC BY-SA 4.0) [License]*. Retrieved from https://creativecommons.org/licenses/by/4.0/ or https://creativecommons.org/licenses/by/2.0/

Sources Web / Pages Web

Worldometers. (n.d.). *World Population Statistics*. Retrieved from https://www.worldometers.info/world-population/

Gerontology Research Group. (n.d.). *World Supercentenarian Rankings List*. Retrieved from https://www.grg-supercentenarians.org/world-supercentenarian-rankings-list/

Lifespan Book. (n.d.). *Lifespan: Why We Age and Why We Don't Have To*. Retrieved from https://lifespanbook.com/

Life Force. (n.d.). *Tony Robbins: Get Started*. Retrieved from https://www.mylifeforce.com/

BrainyQuote. (n.d.). *Ray Kurzweil Quotes*. Retrieved from https://www.brainyquote.com/lists/authors/top-10-ray-kurzweil-quotes

PCMag News. (n.d.). *Understanding Epidemiology: A Comprehensive Guide*. Retrieved from https://www.pcmagnews.com/understanding-epidemiology-a-comprehensive-guide/

Horatio Alger Association of Distinguished Americans, Inc. (n.d.). *T. Denny Sanford*. Retrieved [Month Day, Year], from https://horatioalger.org/members/detail/t-denny-sanford/ Training, Coaching, Intervention Preeclampsia Georgia. https://www.thepreeclampsiaproject.com/training

Futuring Archives - RenAIssance Solutions. https://renaisol.com/category/futuring/

Vieten, C., Rubanovich, C., Khatib, L., Sprengel, M., & Tanega, C. (2024). Measures of empathy and compassion: A scoping review. PLoS One, 19(1), e0297099.

Musso, G., Gambino, R., & Cassader, M. (2022). The story of rapamycin (sirolimus): From the soil of Easter Island to a multitarget therapy. *Genes & Diseases, 9*(5), 1163–1178. https://doi.org/10.1016/j.gendis.2022.07.011 Does Creatine Cause Hair Loss? | An Exploration of Hair Growth. https://evanalexandergrooming.com/blogs/the-den/does-creatine-cause-hair-loss

The Truth About HGH: Can It Really Improve Your Sex Drive? - HGH Vallarta. https://www.hghvallartaclinic.com/blog/the-truth-about-hgh-can-it-really-improve-your-sex-drive/

IGF-1 Bodybuilding: Unlocking the Potential -. https://tecamotest.com/igf-1-bodybuilding-unlocking-the-potential/

How Air.ai is scaling their integration marketplace with Cobalt. https://www.gocobalt.io/customer-stories/air-ai

How to design an office space for practicing mental health sessions. https://mentalhealthmarketing.com/how-to-design-an-office-space-for-practicing-mental-health-sessions/

Fight Aging. (2024, September). *Linking rapamycin, fasting, and spermidine in slowing aging*. Retrieved from https://www.fightaging.org/archives/2024/09/linking-rapamycin-fasting-and-spermadine-in-slowing-aging/

Loyal. (n.d.). HOMEPAGE. Retrieved December 30, 2024, from https://loyal.com/

The Benefits of Caffeine: More Than Just a Pick-Me-Up – No Nic Vapes – Go Nicotine Free in 2024. https://nonicvapes.com/the-benefits-of-caffeine-more-than-just-a-pick-me-up/

Unveiling the Health Benefits of Coffee: More than Just a Morning Boost - vasectomymedical.com. https://vasectomymedical.com/unveiling-the-health-benefits-of-coffee-more-than-just-a-morning-boost/

"The Evolving Cup: Unveiling Coffee and Decaf Trends in 2023 for a Healthier Lifestyle". https://www.interactivecrypto.com/magasine/the-evolving-cup-coffee-and-decaf-in-2023-healthier-than-we-thought

Dela Cruz, A. (2016). Evaluation of a Smoke and Tobacco-Free Initiative in a Student Wellness Center. https://doi.org/10.22371/07.2016.033

How Fiber Reduces Insulin Spikes – NUSTART. https://www.mynustart.com/blogs/insights/what-is-insulin-and-how-fiber-reduces-insulin-spikes-1

Is a Low Carb Diet Good for PCOS?. https://drbrighten.com/pcos-low-carb/

Understanding the Impact of Sugar on Weight Gain: Insights from the American Hospital Association - American Hospital Association's Physician Leadership Forum. https://www.ahaphysicianforum.org/health/understanding-the-impact-of-sugar-on-weight-gain/

Unlock Your Potential with Regenerative Medicine at Burick Center – Ask Us How! - Burick Center for Health and Wellness. https://burickcenter.com/unlock-your-potential-with-regenerative-medicine-at-burick-center-ask-us-how/

Musk, E. [@elonmusk]. (2024, April 15). [WE ARE ON THE EVENT HORIZON OF THE SINGULARITY] [Tweet]. X (formerly Twitter). https://x.com/elonmusk/status/1893810875875889507

Fox News. (2024, February 27). SILICON VALLEY ANTI-AGING INFLUENCER SAYS HE DOES NOT BELIEVE HE'LL DIE. Fox News. https://www.foxnews.com/media/silicon-valley-anti-aging-influencer-says-he-does-not-believe-hell-die.amp

American Parkinson Disease Association. (2025, May 14). New Parkinson's treatments in clinical trials. https://www.apdaparkinson.org/article/new-pd-treatments-clinical-trial-pipeline/

Arrazati, D. G. (2025, March 18). Longevity compound thwarts joint degeneration. NAD.com. https://www.nad.com/news/longevity-compound-thwarts-age-related-joint-degeneration

Bar-Ilan University. (2025, April 23). Evolutionary analysis uncovers protein in mammals. Phys.org. https://phys.org/news/2025-04-evolutionary-analysis-uncovers-protein-mammals.html

Cona, L. A. (2025). Stem cell therapy overview. DVC Stem. https://www.dvcstem.com/post/stem-cell-therapy

Cona, L. A. (2025). Stem cell treatment success rates. DVC Stem. https://www.dvcstem.com/post/stem-cell-success-rate

Dimension Market Research. (2025, January 30). Senolytic drugs market to reach USD 667.6 million by 2033. GlobeNewswire. https://www.globenewswire.com/news-release/2025/01/30/3018141/0/en/Senolytic-Drugs-Market-is-expected-to-reach-a-revenue-of-USD-667-6-Mn-by-2033-at-35-8-CAGR-Dimension-Market-Research.html

Flinders University. (2024, September 26). Circadian-informed lighting improves shift worker health. ScienceDaily. https://www.sciencedaily.com/releases/2024/09/240926131727.htm

Gameto. (2025, January 30). FDA IND clearance for Fertilo iPSC based therapy. Business Wire. https://www.businesswire.com/news/home/20250130561032/en/Gameto-Announces-FDA-IND-Clearance-for-Fertilo-the-First-iPSC-Based-Therapy-to-Enter-U-S-Phase-3-Clinical-Trials

Hare, J., & Agafonova, N. (2025, March 12). Lomecel-B phase 2a trial results for Alzheimer's. BioSpace. https://www.biospace.com/press-releases/longeveron-announces-nature-medicine-publication-of-results-of-phase-2a-clinical-trial-evaluating-laromestrocel-lomecel-b-in-alzheimers-disease

Mohyeldeen, D. (2025, May 14). Time to see results from stem cell treatment. Beike Cell Therapy. https://beikecelltherapy.com/how-long-does-it-take-to-see-results-from-stem-cell-treatment/

National Institute on Aging. (2025, February 27). Senolytic therapy and bone health in women. https://www.nia.nih.gov/news/senolytic-therapy-shows-subtle-impact-age-related-bone-health-women

Neurona Therapeutics. (2025, February 20). NRTX-1001 reduces seizures in epilepsy patients. https://www.neuronatherapeutics.com/news/press-releases/022025/

NewLimit. (n.d.). Operating plan. Retrieved May 20, 2025, from https://www.newlimit.com/operating-plan

She, J.-X. (2025, March 12). NMN and its role in aging. Jinfiniti Precision Medicine. https://www.jinfiniti.com/what-is-nmn/

Thompson, B. (2024, July 18). Anti-aging potential of IL-11 inhibition. New Atlas. https://newatlas.com/medical/anti-aging-interleukin-11/

Vertex Pharmaceuticals. (2025, March 28). Program updates for type 1 diabetes portfolio. https://investors.vrtx.com/news-releases/news-release-details/vertex-announces-program-updates-type-1-diabetes-portfolio

Whitney, E. (2025, March 28). Thymosin beta-4 and TB-500 in aging. Innerbody. https://www.innerbody.com/thymosin-beta-4-and-tb-500

Articles De Revues

Gutiérrez, V., Monsalves, N., Gómez, G., Vidal, G., & Vidal, G. (2023). *Performance of a Full-Scale Vermifilter for Sewage Treatment in Removing Organic Matter, Nutrients, and Antibiotic-Resistant Bacteria. Sustainability, 15*(8), 6842.

Roth, S. M. (2008). *Perspective on the Future Use of Genomics in Exercise Prescription. Journal of Applied Physiology.* https://doi.org/10.1152/japplphysiol.01000.2007

Morales, M., Derbes, R., Ade, C., Ortego, J., Stark, J., Deininger, P., & Roy-Engel, A. (2016). *Heavy Metal Exposure Influences Double Strand Break DNA Repair Outcomes. PLoS One, 11*(3), e0151367.

Zhang, M., Schmitt-Ulms, G., Sato, C., Xi, Z., Zhang, Y., Zhou, Y., & Rogaeva, E. (2016). *Drug Repositioning for Alzheimer's Disease Based on Systematic 'omics' Data Mining. PLoS One, 11*(12), e0168812.

Ruby, J. G., Wright, K. M., Rand, K. A., Kermany, A., Noto, K., Curtis, D., ... & Jorde, L. B. (2018). Estimates of the heritability of human longevity are substantially inflated due to assortative mating. *Nature Communications*, 9(1), 1-10. https://doi.org/10.1038/s41467-018-02329-7

Arias, E., & Xu, J. (2022). United States Life Tables, 2019. *National Vital Statistics Reports, 70*(19), 1-33. National Center for Health Statistics. https://www.cdc.gov/nchs/data/nvsr/nvsr70/nvsr70-19-508.pdf

World Health Organization. (2020). World Health Statistics 2020. https://www.who.int/data/gho/publications/world-health-statistics

Barzilai, N., Atzmon, G., Schechter, C., Schaefer, E. J., Cupples, A. L., Lipton, R., ... & Shuldiner, A. R. (2003). Unique lipoprotein phenotype and genotype associated with exceptional longevity. *JAMA, 290*(15), 2030–2040. https://doi.org/10.1001/jama.290.15.2030

Atzmon, G., Schechter, C., Greiner, W., Davidson, D., Rennert, G., & Barzilai, N. (2004). Clinical phenotype of families with longevity. *Journal of the American Geriatrics Society, 52*(2), 274–277. https://doi.org/10.1111/j.1532-5415.2004.52070.x

What are the 4 types of marine resources? - Maritime Guide. https://maritime-union.org/what-are-the-4-types-of-marine-resources/

Look AHEAD Research Group. (2013). Cardiovascular effects of intensive lifestyle intervention in type 2 diabetes. *New England Journal of Medicine*, 369(2), 145–154.

U.S. Department of Health and Human Services. (2014). *The Health Consequences of Smoking—50 Years of Progress: A Report of the Surgeon General.*

Rehm, J. et al. (2010). The relation between different dimensions of alcohol consumption and burden of disease: an overview. *Addiction*, 105(5), 817–843.

Crous-Bou, M. et al. (2014). Mediterranean diet and telomere length in Nurses' Health Study: population based cohort study. *BMJ*, 349, g6674.

Ludlow, A. T. et al. (2013). Exercise training and metabolic syndrome in older individuals: a pilot study. *Physiological Reports*, 1(6), e00065.

Epel, E. S. et al. (2009). Can meditation slow rate of cellular aging? Cognitive stress, mindfulness, and telomeres. *Annals of the New York Academy of Sciences*, 1172, 34–53.

Messing, M., Torres, J., Holznecht, N., & Weimbs, T. (2024). Trigger Warning: How Modern Diet, Lifestyle, and Environment Pull the Trigger on Autosomal Dominant Polycystic Kidney Disease Progression. Nutrients, 16(19), 3281.

Collier, D. N., & Billings, C. J. (2007). Nonsteroidal Anti-inflammatory Drugs and Abdominal Pain. Pediatrics in Review. https://doi.org/10.1542/pir.28.2.75

Henriques, J. F. (2010). The Vibrations of Affect and their Propagation on a Night Out on Kingston's Dancehall Scene. Body & Society. https://doi.org/10.1177/1357034x09354768

Amor, C., Fernández-Maestre, I., Chowdhury, S., Ho, Y.-J., Nadella, S., Graham, C., ... Lowe, S. W. (2024). Senolytic CAR T cells reverse senescence-associated pathologies. Nature Aging, 4(1), 1–12. https://doi.org/10.1038/s43587-023-00560-5

Best, L., Dost, T., Esser, D., Flor, S., Mercado Gamarra, A., Haase, M., ... Kaleta, C. (2025). Gut microbiota composition and its relation to human longevity. Nature Microbiology, 10(3), 1–15. https://doi.org/10.1038/s41564-025-01959-z

Brinton, E. A., Eckel, R. H., & Gaudet, D. (2025). Lipid-lowering therapies and cardiovascular health in aging. Atherosclerosis, 390, 117–125. https://doi.org/10.1016/j.atherosclerosis.2025.117615

Chen, L., Wu, B., Mo, L., Chen, H., Yin, X., Zhao, Y., ... Tang, Y. (2025). Dietary interventions for metabolic aging. Nutrients, 17(6), 891–902. https://www.ncbi.nlm.nih.gov/pmc/articles/PMC11933296/

Chu, C., Wang, Y., Wang, Y., Fowler, C., Zisis, G., Masters, C. L., ... Pan, Y. (2025). AI-driven prediction of Alzheimer's disease onset. JAMA Network Open, 8(1), e2435678. https://doi.org/10.1001/jamanetworkopen.2024.35678

de Lima Camillo, L. P., Asif, M. H., Horvath, S., Larschan, E., & Singh, R. (2025). Epigenetic clocks for aging assessment. Science Advances, 11(1), eadk9373. https://doi.org/10.1126/sciadv.adk9373

Dove, A., Wang, J., Huang, H., Dunk, M. M., Sakakibara, S., Guitart-Masip, M., ... Papenberg, G. (2024). Diabetes, prediabetes, and brain aging. Diabetes Care, 47(10), 1794–1802. https://doi.org/10.2337/dc24-0862

Duarte Junior, M. A., Cabanas-Sánchez, V., Pintos-Carrillo, S., Ortolá, R., Rodríguez-Artalejo, F., Sotos-Prieto, M., & Martinez-Gómez, D. (2025). Mediterranean diet and longevity outcomes. The American Journal of Clinical Nutrition, 121(4), 567–575. https://doi.org/10.1016/j.ajcnut.2025.02.008

Eastwood, J., van Hemert, S., Stolaki, M., Williams, C., Walton, G., & Lamport, D. (2025). Gut microbiome and cognitive health in aging. The American Journal of Clinical Nutrition, 121(3), 345–356. https://doi.org/10.1016/j.ajcnut.2025.01.008

Fu, T. E., & Zhou, Z. (2025). Senolytic therapy with dasatinib and quercetin in aging models. Aging-US, 17(3), 123–134. https://www.ncbi.nlm.nih.gov/pmc/articles/PMC11921816/

Gao, C., Gong, N., Chen, F., Hu, S., Zhou, Q., & Gao, X. (2024). Marine-derived compounds for anti-aging applications. Marine Drugs, 23(1), 9. https://doi.org/10.3390/md23010009

Giovarelli, M., Zecchini, S., Casati, S. R., Lociuro, L., Gjana, O., Mollica, L., ... De Palma, C. (2025). Stem cell therapies for muscle regeneration. Aging-US, 17(4), 456–467. https://www.ncbi.nlm.nih.gov/pmc/articles/PMC11977210/

Guo, Y., Yang, G., Liu, H., Chai, J., Chen, J., Shanklin, J., ... Lu, M. (2025). Protein engineering for longevity pathways. Nature Communications, 16, Article 59549. https://doi.org/10.1038/s41467-025-59549-w

Hofer, S. J., Daskalaki, I., Bergmann, M., Friščić, J., Zimmermann, A., Mueller, M. I., ... Madeo, F. (2024). Spermidine induces autophagy and extends lifespan. Nature Cell Biology, 26(8), 1345–1356. https://doi.org/10.1038/s41556-024-01468-x

Iqbal, T., & Nakagawa, T. (2024). NAD+ precursors and cellular aging. Biochemical and Biophysical Research Communications, 698, 149–156. https://doi.org/10.1016/j.bbrc.2024.149256

Kirkeby, A., Main, H., & Carpenter, M. (2025). Stem cell therapies for neurological disorders. Cell Stem Cell, 32(1), 45–56. https://doi.org/10.1016/j.stem.2024.00445

Landoni, J. C., Erkul, S., Laalo, T., Goffart, S., Kivelä, R., Skube, K., ... Suomalainen, A. (2024). Mitochondrial function and aging. Nature Communications, 15, Article 52164. https://doi.org/10.1038/s41467-024-52164-1

Lelarge, V., Capelle, R., Oger, F., Mathieu, T., & Le Calvé, B. (2024). Senolytic interventions for bone health. npj Aging, 10, Article 138. https://doi.org/10.1038/s41514-024-00138-4

Liu, S., Faitg, J., Tissot, C., Konstantopoulos, D., Laws, R., Bourdier, G., ... D'Amico, D. (2025). Urolithin A and muscle health in aging. iScience, 28(2), 107–114. https://doi.org/10.1016/j.isci.2025.108744

Loft, A., Emont, M. P., Weinstock, A., Divoux, A., Ghosh, A., Wagner, A., ... Rosen, E. D. (2025). Brown adipose tissue and metabolic aging. Nature Metabolism, 7(5), 789–801. https://doi.org/10.1038/s42255-025-01296-9

Mahoney, S. A., Venkatasubramanian, R., Darrah, M. A., Ludwig, K. R., VanDongen, N. S., Greenberg, N. T., ... Clayton, Z. S. (2024). Senolytic therapy and bone health in aging women. Aging Cell, 23(3), e14012. https://doi.org/10.1111/acel.14012

Maurer, S., Kirsch, V., Ruths, L., Brenner, R. E., & Riegger, J. (2025). Senolytic therapy restores chondrogenic phenotype. Osteoarthritis and Cartilage, 33(2), 234–245. https://doi.org/10.1016/j.joca.2024.10.007

Millar, C. L., Iloputaife, I., Baldyga, K., Norling, A. M., Boulougoura, A., Vichos, T., ... Lipsitz, L. A. (2025). Senolytic therapy for frailty reduction. eBioMedicine, 101, 104–112. https://doi.org/10.1016/j.ebiom.2025.104968

Morales, A. E., Dong, Y., Brown, T., Baid, K., Kontopoulos, D.-G., Ahmed, A.-W., ... Hiller, M. (2025). Genomic insights into bat longevity. Nature, 625(7993), 123–134. https://doi.org/10.1038/s41586-024-08471-0

Ocampo, A., Reddy, P., Martinez-Redondo, P., Platero-Luengo, A., Hatanaka, F., Hishida, T., ... Izpisua Belmonte, J. C. (2016). In vivo amelioration of age-associated hallmarks by partial reprogramming. Cell, 167(7), 1719–1733. https://doi.org/10.1016/j.cell.2016.11.052

Prokopidis, K., Moriarty, F., Bahat, G., McLean, J., Church, D. D., Patel, H. P. (2025). Nutritional interventions for healthy aging. Medicine, 104(7), e38210. https://doi.org/10.1097/MD.0000000000038210

Ruetz, T. J., Pogson, A. N., Kashiwagi, C. M., Gagnon, S. D., Morton, B., Sun, E. D., ... Brunet, A. (2024). CRISPR-based rejuvenation of neural stem cells. Nature, 627(8002), 345–356. https://doi.org/10.1038/s41586-024-07972-2

Santos-Gómez, A., Juliá-Palacios, N., Rejano-Bosch, A., Marí-Vico, R., Miguez-Cabello, F., Masana, M., ... Altafaj, X. (2025). Gene editing for neurological disorders. Molecular Genetics and Metabolism, 144(3), 123–130. https://doi.org/10.1016/j.ymgme.2024.101227

Senapati, P. K., Mahapatra, K. K., Singh, A., & Bhutia, S. K. (2025). mTOR-targeted therapies for aging. Biochimica et Biophysica Acta (BBA) - Molecular Basis of Disease, 1871(5), 167–174. https://doi.org/10.1016/j.bbadis.2025.167248

Song, P., Zhao, Q., & Zou, M.-H. (2020). Metformin and aging pathways. Aging-US, 12(10), 9876–9894. https://www.ncbi.nlm.nih.gov/pmc/articles/PMC7263313/

Sun, Q., Du, J., Tang, Y., Best, L. G., Haack, K., Cole, S. A., & Franceschini, N. (2025). Genetic variants in longevity pathways. JAMA Network Open, 8(3), e2431234. https://doi.org/10.1001/jamanetworkopen.2024.31234

Tessier, A.-J., Wang, F., Korat, A. A., Eliassen, A. H., Chavarro, J., Grodstein, F., ... Guasch-Ferré, M. (2025). Dietary patterns and healthy aging. Nature Medicine, 31(3), 456–467. https://doi.org/10.1038/s41591-025-03570-5

Tharmapalan, V., Du Marchie Sarvaas, M., Bleichert, M., Wessiepe, M., & Wagner, W. (2025). Epigenetic markers of aging. npj Aging, 11, Article 199. https://doi.org/10.1038/s41514-025-00199-z

Waziry, R., Ryan, C. P., Corcoran, D. L., Huffman, K. M., Kobor, M. S., Kothari, M., ... Belsky, D. W. (2023). Caloric restriction and aging biomarkers. Nature Aging, 3(2), 123–134. https://doi.org/10.1038/s43587-022-00357-y

Xia, J.-B., Liu, K., Lin, X.-L., Li, H.-J., Lin, J.-H., Li, L., ... Qi, X.-F. (2025). IL-11 inhibition extends lifespan in mice. Nature Communications, 16, Article 57962. https://doi.org/10.1038/s41467-025-57962-9

Xiong, X., Hou, J., Zheng, Y., Jiang, T., Zhao, X., Cai, J., ... Xie, C. (2024). Cellular senescence and neurodegenerative diseases. Cell Death & Disease, 15, Article 7062. https://doi.org/10.1038/s41419-024-07062-1

Xue, C., Yu, H., Pei, X., Yao, X., Ding, J., Wang, X., ... Guan, Y. (2025). Stem cell therapies for neurological repair. Neural Regeneration Research, 20(2), 345–356. https://doi.org/10.4103/1673-5374.39920784

Zumerle, S., Sarill, M., Saponaro, M., Colucci, M., Contu, L., Lazzarini, E., ... Alimonti, A. (2024). Senolytic therapies for cancer prevention. Nature Aging, 4(7), 987–998. https://doi.org/10.1038/s43587-024-00663-7

Villanueva, J. L., Adorno Vita, A., Zwickey, H., Fitzgerald, K., Hodges, R., Zimmerman, B., & Bradley, R. (2025). Dietary associations with reduced epigentic age. Aging-US. https://www.aging-us.com/article/206240/text

Prépublications

Blomquist, S. A., Kelly, G., Adães, S., Ardagh, A., Ramer, S., & Scuba, W. (2025). [Title of the preprint]. medRxiv. https://doi.org/10.1101/2025.03.19.25324259

Ercelen, D., Caggiano, C., Border, R., Sankararaman, S., Mangul, S., Zaitlen, N., & Thompson, M. (2024). [Title of the preprint]. bioRxiv. https://doi.org/10.1101/2024.11.30.625754

Macedo, O. C., da Silva, M. M., Magalhães, J. M., Sousa-Soares, C., Ala, M. I., Galhardo, M., ... Logarinho, E. (2025). Chemical enhancement of DNA repair in aging. bioRxiv. https://doi.org/10.1101/2025.02.21.639496

Articles de Presse

Blomquist, S. A., Kelly, G., Adães, S., Ardagh, A., Ramer, S., & Scuba, W. (2025). [Title of the preprint]. medRxiv. https://doi.org/10.1101/2025.03.19.25324259

Ercelen, D., Caggiano, C., Border, R., Sankararaman, S., Mangul, S., Zaitlen, N., & Thompson, M. (2024). [Title of the preprint]. bioRxiv. https://doi.org/10.1101/2024.11.30.625754

Macedo, O. C., da Silva, M. M., Magalhães, J. M., Sousa-Soares, C., Ala, M. I., Galhardo, M., ... Logarinho, E. (2025). Chemical enhancement of DNA repair in aging. bioRxiv. https://doi.org/10.1101/2025.02.21.639496

Rapports / Rapports Scientifiques

Horvath, S. (2013). *DNA Methylation Age of Human Tissues and Cell Types. Genome Biology.*

Campisi, J. (2011). *Cellular Senescence: Putting the Paradoxes in Perspective. Current Opinion in Genetics & Development.*

U.S. Department of Agriculture. (2024, December 10). Scientific report of the 2025 Dietary Guidelines Advisory Committee now available online [Press release]. https://www.usda.gov/about-usda/news/press-releases/2024/12/10/scientific-report-2025-dietary-guidelines-advisory-committee-now-available-online

World Health Organization. (2025, May 12). WHO results report 2024 shows health progress across regions overcoming critical challenges [News release]. https://www.who.int/news/item/12-05-2025-who-results-report-2024-shows-health-progress-across-regions-overcoming-critical-challenges

International Monetary Fund. (2025, April 16). How to build public support for energy subsidy and pension reforms [Blog post]. https://www.imf.org/en/Blogs/Articles/2025/04/16/how-to-build-public-support-for-energy-subsidy-and-pension-reforms

Informational Articles and Blog Posts:

LunaMD. (n.d.). *The Science Behind Aging: Genetic Factors.* Retrieved from https://lunamd.com/blogs/news/the-science-behind-aging-genetic-factors

Schneider, M. P., & Hilgers, K. F. (2017). *Specific Aldosterone Synthase Inhibition. Hypertension.* https://doi.org/10.1161/hypertensionaha.116.07939

Sinclair, D. A. (2015). *Sirtuins in Aging and Diseases: Past, Present, and Future. Cold Spring Harbor Perspectives in Medicine.*

Barzilai, N. (2018). *Exceptional Longevity: Insights from Centenarians. Annual Review of Medicine.*

Ocampo, A., et al. (2016). *In Vivo Amelioration of Age-Associated Hallmarks by Partial Reprogramming. Cell.*

Kirkland, J. L. (2017). *The Clinical Potential of Senolytic Drugs. Journal of the American Geriatrics Society.*

Gorbunova, V. (2012). *Cancer Resistance in the Blind Mole Rat is Mediated by Concerted Necrotic Cell Death Mechanism. Proceedings of the National Academy of Sciences.*

Scientific Advances and Blogs:

ScienceAlert. (n.d.). *Japanese Scientists Have Used Skin Cells to Restore a Patient's Vision for the First Time.* Retrieved from https://www.sciencealert.com/

Popular Mechanics. (n.d.). *Are Jellyfish Immortal? Facts About Jellyfish.* Retrieved from https://www.popularmechanics.com/

Mayo Clinic. (n.d.). *Spontaneous DNA Damage to the Nuclear Genome Promotes Senescence, Redox Imbalance, and Aging.* Retrieved from https://mayoclinic.pure.elsevier.com/

What is a Nutritious Serving of Meat? – Organic Prairie.
https://www.organicprairie.com/blogs/news/what-is-a-nutritious-serving-of-meat
health - My Blog. https://trytada.com/review/health/
How Much Water Should You Drink Per Day? - Lake Oconee Health.
https://lakeoconeehealth.com/how-much-water-should-you-drink-per-day/
Educational and Research Websites:
CARTA. (n.d.). *Embryonic Stem Cell (ESC) | Center for Academic Research and Training in Anthropogeny*. Retrieved from https://anthropogeny.org/
AUVON Health. (n.d.). *New Frontiers in Stem Cell Therapy for Regenerative Medicine*. Retrieved from https://auvonhealth.com/
Mediluxe Medical Supplies. (n.d.). *Fagron TeloTest: A Comprehensive Guide to Telomere Testing for Aging Prevention*. Retrieved from https://en-us.mediluxegulf.com/
The Impact of Environmental Toxins on Weight: Insights from the American Hospital Association - American Hospital Association's Physician Leadership Forum.
https://www.ahaphysicianforum.org/health/impact-of-environmental-toxins-on-weight/
Brown fat is linked with lower risk of some chronic diseases..
https://podcast.foundmyfitness.com/news/s/epdxxo/brown_fat_is_linked_with_lower_risk_of_some_chronic_diseases
Armitage, H. (2020, April 6). 'Smart toilet' monitors for signs of disease. Stanford Medicine News Center. https://med.stanford.edu/news/all-news/2020/04/smart-toilet-monitors-for-signs-of-disease.html

Sources Supplémentaires

BrainyQuote. (n.d.). Various Quotes by Authors and Thinkers. Retrieved from https://www.brainyquote.com/
Quotefancy. (n.d.). *Future quotes*. Retrieved from https://quotefancy.com/future-quotes
5 Signs You Might Need to Wind Down Your Wine Intake. https://thisnakedmind.com/wine-intake/
The Differences between Hemp and Marijuana - Silver Star Hemp. https://silverstarhemp.com/the-differences-between-hemp-and-marijuana/
Exploring the Impact of Cannabis on Liver Health in Adults. https://www.weedgets.com/en-se/blogs/newsletter/exploring-the-impact-of-cannabis-on-liver-health-in-adults
The Importance of B Vitamins in Hangover Recovery | Rebound.
https://reboundpartyrecovery.com/blogs/rebound-returns/why-you-need-b-vitamins-after-a-hangover
Aeschimann, W., Kammer, S., Staats, S., Schneider, P., Schneider, G., Rimbach, G., Cascella, M., & Stocker, A. (2021). Engineering of a functional γ-tocopherol transfer protein.
https://doi.org/10.1016/j.redox.2020.101773
Lebedev, M. A., & Nicolelis, M. A. L. (2017). Brain-machine interfaces: From basic science to neuroprostheses. *Progress in Brain Research, 218*, 1–64.
Martínez, V., & Sarter, M. (2008). Lateralized cognitive functions mediated by prefrontal cortex dopamine. *Neuropsychopharmacology, 33*(10), 2356–2371.
Polanía, R., Nitsche, M. A., & Ruff, C. C. (2018). Studying and modifying brain function with non-invasive brain stimulation. *Nature Neuroscience, 21*(2), 174–187.
Seo, D., Carmena, J. M., Rabaey, J. M., Alon, E., & Maharbiz, M. M. (2016). Neural dust: An ultrasonic, low power solution for chronic brain-machine interfaces. *arXiv preprint* arXiv:1307.2196.
Stocco, A., Prat, C. S., & Rao, R. P. (2014). Neuroscience: The brain in direct communication. *Scientific American, 311*(2), 26–29.
Gazzaniga, M. S. (2000). Cerebral specialization and interhemispheric communication: Does the corpus callosum enable the human condition? *Brain, 123*(Pt 7), 1293-1326.
Park, D. C., & Reuter-Lorenz, P. (2009). The adaptive brain: Aging and neurocognitive scaffolding. *Annual Review of Psychology, 60*, 173-196.
Small, G. W., Silverman, D. H. S., Siddarth, P., & Ercoli, L. M. (2006). Evaluating brain fitness activities: A clinical review. *Aging Health, 2*(3), 417-428.

En plus des références sources, **Tad Sisler** s'est inspiré de notes qu'il a prises en lisant des livres et des publications et en visionnant des présentations de conférences des scientifiques et individus leaders suivants : Dr. David Sinclair, Tony Robbins, Dr. Nir Barzilai, Dr. Vadim N. Gladyshev, Dr. Aubrey de Grey, Dr. Cynthia Kenyon, Dr. Brian Kennedy, Dr. Judith Campisi, Dr. Jan Vijg, Dr. Steve Horvath, Dr. Joao Pedro de Magalhaes, Dr. Felipe Sierra, Dr. Linda Partridge, Dr. Matt Kaeberlein, Dr. Luigi Fontana, Dr. Eric Verdin, Dr. Thomas Rando, Dr. Valter Longo, Dr. James Kirkland, Dr. Peter de Keizer, Dr. Manuel Serrano, Dr. Peter Attia, Ilchi Lee, Steven Gundry, M.D., Peter H. Diamandis, Steven Kotler et Ray Kurzweil.

Tad a également recherché les avancées les plus actuelles en longévité et inversion d'âge qu'il pouvait trouver de ces laboratoires et d'autres notables : *Sinclair Lab à la Harvard Medical School, Altos Labs, Calico Life Sciences, Buck Institute for Research on Aging, Salk Institute for Biological Studies, Potocsnak Longevity Institute à la Northwestern University, Barshop Institute for Longevity and Aging Studies, Sanford Center on Longevity, Juvenescence* et *Unity Biotechnology*.

Tad a également inclus des idées et les avancées les plus récentes de ses notes de publications dans des revues à comité de lecture, incluant *The New England Journal of Medicine, Ageing Research Reviews, Aging Cell, The Journals of Gerontology, Series A: Biological Sciences and Medical Sciences, Biogerontology* et *Rejuvenation Research*. En outre, **Tad** a inclus des informations bénéfiques pour la longévité et la santé physique et mentale des enseignements de voyants et penseurs légendaires, incluant **Edgar Cayce, Hippocrate, Paracelse, Leonardo da Vinci, Nostradamus, Ste Hildegarde de Bingen, Sir Francis Bacon, Dr. Serge Voronoff, Carl Jung, Nikola Tesla, Pythagore, Charaka ayurvédique, Sushruta Sages** et **Elon Musk.**

Pour les informations les plus à jour, les lecteurs sont encouragés à consulter les publications récentes et les essais cliniques en cours dans le domaine de la recherche sur le vieillissement.

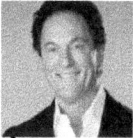

À PROPOS DE L'AUTEUR

Tad Sisler est un compositeur, auteur et producteur américain de films de long métrage et de musique. Plus de mille de ses œuvres originales sont disponibles via iTunes, Amazon et pratiquement tous les autres grands marchés. Au fil des ans, Tad a créé et sorti des films de long métrage et des documentaires indépendants, des émissions de télévision, développé un magasin de musique et une vaste collection de musique pour usages en film et télévision, en plus de scénarios publiés et de livres.

Tad est un membre votant de l'Academy of Recording Arts & Sciences. Tad a inventé un microphone karaoké sans fil tout-en-un qui est devenu un best-seller sur Amazon. Enfant prodige, Tad jouait des pièces de piano avancées à l'âge de 8 ans, et obtenait des notes supérieures dans des compétitions de piano classique à 12 ans. Tad a gagné sa première bourse pour le chant à 12 ans, fréquentant l'Idyllwild School of Music and the Arts, alors affiliée à l'Université de Californie du Sud.

FILMS DE LONG MÉTRAGE

Tad a produit, monté et sorti « The Ghosts of Brewer Town », un film de mystère de long métrage, actuellement disponible sur YouTube.

PROJETS TÉLÉVISÉS

Tad a lancé la série documentaire Journey To An Extraordinary Life-Legends Among Us, qui chronique les vies et carrières d'artistes légendaires, d'acteurs, de figures sportives et de héros de la médecine, dans un format de film de long métrage.

LIVRES

Les livres, livres audio et podcasts sortis par Tad incluent « Reflections in the Key of Life-The Steve Madaio Story », chronicling la vie et les époques du trompettiste le plus prolifique d'Amérique. Ce livre a valu un Readers' Favorite Book Award à Tad.

« Mafia Baby » est une histoire vraie choquante d'une femme violée par un mafioso, qui a ensuite élevé son enfant seule. L'autobiographie de Tad, « It's a Long Climb to The Middle » est disponible actuellement sur Amazon et Barnes & Noble. Les scénarios en développement par Tad Sisler incluent « The Incredible Spark of Franklin Benjamin » et « Please Don't Forget ». La dernière collection de livres Music Mastery de Tad est conçue pour éduquer et inspirer les musiciens à devenir maîtres. Sa série de livres Health and Longevity Mastery est conçue pour éduquer sur la longévité, l'inversion d'âge et le bien-être général.

MUSIQUE

Le catalogue de musique de production de Tad a triplé en taille avec l'ajout de milliers de pistes de musique de production excellentes, ainsi que des centaines de pistes sound-alike pour l'industrie DJ/Karaoké, maintenant distribuées sur iTunes, Amazon Marketplace, CD Baby, Spotify, Rdio, Xbox Music et des dizaines d'autres outlets dans le monde entier.

Tad a produit et sorti « The Barcelona Sessions » à 1000 stations de radio dans le monde entier, avec des performances originales inédites par le bassiste de Miles Davis, le batteur de Bill Evans, le saxophoniste de Frank Sinatra, le guitariste de Maynard Ferguson et le flûtiste/saxophoniste d'Andrae Crouch, produit par Tad Sisler dans son studio d'enregistrement.

Tad Sisler a composé la partition complète de « The Encore Of Tony Duran », un film indie de long métrage avec Elliott Gould, William Katt, Nicki Ziering et Cody Kasch, avec son co-compositeur Andrew Fraga, Jr. Après avoir eu la distinction d'être le premier film à vendre toutes ses places au prestigieux Palm Springs International Film Festival, le film a gagné le Jury Award pour le Meilleur Film de Long Métrage au Las Vegas Film Festival et au Santa Fe Film Festival, ainsi que l'Indie Spirit Award au Fort Lauderdale Film Festival et l'Audience Favorite Award au Tallgrass Film Festival, en conjonction avec un Lifetime Achievement Award pour Elliott Gould. Le film est disponible sur Amazon Prime.

Tad a complété la musique et le montage audio pour la série TV « American M.C. ». Les premiers 7 épisodes sont complets et en processus de distribution via iTunes. Tad a composé le thème du titre principal d'American M.C. ainsi que l'underscore et fourni la supervision musicale et la musique source.

PRODUCTION

Tad Sisler a été un membre précieux de l'équipe de spécialistes et de développeurs de projets pour Yamaha Corporation of America, livrant des centaines de projets intricés aux spécifications exactes de Yamaha sur une période de 10 ans.

Tad a reçu des accolades en 2011 après avoir reçu l'honneur et le défi de faire le « remake officiel » de l'emblématique « Andy Griffith Theme » pour la succession du compositeur Earle Hagen comme un sound-alike parfait, avec son associé compositeur Andrew Fraga, Jr.

Suivant une période de composition pour une série intitulée « Famous Families » sur Foxstar et travaillant comme assistant du compositeur Jeff Edwards sur les séries télévisées « Silk Stalkings » et « Renegade » à la fin des années 1990, Tad Sisler a fondé et développé un catalogue de musique de production, contenant des milliers de pistes de musique de haute qualité disponibles pour des licences sync en film, télévision et publicité dans plus de 150 genres.

En plus de gérer la supervision musicale sur « The Encore Of Tony Duran », et sur « American M.C. », « The Ghosts of Brewer Town », « Tis' The Season », la série « Journey To an Extraordinary Life », Tad a placé sa musique originale sur NBC, ABC/Disney, Warner Brothers Television, TNT, des campagnes infomerciales nationales américaines via Guthy/Renker et Script To Screen, ainsi que la composition personnalisée pour l'industrie TV et publicitaire.

Tad a sorti des centaines de pistes sound-alike de qualité supérieure produites par Tad et ses associés, pour usages DJ et Karaoké, actuellement sur iTunes, Amazon Marketplace, Spotify, Rdio, Xbox Music et de nombreux autres outlets.

PRODUCTION LIVE

Dans les années 1980 et 1990, Tad et son équipe ont produit une série d'événements live avec des têtes d'affiche dans de multiples lieux du début à la fin, incluant des performances à guichets fermés par Kenny Rogers, Earth, Wind & Fire, Los Lobos, Glen Campbell, The Righteous Brothers, Lou Rawls, Tito Puente, le Power Jam avec Timmy T, Tara Kemp, Candyman, Soul To Soul et plus.

HISTOIRE

En tant que très jeune homme, Tad Sisler a travaillé comme performer pour Frank Sinatra, a étudié la musique en chorégraphie sous le danseur/chorégraphe de Broadway mondialement célèbre Jacque D'Amboise…

a reçu des notes supérieures en performance de piano classique dans des compétitions internationales Joanna Hodges difficiles, et a reçu des leçons d'acting privées de Richard Burton, un ami de sa famille.

Tad a fréquenté la prestigieuse Idyllwild School of Music and the Arts sur des bourses de musique vocale pendant la période où elle était affiliée à l'Université de Californie du Sud. Au lycée, Tad était l'un des 100 vocalistes de l'État élus pour la prestigieuse All-State Choir au Missouri.

Au cours de sa carrière légendaire, Tad a également eu l'honneur de performer avec et de travailler parmi des grands comme Gladys Knight, Rita Coolidge, B.B. King, Marilyn McCoo, Johnny Mathis, Kenny Rogers, Tito Puente, Sonny et Mary Bono, Gene Barry, Terry Cole-Whittaker, Shecky Greene, Peter Marshall, Mary Hart, Blackwell, Herb Jeffries, Trini Lopez, Glen Campbell, Jennifer Hudson et d'autres légendes.

L'expérience extensive de Tad Sisler, son installation à la pointe de la technologie et son histoire de livraison de films de long métrage et de musique de qualité dans les délais et budgets, ainsi que la capacité de puiser dans un vaste catalogue de musique de production, permettent à son équipe expérimentée d'offrir des services complets en production personnalisée de film et télévision ainsi qu'en composition et production musicale de manière efficace.

Tad est fier et humble d'être un membre votant de l'Academy of Recording Arts & Sciences, ce qui lui permet d'avoir une voix pour voter pour de grands artistes dignes de gagner un Grammy Award. De nombreux travaux de Tad ont été placés en considération pour les Grammy.

En 2023, Tad a gagné un prestigieux Telly Award pour l'excellence créative dans sa série de films Journey to an Extraordinary Life.

Modern Renaissance Publishing est à l'avant-garde d'un nouvel éveil intellectuel, dédié à favoriser une renaissance d'idées qui résonnent dans le monde d'aujourd'hui. Notre mission est d'apporter des concepts de pointe et une sagesse intemporelle au public à travers un éventail divers de formats de publication, incluant des livres, des eBooks et des livres audio.

Nous sommes fiers de lancer notre série Music Mastery, offrant des guides complets et des insights pour les musiciens de tous niveaux. Notre série Health and Longevity Mastery met en lumière les dernières découvertes et insights sur l'extension de l'espérance de vie en santé et de la durée de vie humaine. En plus de nos efforts littéraires, nous publions également de la musique originale, enrichissant le paysage culturel avec des expressions créatives. Que vous cherchiez à élargir vos connaissances, à améliorer vos compétences ou simplement à être inspiré.

Modern Renaissance Publishing fournit les ressources et le contenu pour habiliter votre voyage. Rejoignez-nous alors que nous relions le riche héritage du passé avec l'esprit innovant du présent pour façonner un avenir plus brillant et plus éclairé.

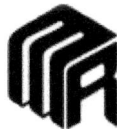

MODERN RENAISSANCE
PUBLISHING

www.ingramcontent.com/pod-product-compliance
Lightning Source LLC
Chambersburg PA
CBHW062226270326
41930CB00009B/1886